（修订版）

临床医学 中医脓毒搬家疗法

主编　闫恪玉

中国中医药出版社
·北京·

图书在版编目（CIP）数据

中医脓毒搬家疗法临床医学 / 闫恪玉主编 . —修订本 . —北京：中国
中医药出版社，2020.8（2021.11 重印）

ISBN 978 – 7 – 5132 – 6233 – 0

Ⅰ . ①中⋯　Ⅱ . ①闫⋯　Ⅲ . ①中医外科—脓毒症—中医疗法

Ⅳ . ① R262.05

中国版本图书馆 CIP 数据核字（2020）第 082550 号

中国中医药出版社出版

北京经济技术开发区科创十三街 31 号院二区 8 号楼

邮政编码　100176

传真　010–64405721

保定市中画美凯印刷有限公司印刷

各地新华书店经销

开本 710×1000　1/16　印张 18　彩插 1.5　字数 289 千字

2020 年 8 月第 1 版　2021 年 11 月第 3 次印刷

书号　ISBN 978 – 7 – 5132 – 6233 – 0

定价　79.00 元

网址　www.cptcm.com

服 务 热 线　010–64405510
购 书 热 线　010–89535836
维 权 打 假　010–64405753

微信服务号　zgzyycbs
微商城网址　https://kdt.im/LIdUGr
官 方 微 博　http://e.weibo.com/cptcm
天猫旗舰店网址　https://zgzyycbs.tmall.com

如有印装质量问题请与本社出版部联系（010–64405510）

《中医脓毒搬家疗法临床医学（修订版）》
编委会

主　编　闫恪玉

副主编　闫现金　闫现银　徐素军　雷洪波
　　　　　孟　军　金立刚　项爱利　高金健

编　委　马　超　王　英　王　朋　王方振　王立民
　　　　　王立峰　王兴伦　王国平　王洪鑫　方荣兰
　　　　　刘　振　邢巧玲　许正忠　许航程　刘笃俊
　　　　　刘美菊　毕朝焱　陈戈强　张汉文　李庆平
　　　　　李志林　张思齐　张高俊　陈家兴　李朝卿
　　　　　杨　英　孟　莉　罗双文　周天宝　孟庆余
　　　　　孟宪伟　邵师怀　郑灿辉　郑国军　郑建会
　　　　　信彦才　赵爱红　周新全　祖　芳　姜殿武
　　　　　徐玉贵　秦佑海　顿艳雪　黄家国　黄和平
　　　　　舒文标　随志化　谭兆法　蔡汝芹

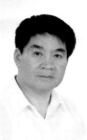

闫恪玉照片

闫恪玉，1951年10月出生，山东省汶上县人，中西医结合副主任医师，山东省汶上县第七届、第八届政协委员。闫恪玉长期从事风湿骨病中医药的临床研究和治疗工作，是山东汶上县风湿病研究所创建人、中医脓毒搬家疗法传承人，现任北京恪玉传承国际中医医学研究院院长。

闫恪玉行医40余年，发表论文20余篇，参加国内、国际学术会议50余次，发明专利10项，拥有科技成果6项，出版《中国闫氏疗法论文集》《中医脓毒搬家治疗学·59种疾病的诊疗及医案实录》《中医脓毒搬家临床医学·61种疾病的诊疗及医案实录》等多部专著。

中医脓毒搬家疗法2015年入选济宁市非物质文化遗产，2016年2月闫恪玉入选市级非物质文化遗产项目"中医脓毒搬家疗法代表性传承人"，其事迹和荣誉载入《政协委员风采录》（山东卷）。

闫恪玉1985年7月，毕业于北京生物研修学院中西医结合专业；1989年12月15日，取得山东省卫生厅颁发的中医师资格证书；1994年6月，入选全国专科特长名医；1996年，在上海清华中医大专班进修； 1997年，受聘于汶上县防疫站（风湿病门诊主治医师）；2002年，注册成立了汶上县风湿病研究所和汶上县风湿病特色治疗培训中心； 2005年7月，汶上县电视台专题采访"风湿奇才闫恪玉"报道其事迹； 2006年1月22日，《济宁日报》新闻版第三版以《妙手神医闫恪玉》为题，刊登其全部事迹；2009年6月，汶上县人民政府授予其"汶上县第二批优秀实用人才"；2010年7月16日，《山东省政协报》以《艰难玉成济苍生》为题，报道了其履职政协委员的先进事迹；2013年，晋职为中西医结合副主任医师；2015年"中医脓毒搬家疗法" 获济宁市政府科学技术奖，闫恪玉获建设汶上履职贡献奖。近年来，闫恪玉多次被市、县级政府和医疗卫生单位评为先进个人、专利发明先进工作者。

2001年至今，闫恪玉以培训班形式向全国推广他数十年的科研成果及中医传承项目，全国培训学员达3万余人。这些学员每年接诊患者逾百万人次，不仅解除了患者的病痛，更是受到学员和广大人民群众的尊敬和赞扬！

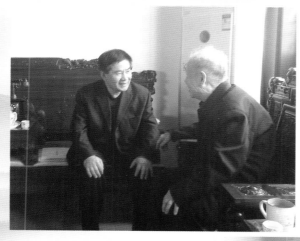

闫恪玉与王鹤滨教授交流工作

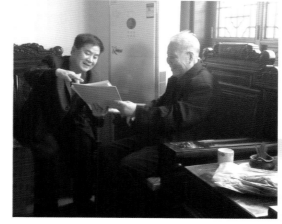

传承中医药文化遗产
光大中医眼毒撤象疗法.
　　　　　王鹤滨 2015·4·29

王鹤滨教授题词

县级非物质文化遗产

脓毒搬家

汶上县人民政府公布
汶上县文化局颁发
二〇〇九年六月

市级非物质文化遗产

脓毒搬家

济宁市人民政府公布
济宁市文化广电新闻出版局颁发
二〇一五年十二月

县级和市级非物质文化遗产牌匾

序

中国传统医学历史悠久，理论博大精深，中医典籍浩如烟海，是古人智慧的结晶。这门古老而神奇的医学以千百年的积淀，不仅为中华民族的繁荣昌盛做出了卓越贡献，而且以其浓郁的民族特色、完备的理论体系、浩瀚的文献史料、独特的诊疗方法及显著的疗效屹立于世界医学之林，成为人类医学宝库的共同财富。

多年来，国家为振兴发展祖国传统医学出台了若干扶持政策，虽起到了良好效果，但传统医学的振兴发展还离不开千千万万有志于中医研究事业的医务工作者们。继承发扬中国医学文化，挖掘和发展传统中医学精髓，是我们当代中医人不可推卸的责任和义务。

诸葛亮言："非学无以广才，非志无以成学。"出身医学世家的闫恪玉医师就是这样一位四十年如一日，博采众方、辛勤耕耘、志在奉献、服务大众的医务工作者。作为中国佛都山东汶上中医脓毒搬家疗法发祥地的风湿病研究所所长闫恪玉，他长期致力于运用中医理论结合自己的临床实践，治疗风湿、脓毒等疑难杂症，并取得了不凡的成绩。

在这部著作中，闫恪玉医师详细介绍了自己传承创新的中医脓毒搬家疗法。

本书分上下两篇共七章：上篇总论，为中医脓毒搬家疗法概论，本疗法的优势、程序与配方，以及腧穴的选择与应用；下篇各论，详述了中医脓毒搬家疗法临床应用、学员心得、典型病例实录及信息反馈截图。书中附有闫恪玉医师获得的奖励证书和他与全国学员的合影。

中医脓毒搬家疗法能治疗疔疖毒疮，风湿骨病，颈、肩、腰、腿痛及妇科病、肿瘤等内外科疑难杂症，疗效独特，理法方药一线贯通，诚可谓"妙药扫开千里路，神针刺破一天云"。脓毒搬家疗法疗效神奇，疔疖毒疮皆可搬移外出。据中医文献记载，"昔日华佗的一把刀可疗去致病之疾""扁鹊的一根针可起死回生""李时珍的一撮草药可疗百病寿百龄"，当今闫恪玉医师的"脓毒搬家疗法"可免除刀割之痛、针刺之楚、吃药之苦，花钱少，无痛苦，无风险，疗效高。

脓毒搬家疗法是中国传统医学的文化遗产，闫恪玉将其继承并创新。现在脓毒搬家疗法已被列入非物质文化遗产，并取得了国家发明专利证书，为祖国医学注入了新的生命力。这是我国优秀民族文化遗产中的一颗璀璨明珠，也将是中华中医药现代史上一朵娇艳的奇葩。

《中医脓毒搬家疗法临床医学》的问世十分引人注目，这是闫恪玉医师四十载春华秋实艰苦探索的成果。

正所谓巍巍泰山孔孟乡，脓毒搬家在汶上，心怀钦佩写序章，期待此术华夏扬。治疗疼痛功效非凡，活血排毒功能超前，一药多治疗效显著，疑难重症大显神奇！

北京中医药大学教授
中国骨伤人才研究会会长
世界骨伤专家协会主席
国际高等中医药教育联合会会长
国际华佗中医学院院长

2020年3月

　　中医"脓毒搬家疗法"是20世纪90年代通俗名称，申请专利时改名为"一种治疗颈、肩、腰、腿痛的提脓拔毒膏"。"脓毒搬家疗法"最早来源于清代医学家吴尚先著《理瀹骈文》中的"移毒法"，是目前中医学传承的宝贵遗产，但因种种原因，这一宝贵遗产几乎处于濒临灭绝之境。2009年4月，汶上县人民政府行文（汶政发〔2009〕36号文件），将中医脓毒搬家疗法确定为县级非物质文化遗产，文件中明确指示按照"抢救第一，合理利用，传承发展"的方针给予落实保护。随后通过国家级项目论证评议委员会权威专家的论证评议，作为适宜技术进行保护推广。2012年2月15日，国家知识产权局授予本项目国家发明专利（专利号ZL：201010000511.5）。2015年4月，山东省济宁市科学技术局组织省级权威中医专家一行9人，在中医脓毒搬家疗法发源地汶上县科学技术局进行科学技术鉴定，一致认为"该成果继承了中医治疗学，并有所创新，填补了中医脓毒搬家疗法无专著的空白，丰富了中医治疗学内容。该成果有较高的学术研究和临床实用价值，该成果达到国内领先水平……"

　　中医脓毒搬家疗法是通过体表的经络穴位，在脓毒搬家膏的作用下，因势利导，将脏腑器官病灶内部及皮下、筋膜、肌肉乃至深层组织的气滞血瘀和阻经滞络的风、湿、寒邪之毒排出体外，使脓毒外泄。治疗时，皮肤局部出现大小不一的脓点、脓疱或红、肿、热、痛，皆属正常现象，说明达到了预期的"移毒"效果。这也是脓毒外泄呈现于体表，再排出体外，血液循环改善，细胞活化，病变组织净化，恢复健康的表现。

　　中医脓毒搬家疗法可达到与中医传统的"麝火灸""艾灸疮"疗法化脓灶同样的效果，对疾病的治疗效果更佳，而且愈后也不易复发。重要的是，中医脓毒搬家疗法治疗部位化脓灶愈合仅需10天左右，比传统的"麝火灸""化脓灸"治疗时间缩短了2/3。《针灸资生经》记载："凡着艾得灸疮，所患即瘥，若不发，其病不愈。"中医古籍《小品方》称："灸得脓坏风寒乃出，不坏则病不除。"不仅说明 "麝火灸"和"艾灸疮"的治疗要求，而且指出灸疮的发或不发是取得疗效的关键。所谓"发"就是人为地使治疗部位形成无菌性化脓灶，发得越重，化脓越多，效果越好。

清末民初名医陆清洁在其《万病验方大全》中记载的"麝火疗法" 就是化脓灸的一种。"麝火疗法"分为四步，即"一烧、二贴、三发、四饮"，整个过程需2个月，疗程长、痛苦大，患者不易接受。"麝火疗法"在我国民间盛行久已，是游方郎中和民间医生的拿手绝活，因它不同于简单的针灸治病，又难以掌握，非人人可行。中医脓毒搬家疗法，疗效良好，只要是专业人员，经过适当培训指导，即可掌握并实施于临床。

目前，现代医疗手段的发达和医药资源的丰富，使传统的治病良方逐渐湮没。究其原因，并非这些传承古方本身疗效不佳，实因炮制难度大，治疗方法土俗、简陋，因此难以有人继承发展，老祖宗留下的宝贵财富就这样慢慢地销声匿迹了。现代经济的发展虽然创造了财富，但也带来了危害，即环境污染，毒素侵犯人体，出现了许多疑难杂症，实在令人遗憾！

值得庆幸的是，人们已逐渐觉悟，自然疗法、自然食品、绿色疗法重新受到重视。临床不同方式的排毒、保健、治病方法，逐渐朝着非药物治疗的方向发展，大家开始寻求不吃药、不打针、不手术、不住院、痛苦小、安全性高及治小病、防大病的绿色疗法。

中医脓毒搬家疗法即是一种绿色疗法，不吃药、不打针、安全性高。本法以经络病灶（阿是穴）、经络穴位（循经取穴）排毒治疗，使疾病症状减轻、消失而自愈。经过长期临床实践，脓毒搬家疗法可用于治疗多种疑难杂症，效果可喜！欢迎各界同仁、有志之士共同开发、互利共赢，发扬光大这一传承项目，为人类的健康事业做出贡献。

闫悟玉

2020年5月

目 录

上篇 总论

下篇 各论

中医脓毒搬家疗法临床医学

上篇 总论

第一章　中医脓毒搬家疗法概论

第一节　中医脓毒搬家疗法的发展渊源

中医脓毒搬家疗法是 20 世纪 90 年代初确定的通俗名称，它源于中医学中的"移毒法"。早在《黄帝内经》就有关于"毒"的记载。元末明初张三丰《太乙针经》记载的内脏返毒法，不仅可将内脏的毒素快速排出体外，也可在短时间内将体内蓄毒排出。这种排毒疗法实属中医的移毒疗法，也就是今天的脓毒搬家疗法。清朝末年，马培之《外科传薪集》也有移毒方药的记载。民国初年，名医张山雷《疡科纲要》中的"千捶膏"，由蓖麻子、大天南、乳香、没药、急性子、银朱、血竭、麝香配制而成膏，治疗痈疡高肿。并记载："将欲成脓及阳发初起，来势迅速，宜以此膏贴之，未成可消，已成即提脓消肿，异于针溃，捷验异常。对阳发疡患初起贴之，肿块即退移于膏药之旁者，以此知是膏并可作移毒用，谓移毒法。"

《疡科纲要》"围毒移毒"记述：

"凡痈疽大毒，漫肿无垠，根脚四散，其毒不聚，最是恶候。难消难发，迟延日久，必多变幻。故收束疮根一法，至不可少。又有疮发于骨节转侧之间，酿脓化腐，恐碍关节，亦宜外敷移毒末子，使其移至一偏，让开要害，则纵使成脓，可免损及运动。古法此类方药，亦颇不鲜，而效者寥寥。此是朱氏恒用之药，较古书成文为效迅速，是收束疮根必要之品。外科书中别有此名，用芙蓉叶、苍耳草二物捣涂，只用治热疖轻证，非此方可比。"

大五倍子（去蛀屑微炒成团，候冷研细）三两①，杜蟾酥（干研细）五钱，藤黄（先以好醋入铜勺，上微化烊，绢漉去滓听用）三两，明矾（研）一两，胆矾（研）八钱，大黄、皂角、白及、山慈菇各三两，制南星一两。

以上先以后五物用陈米好醋二大碗文火熬成浓，绞去滓，乃和入醋煮之藤黄同熬成膏，俟极浓乃和入五倍子、蟾酥、二矾细末。调匀离火，再入上麝香细末三钱，杵匀制成锭子，阴干收藏。临用时以醋磨浓，涂疮根四围，干则润之以醋，一日洗去再涂，极效。欲移毒使偏，则如上法涂其一偏，而涂药处自能退肿，其毒聚于未涂药之一偏矣。可保骨节不致损害，是即避重就轻之法。"

清代医学家吴尚先《理瀹骈文》记载"移毒法"曰："内科有依深居浅法，由脏而出于腑是也，外科有移毒法。"本书还记载了"移毒散""移险膏""移山过海丹"等方的临床应用：

"按：移山过海散，用雄黄、小麦麸、蚓粪，醋调涂患处，自能移过不致命处。又，移险膏，用草乌、南星、黄柏、白及各二两，五倍一两，醋涂，同。又，痘症移毒散，用白及一两六钱，紫花地丁八钱，大黄、五倍子（炒）各二钱，雄黄、朱砂、轻粉、乌鸡骨（煅）各一钱，牙皂八分，醋涂，上半截即移至下半截而散。凡毒生于骨节间者，移之免残疾。

按：古方有用地龙装在经霜丝瓜内煅焦连瓜为末者，每用瓜末三钱，乳香、没药各五分，雄黄一钱，麝香二分，蟾蜍一分，共研，黄蜡丸。如在上部要处，用麻黄、桂枝、甘草，酒调三分服，可移在手上而散。在背用羌活、防风、姜汁调，可移臂。在下部用木瓜、牛膝、灵仙、陈皮、独活、姜汁调，可移足。其用地龙之法与前同。可悟内外用药一理，录以备参。观此

---

① 本书选录古代中医著作的方剂组成，仍沿用古代计量单位。根据国家有关规定，全国中医处方用药的计量单位一律采用以"克"为单位的国家标准。兹附十六进制与国家标准计量单位换算关系如下，以供参考（换算尾数可以舍去）。

1 斤（16 两）=0.5 千克 =500 克

1 市两 =31.25 克

1 市钱 =3.125 克

1 市分 =0.3125 克

1 市厘 =0.03125 克

数方，叹古人用药真有挽回造化之妙。如能推之，则天下无险症矣，奥者隔而取，内科有隔二隔三之治。外科有隔皮取脓法，用驴子脚底剔下皮，用砂炒一两，草乌四钱，荞麦面一两，末，加盐五钱，糊饼灸研，醋调摊贴，脓从毛孔出，或从疮旁出，奇妙。"

民国张宗祥《本草简要方》记载：

"大黄二两，藤黄一两，明矾、蟾酥各五钱，麝香、乳香、没药各二钱，研末，用蜗牛捣和作锭。遇小疖毒未出头，醋磨浓敷四围。数次即愈。又一方，藤黄、雄黄、胆矾、硼砂、铜绿、皮硝、草乌各一两，麝香二钱，研末，和蟾酥为条，笔管大。遇一切痈肿，醋浓磨涂调四围，数次即愈。凡一切无名肿毒及对口发背初起无上药时，亦可用滴花烧酒藤黄敷，须不住手，半日即消。又方，白及、白蔹、三七、五倍子、皂角、山慈菇、藤黄各等份，除藤黄外，锉薄片入砂锅内浸一日，煎汁倾出。入水再煎数次，滤净熬膏。将藤黄用水蒸化加入搅匀，再熬入碗晒干。用时鸡蛋清磨浓汁调涂。此药可以移毒。毒生肢节穴道险要处，恐成漏症废人者，用此药涂半圈，即能移过一边。或专用藤黄、银朱等份和醋敷，亦可赶毒至他处。若用树汁调，可治一切顽癣。无回丹：藤黄、雄黄、大黄碱各一两，蟾酥、麝香各二钱，血竭、甲片（炒）各五钱，醋磨。涂治一切疔痈肿疽。"

中华人民共和国成立后，民间名老中医纷纷献出秘方、验方，出版了《中医集锦》一书，在此书中有一位老中医献出的秘方与《理瀹骈文》中的"移毒散"相同，处方和用法都是原文，未做改动。传统移毒法，主要是中医外科用于疔、疖、毒疮的治疗，施治时按照经络的循行规律确定经穴，涂特定丹类药物，将重要脏腑、经络病灶附近的毒气、毒势引出外泄，脓液毒邪流尽，脓毒发出而愈。人体发生的疔疖、毒疮，如长在头面部等危险之处，不仅不易愈合，而且还可留下永久性瘢痕，造成毁容甚至危及生命。移毒法通过循经定穴、因势利导，把脓毒搬到安全之处，使脓毒外泄，原部位的毒疮即可肿消而愈。故现在将此法定名为中医脓毒搬家疗法，简称脓毒搬家疗法。

中医脓毒搬家疗法虽历史悠久，古人也曾在中医外科临床上取得辉煌成就，但遗憾的是，没有给后人留下详细的临床资料和专著，文字记载甚少，无从考证，而使脓毒搬家疗法处在濒临灭绝之境。笔者在30多年的行医生涯中，经多年的临床研究，将"移毒法"与闫氏高祖传承的方药相结合，整理编著成《中医脓毒搬家临床医学》，填补了中医学无脓毒搬家疗法的空白。重要的是，拓展了治疗病种，将过去仅限于治外科疔疔、疖、毒疮的方法，扩大到今天可以治疗风湿骨病和内科疑难杂症的百余种疗法。2009年，汶上县政府确认脓毒搬家疗法为非物质文化遗产；2010年10月，山东汶上县召开了首届脓毒搬家疗法研讨会，来自全国各地的120余人参会。2012年2月15日，国家知识产权局授予了发明专利。

古为今用，学古而不泥古，挖掘、继承传统疗法也要与时俱进。脓毒搬家疗法是古代中医外治疗法的产物，它所涉及的治疗方法以及药物、器具和临床使用规程，受当时历史条件制约，难以达到现代医疗条件的要求。今天我们的改良使脓毒搬家疗法更具规范化、科学化和系统化。

一、先人"移毒法"使用的器具、药物和治疗方法

1. 器具　传统"移毒法"治疗使用的器具最早的是骨针（图1-1）、石针（图1-2）、柳叶刀（图1-3）。治疗时按"移毒法"的要求直接在治疗部位用柳叶刀切开或针扎一小孔，将丹药植入。

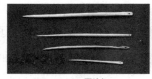 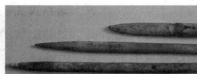 

图1-1　骨针　　　　　　图1-2　石针　　　　图1-3　柳叶刀

2. 药物　《串雅内外编》（1759年）（图1-4）为清代赵学敏所著，其中有外治门移毒丹："凡毒在紧要处，移于他处，庶不伤命。"

（1）移毒丹：地龙（装在经霜丝瓜内煅枯焦、连瓜为末）三钱、麝香二分、乳香、没药各五分、雄黄一钱、蟾酥一分、蜡一两、右药为末，蜡丸，每服三分。

（2）中药：上部腰处用甘草、桂枝、麻黄煎酒下，即移在左手；如在背

上用羌活、防风、生姜汤下，即移在臂上；如下部用木瓜、牛膝、威灵仙、陈皮、独活、生姜汤下，即移在足下，极为神效。

3. 治疗方法　清代医学家吴尚先《理瀹骈文》（图1-5）中"内科有移深居浅法，由脏而出于腑是也，外科有移毒法"，记述了"移毒散""移险膏""移山过海散"等。其中记述的铁笔圈与一笔消几乎和闫氏高祖传承的药方相同。即方用大黄、藤黄、明矾、蟾酥、麝香、乳香、没药等制成为条，遇毒，蜡磨，以笔圈之，日圈日小，并以笔画引到别处消散，或将移毒出口，用针或柳叶刀划破涂以药汁，或用小膏药盖之使脓毒外泄。

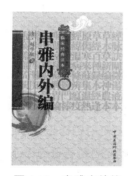
图 1-4　串雅内外编

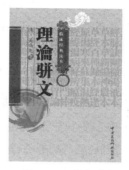
图 1-5　理瀹骈文

（1）移毒散：大黄、藤黄、明矾、蟾酥、麝香、乳香、没药、蜗牛。

（2）移险膏：草乌、南星、黄柏、白及各60g(二两)，五倍30g(一两)，共研末醋涂。

（3）移山过海散：雄黄、小麦麸、蚓粪，醋调涂患处，自能移过不致命处。清末初期，民间有一种白降丹埋藏引毒法，其原理与上大同小异，即把白降丹等药与糯米制成泥状，搓成火柴或牙签粗细小条，用时折断大米粒大小，定点后用柳叶刀扎一小口把药粒埋入，上面用小膏药或敷料盖之，三天后局部红、肿、热、痛流出脓水……（但本法易引起埋藏部位的肌肉软组织挛缩产生硬结、剧疼或汞过敏，要慎用。）

二、改良后的脓毒搬家疗法使用的器具、药物和治疗方法

1. 器具　由现代的梅花针（图1-8）、泻血笔（图1-6，图1-7）替代了传统的骨针、石针、柳叶刀，现代的医疗器械达到无菌正规的使用程序，提高了安全性、可靠性。

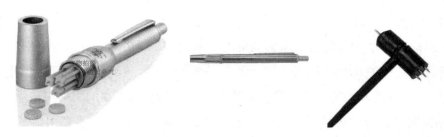

图 1-6 多头泻血笔   图 1-7 泻血笔   图 1-8 梅花针

2. 药物 大蜘蛛（煅）1 份，天然麝香 1 份，蟾酥 0.1 份，轻粉、蜗牛各 2 份，白降丹 0.1 份，金顶砒 0.1 份，硇砂 0.5 份，与青蒿素等组成。由过去烦琐复杂的烧炼改为科学配制，扩大了治疗范围。将过去土方、土药、土配法改为现代科学手段处理，采用"钴 -60"放射消毒。

3. 治疗方法 即脓毒搬家疗法。过去"移毒法"的临床治疗受年代、环境影响，难言无菌技术。今天的脓毒搬家疗法的整个治疗过程完全按无菌技术的要求实施，更科学、规范。脓毒搬家疗法利用中医经络和穴位的优势，设经络为排毒通道，穴位为排毒窗口，通过脓毒搬家膏的特异功能"引毒归经"，使脓毒外泄，达到无毒病自除之目的。

（1）排毒（不吃药、点改面、除屏障）：①不服药只移毒，将先人口服"移毒丹"加中药引毒，改为不吃中药，只用经络、穴位完成移毒；②治疗部位点改面，将治疗部位由过去的刺破或扎一小孔植入丹药的点，改设为治疗面积 $1.5 \sim 2.5 cm^2$ 的面，提高了取穴的准确性；③消除治疗屏障，治疗部位用泻血笔分散多点刺破，消除了皮肤吸收的屏障，为脓毒搬家膏发挥作用奠定了基础。

（2）加压排毒：为使治疗部位的脓毒尽快排除，揭掉脓毒搬家膏（局部见高粱粒大小不等的脓疱或脓点，说明脓毒已泄），将局部的脓疱脓点作清创处理，再用型号合适的多功能拔罐拔 $5 \sim 10$ 分钟加压排毒。

（3）外敷清热利湿消肿膏（配方附后）：加压排毒后，清热利湿消肿膏外敷局部，以加速治疗部位红、肿、热、痛症状的消失，增强排毒效果。

（4）贴敷皮肤修复膏（烫、烧伤药膏药店有售）：最后贴敷皮肤修复膏，加速皮损恢复。

三、现代改良后的中医脓毒搬家膏治疗范围

1. 疔、疖、毒疮的早期。

2. 风湿骨病（颈、肩、腰腿痛），如颈椎病、肩周炎、脊柱炎、腰椎间盘突出症、无菌性股骨头坏死、膝关节退行性变以及风湿性关节炎、类风湿关节炎等。

3. 疑难杂症，如胃下垂、慢性胃炎、急性阑尾炎、肝硬化、高血压、肾炎、前列腺炎及肿瘤等。

四、中医脓毒搬家疗法的理论依据

1. 以《理瀹骈文》的"移毒法"及中医学"万病一毒"和"毒"的概念，以及针灸学的经络穴位，作为脓毒搬家疗法的临床指导思想和理论依据。

2. 利用泻血笔或梅花针等器械对治疗部位点刺放血，使其产生物理效应，同时给脓毒搬家膏的使用和脓毒的排泄建立了一个窗口。

五、中医脓毒搬家疗法的作用机理

1. 设人体经络为排毒通道，穴位为排毒窗口，利用脓毒搬家膏的特异功能"引毒外泄"，达到无毒病自除的目的。通过病灶定点局部排毒、循经排毒，使受损细胞产生质的变化，将病理产物或致病因子排出体外；同时激发和增强治疗部位及全身的免疫力和抵抗力，即"正气存内，邪不可干"，达到治疗疾病的目的。

2. 脓毒搬家疗法是通过脓毒搬家膏的作用，是将病灶局部皮下、筋膜、肌肉乃至深层组织的瘀血、痰饮，阻经滞络、筋骨的风、湿、寒、邪之毒呈现于体表，使脓毒外泄，排出体外。脓毒搬家膏治疗后，局部皮肤出现高粱粒大小的脓点、脓疱和红肿皆属正常现象，说明脓毒外泄，病变组织净化，血液循环改善，细胞组织活化，病变组织恢复，经络畅通，通则不痛，达到了预期的治疗效果。

六、中医脓毒搬家疗法与"麝火灸""艾灸疮"关系

传统"麝火灸"（图 1–9）和"艾灸疮"（图 1–10）与中医脓毒搬家疗法（图 1–11）的关系如下：

麝火灸，又称"麝火疗法"。祛寒除湿、化瘀通络、蠲痹止痛。麝香

2g，雄黄 8g，朱砂 2g，硫黄 50g。一烧、二贴、三发、四饮四个过程。

"艾灸疮"，即将艾炷置于穴位上点烧施灸，灼伤皮肤使之起泡化脓。祛风散寒，扶正祛邪，温经通络，预防感冒，增强免疫力。《针灸资生经》说："凡着艾得灸疮，所患即瘥，若不发其病不愈。"

"脓毒搬家疗法"：移人体万病之毒，通人体经络瘀堵。

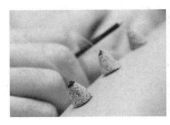 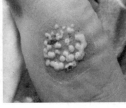 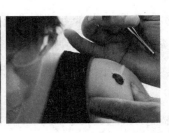

图1-9　艾灸　　　　图1-10　脓毒搬家疗法　　　图1-11　麝火疗法

第二节　中医脓毒搬家疗法的理论基础

一、中医对"毒"和脓毒的认识

"毒"是中医学的一个特殊概念，从古至今，"毒"经常被用来解释某些疾病的发病，并指导临床治疗。"脓"与"毒"经常相提并论，脓毒是一个中医术语，对脓的概念不再多加解释。脓毒搬家疗法的临床作用机理，是促使治疗部位或病变器官内的毒邪排出，毒势外泄，使脓毒发出而愈。本书称之的脓毒，与中医的"毒"大同小异，但与西医的脓毒症毫无关系。

对于中医之"毒"的认识，一是对毒的泛化，主张"万病一毒"。二是认为"邪"就是"毒"，"毒""邪"并称，把所有致病因素都称之为"毒"或"毒邪"。

在日本江户时代，也就是中国明朝万历年间，著名日本汉方医学家吉益东洞，在他的著作《古益东洞古方医学全集》(图1-12)中提出了"万病一毒"之说，其中包括"一毒病因论、毒即药能论、攻毒治疗

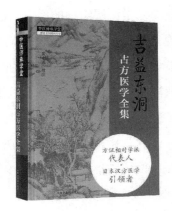

图1-12 吉益东洞古方医学全集

论"，其基本观点是"凡病虽千状万态，悉归一毒"。

二、关于"毒"的命名

关于中医疾病的命名，有专家曾提出以下命名方法：病因＋症状；脏腑＋症状；部位＋症状的方法。

1. 以六淫＋毒命名　风毒、寒毒、暑毒、湿毒、燥毒、火毒。

2. 以五脏＋毒命名　心毒、肝毒、脾毒、肺毒、肾毒。

3. 以六腑＋毒命名　小肠毒、大肠毒、胃毒、胆毒、膀胱毒、三焦毒、心包毒。

4. 以部位＋毒命名　脑毒、气毒、血毒、津液毒、皮肤毒、筋骨毒、经络毒、表毒、里毒、阴毒、阳毒。

5. 以致病因素＋毒命名　虫毒、蛇毒、蛊毒、药毒、酒毒、饮毒、食毒、肉毒、谷毒、菜毒、瓜果毒、漆毒。

6. 以病邪性质＋毒命名　秽毒、浊毒、疫毒、痰毒、瘀毒、实毒、邪毒、瘴毒、凶毒、烦毒、疠毒、杂毒、恶毒。

7. 以性状＋毒命名　斑毒、疹毒、疮毒、丹毒、痈毒。

8. 以程度轻重有无命名　大毒、有毒、常毒、小毒。

9. 其他命名方法　中医还常用毒气、毒邪、毒虫、毒痛、毒疮、毒风、毒热等称谓来命名毒。

第三节　中医脓毒搬家疗法的实用价值

中医脓毒搬家疗法以"万病一毒"和"中医学之毒"为理论依据，以"中医针灸经络学说"为临床指导思想，以脓毒搬家疗法的特异功能"引毒归经"，通过经络的排毒窗口将脓毒排出体外，达到无毒病自除的目的。同时，激活机体的防御功能，提高机体和治疗部位的抵抗力，体现了"正气存内，邪不可干，邪气所凑，正气必虚"的原理。

中医脓毒搬家疗法是在传统医学"移毒法"的基础上，遵古而不泥古，经几十年临床研究、探索，不断完善发展而来，治疗疾病达60余种。

1.2015年4月济宁市科学技术局组织省、市名老中医专家组对脓毒搬家疗法进行科学技术鉴定，专家们一致认为，本疗法填补了脓毒疗法的空白，形成了中医的独特疗法，有较高的学术研究水平和临床实用价值，在国内属领先水平，有一定的市场开发前景等。

2.目前国内还很少发现与脓毒搬家疗法类似的技术，临床上治疗颈、肩、腰、腿痛的黑白膏药还难以达到远期的治疗效果，对内科治疗疑难杂症的意义难以确定。

3.微创治疗、射频靶点治疗少见新进展，费用也较高。

4.手术治疗腰椎间盘突出症有一定风险，费用高，普通家庭不易接受。

5.骨关节退行性病变（骨质增生），关节的置换患者痛苦大，个别病例预后不理想。

6.脓毒搬家疗法有效替代了传统医学的"麝火灸"和"艾灸疮"疗法，麝火灸"和"艾灸疮"整个治疗过程需要40天左右，疗程长、痛苦大，患者不易接受。中医脓毒搬家疗法疗程短、见效快，局部治疗1～2天即可达到化脓、排脓效果，整个治疗过程10天左右。脓毒搬家疗法是传统医学"麝火灸"和"艾灸疮"的发展和创新。

综上所述，脓毒搬家疗法的优势为：使复杂治疗简单化，成本低、安全性高、痛苦小、见效快、疗效可靠，远期效果好，无风险。

第二章　中医脓毒搬家疗法优势、程序与配方

脓毒搬家疗法在治疗风湿骨病和内科疑难杂症上效果显著。内脏器官疾病是根据中医经络学自上而下、由内向外、循经取穴的原则，使用脓毒搬家疗法治疗疾病。风湿骨病，是在病灶处或阿是穴涂抹或贴敷脓毒搬家膏，通过人为的新鲜针孔形成无菌性化脓灶，使病灶内部乃至皮下、筋膜、肌肉与深层病变组织的筋骨之毒及病理产物排出体外，达到脓毒搬家疗法预期疗效的。

第一节　中医脓毒搬家疗法的优势

一、主要优势

1. 本项目国内外独居一家（以 2015 年国内技术查新报告为依据）。

2. 本项目处国内领先水平（以 2015 年国家科委专家鉴定报告为依据）。

3. 本项目是国家知识产权保护项目，专利号：ZL201010000511.5。

4. 本项目是市级非物质文化遗产，2015 年获济宁市政府科学技术奖。

5. 本疗法对风湿骨病（颈、肩、腰腿痛）痛点治疗，一次缓解率 90%，内科疾病早、中期 70%，无须吃药打针。对一些顽固疑难疾病，治疗后常收到意想不到的效果。

6. 本疗法对早期和中期股骨头坏死、椎间盘突出、膝关节退行性变，不需关节置换，省工、省钱，免去患者手术之苦。

7. 本疗法能代针、代灸，凡针灸所治的病都是适应证。

8. 本疗法见效快、疗程短、外用安全、无风险、远期效果好。

9. 本疗法对早、中期的部分肿瘤患者效果明显，对肝癌、肺癌有明显的

治疗作用。

二、与传统医学的区别

1. 传统医学"治"病。脓毒搬家"搬"毒。

2. 传统医学疑难杂症难除。脓毒搬家"搬"毒简单。

3. 传统医学"治"病贵。脓毒搬家"搬"毒廉。

4. 传统医学艾灸疮灸出脓汁15天，脓毒搬家搬出脓汁1～2天。

5. 传统医学"麝火疗法"治病60天，"脓毒搬家疗法"治病6～7天。

6. 传统医学以"治"病缓解改善症状，易复发。脓毒搬家搬出脓毒病自除，不易复发。

三、与西医疗法的区别

西医以打针、西药、手术、微创、电疗、换骨头为主。脓毒搬家"搬"毒，不打针、不吃药、不手术、不电疗，更不用换骨头，把患者体内脓毒通过脓毒搬家膏引毒归经，再通过穴位的搬毒窗口使脓毒外泄，搬出体外，达到无毒病自除的目的！

第二节　中医脓毒搬家疗法临床实施程序

一、风湿骨病局部定点

1. 压痛点　由患者指出疼痛部位，顺序按压找到压痛敏感点做好标记。按压痛点掌握以下手法：压力均匀，用力得当，避免压力过大造成误诊，影响疗效。

2. 浅压痛　医生单手拇指触及患者病变部位，稍加按压患者即感疼痛者，病变在皮下浅表层或筋膜。注意局部有无硬节与条索状物，皮下有无脓肿、有无细菌感染，诊断要准确，以防误诊。

3. 中压痛　单手拇指在病变部位向皮下肌肉深层组织施压，患者自述疼痛时，再向四周逐一按压。注意在痛点一一做好标记，再将各痛点连线，以确定治疗部位的面积大小。

4. 深压痛　在病变部位，特别是腰椎旁，单手拇指按压疼痛不明显时，需借助左右两手拇指重叠加压下按，患者感到明显疼痛或痛麻感向下肢放射时，在此压痛点处做好标记，以便治疗。

说明：疼痛的性质分为两种。一种是有压痛无疼痛，即不按压患者感觉不到疼痛，用手按压患者才能感到疼痛，这种疼痛点为病灶点，中医也称为阿是穴；另一种是无压痛有疼痛无压痛，即患者有疼痛感，医生检查时并未查到发现痛点，这时此时医生要需借助 CT 或 X 线片检查找到病灶点，以便治疗。

5. 敏感点　指随着天气变化（如刮风、下雨、气温下降），患者感到明显异常部位的症状，如发凉、怕冷、冒凉风、钻凉气或酸胀麻痛。或病变部位无压痛，叩击局部引起下肢痛麻时，叩击部位也为敏感点。

6. 标记　无论是压痛点还是敏感点，检查时要用不褪色圆珠笔或记号笔做好标记，明确疼痛面积大小，一般治疗面积控制在 2.5cm² 以内（约 1 元硬币大小）。

二、常见内科疾病循经定点

各种内科疾病的分类治疗按针灸配方，每个穴位的治疗面积均在控制在 1.5 cm² 大小（约 2 分硬币大小）。

三、治疗方法

（一）两个歌诀

定点消刺慎拔罐，贴膏封严隔一天。

预防热痛痒给药，牢记程序错不了。

（二）两个定点

1. 局部定点　适用于风、湿、骨病（颈、肩、腰腿痛）的治疗。主要是取病灶点、阿是穴，哪痛取哪。定点确定后，用紫药水做好标记，一般 2 ～ 3 个点，每个点的治疗面积 2.5 ～ 3cm²。

2. 循经定点　治疗内科、脏腑疾病。主要是循经取穴，如胃病取足三里、中脘、胃俞等穴，治疗面积 1.5 ～ 2.5cm²，每次取穴不超过 4 个点。

（三）操作方法

1. 治疗部位 75% 酒精棉球消毒。

2. 泻血笔均匀分散刺破治疗部位皮肤，每平方厘米刺 7 针（扫除皮肤吸收屏障，为脓毒外泄建立新鲜窗口）。

3. 多功能负压拔罐吸拔治疗部位 1～2 分钟，减压、排血。

注：刺血后一般不拔罐，如拔罐以 1 分钟之内为好，最多不超 2 分钟，以防皮下毛细血管出血凝滞与搬家膏结合形成死皮，导致后期皮肤愈合慢。

4. 起罐后擦干净血迹，涂上一层搬家膏，外盖医用无纺布，胶带严封固定，2～3 日后揭掉。

5. 揭掉敷料，清除脓毒搬家膏，治疗部位出现的脓点、脓疱或局部红肿热痛均属正常现象（说明脓毒已外泄，达到了治疗的目的）。

注：因个体差异，少数患者在排毒过程中可出现低热等类似感冒的症状，这说明搬家膏的功能激活了机体的防御反应，提高了机体抵抗力，无须介意。为减轻或预防这种反应的发生，治疗时吃点解热镇痛药预防即可。但要区别患者免疫力低下，或治疗时忽略了无菌技术操作，外来抗原物质从创孔侵入人体引起的发热，如出现需及时治疗。

6. 局部清创处理，将治疗部位的脓点、脓疱用手术剪逐一剪破，再用拔罐器吸拔 10～15 分钟（拒拔者可不拔），以二次加压排毒。

7. 起罐后清理干净拔出的脓毒血水，贴敷清热利湿膏（配方附后），膏上再涂一层湿润烧伤膏（清热利湿、排毒消肿、祛腐生肌，促进治疗部位皮肤修复）。坚持每天换清热利湿膏 1 次，每天拔罐 1 次，每次 5～10 分钟，以患者耐受、舒适，基本不痛为准。

注：脓毒已尽，皮肤修复期可换皮肤修复膏，贴敷 2～3 天即可。临床烫烧伤类药膏也可代替皮肤修复膏，各地药店均有销售，如京万红烧软膏等。贴皮肤修复膏 3 天后，复诊观察敷贴部位皮肤，一般可修复。如个别皮肤未修复者，可再换药 1 次，3 天即好。

操作方法

①治疗部位 75% 酒精常规消毒。②泻血笔均匀分散刺破治疗部位皮肤，每平方厘米刺 7 针，均匀分散刺破。③多功能负压拔罐吸拔治疗部位 1～2 分钟，减压、排血。④起罐后擦干净血迹，涂上一层脓毒搬家膏，外用医用无纺布胶带封严，2～3 日后揭掉。⑤揭掉胶带后，治疗部位出现脓点、脓疱或脓水，并有红肿热痛感属正常现象。⑥局部清创

处理后，多功能拔罐直接吸拔清创后部位 10 ～ 30 分钟，排出脓毒血水，以达到二次加压、排毒效果。⑦清理干净拔出的脓毒血水，贴敷清热利湿消肿膏，加强利湿排毒。坚持每天换药，每次拔罐排毒 10 ～ 20 分钟。拔罐动作要缓慢，以患者耐受、舒适、基本无痛为标准。

四、治疗范围

1. 疔、疖、毒疮的早期。

2. 风湿骨病、颈椎病、肩周炎、脊柱炎、腰椎骨质增生症、腰椎间盘突出症、股骨头坏死症、骨质疏松症、筋膜炎、类风湿关节炎等。

3. 常见的内科疾病、疑难杂症、肿瘤等。

五、治疗后的正常反应

1. 治疗后 1 ～ 2 天揭掉盖布后，治疗部位出现脓点、脓疱或局部皮肤红肿、溃疡皆属正常反应。

2. 个别患者治疗后偶有低热、全身不适、无力等类似感冒的症状，一般无须处理，症状稍重者按感冒对症处理，或治疗时服药预防。

3. 治疗面积大、治疗点位多或贴敷药物时间长者，治疗部位可有灼痛感，患者一般都可忍受。如贴敷药物后局部剧痛或全身不适，可立即揭掉膏贴或对症处理，此类患者为超敏型体质，出现概率约为 1‰。

4. 治疗后恢复期，个别治疗部位出现发红、瘙痒者，涂止痒膏即可。

5. 治疗部位若出现溃烂，一是皮肤本身问题，与个体差异有关；二是糖尿病患者并发皮肤病变者。临床只要恰当处理，这一现象即可转化为传统化脓灸的治疗状态，疗效更佳。

治疗部位溃烂处理方法：治疗部位常规清创处理后，取"湿润烧伤膏"或"京万红软膏"（图 2-1）涂填创口，消毒纱布常规包扎，2 ～ 3 天换药一次，10 天左右新鲜肉芽即可长满洞坑而愈。这样不但溃烂的部位会恢复，而且病症会随着溃烂部位的逐渐愈合而消失，达到不易复发的目的。

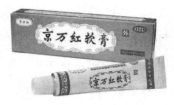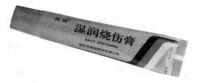

图 2-1　湿润烧伤膏与京万红软膏

六、疗效观察

治疗后 20 分钟见效者占 10%，90% 的患者在治疗后 3 天内疗效达高峰，症状基本消失，1% 的患者在治疗后 10 天左右效果显著。

七、禁贴

1. 糖尿病以及贴敷部位静脉曲张并发皮肤病溃疡和炎症（红、肿、热痛）者禁贴。

2. 血友病、紫癜、白血病、血小板减少凝血功能障碍者禁贴。

3. 患有严重心、肝、肾疾病者禁贴。

4. 过敏体质及对贴敷脓毒搬家膏过敏者禁贴。

5. 孕妇、经期、哺乳期妇女禁贴。

6. 甲状腺疾病患者禁贴。

7. 手心、足心、腘窝（膝关节后委中处）、腋下、腹股沟、前后二阴及脸部慎用。

八、注意事项

1. 针刺时避开静脉或浅动脉。

2. 治疗期间敷贴部位禁水浸洗，禁饮酒，禁房事。

3. 脓毒搬家膏为外用药物，严禁内服，勿入口、鼻、眼内。

4. 使用脓毒搬家膏后，贴敷部位剧痛或严重不适者，应立即揭掉药膏，密切观察，对症处理。

5. 针刺和拔罐出现晕针、晕罐，多表现为头晕目眩、面色苍白、恶心欲吐、四肢发凉、周身冷汗、呼吸急促、血压下降、脉微细无力等。此时应立即让患者平卧，或采用头低脚高卧位，饮适量温水，冬天注意保暖，夏天注意通风，轻者可迅速缓解并恢复正常，重者则需针刺或点按人中、合谷、内关、足三里等穴位治疗。

第三节　中医脓毒搬家疗法改良前后的配方组成

一、现代脓毒搬家膏配方组成

1. 脓毒搬家膏　大蜘蛛（煅）1 份，麝香 1 份，蟾酥 0.1 份，轻粉、蜗牛各 2 份，白降丹 0.1 份，金顶砒 0.1 份，硇砂 0.5 份，青蒿素等（未经授权禁止配制，否则按侵权处理）。

大蜘蛛：味苦、咸，性寒。有毒。归肝经。移毒拔根，主治疮毒温疟、一切肿毒疔疮、蚊虫叮咬、脱肛、痔瘘。

麝香：味辛，性温，归肝、脾经。开窍醒脾、活血散结、止痛、催产及发汗、利尿、抗菌、抗炎。

蟾酥：味甘、辛，性温，有毒，归心、胃经。解毒、消肿、止痛，具有良好的局部麻醉和止痛作用。主治痈疽疔疮、咽喉肿痛。

轻粉：味辛，性寒，有毒。归大肠、小肠经。攻毒、祛腐。可以毒攻毒，外用主治疥疮、顽癣、臁疮、梅毒、疮疡、湿疹。

蜗牛：味咸，性寒，有小毒。清热，消肿，解毒。主治风热惊痫、消渴、喉痹、痄腮、瘰疬、痈肿、痔疮、脱肛、毒虫叮咬。

白降丹：《医宗金鉴》述其功效："治痈疽发背，一切疔毒，水调敷疮头上，初起者立即起疱消散，成脓者即溃，腐者即脱。"

金顶砒：味辛酸、辛，性温，有毒，归肝、脾经。蚀疮祛腐、消积散结。

硇砂：味咸、苦、辛，性温，有毒。归肝经、脾经、胃经、肺经。消积软坚，破瘀散结，化腐生肌。主治癥瘕痃癖、疔疮、瘰疬、痈肿、恶疮。

青蒿素：清热解毒、抗疟、调节免疫功能、抗肿瘤……

2. 清热利湿消肿膏　煅石膏粉 10 份，青黛 2 份，冰片 0.5 份，浙贝母 2 份，天花粉 2 份，仙人掌（去刺，切片晒干）6 份等。共研细末，加白凡士林调成膏状，按要求使用。其主要功效为清热利湿、排毒消肿、敛疮。

3. "修复膏"　大多用"京万红软膏"代替。

二、先人"移毒法"配方

1.《串雅内外编·截药外治门》

移毒丹：地龙（装在经霜丝瓜内煅枯焦，连瓜为末，每三钱加）三钱，麝香二分，乳香、没药各五分，雄黄一钱，蟾酥一分，黄蜡一两。

上药为末，蜡丸，每服三分。上部腰处，用甘草、桂枝、麻黄煎酒下，即移在左手。如在背上，用羌活、防风、生姜汤下，即移在臂上；如下部，用木瓜、牛膝、威灵仙、陈皮、独活、生姜汤下，即移在足下。极为神效。

2.《理瀹骈文》

（1）移毒散：大黄、藤黄、明矾、蟾酥、麝香、乳香、没药，蜗牛捣烂，与上药共为泥条，用时研磨按要求使用。

（2）移险膏：草乌、南星、黄柏、白及各二两，五倍子一两，共研末醋涂。

（3）移山过海散：雄黄一钱，小麦麸三钱，蚯蚓粪二钱，醋调涂患处，自能移过不致命处。

（4）痘症移毒散：白及一两六钱，紫花地丁八钱，大黄、五倍子（炒）各二钱，雄黄、朱砂、轻粉、乌鸡骨（煅）各一钱，牙皂八分，为细末，醋调涂上半截，即移至下半截而散。

附：《医宗金鉴》白降丹

朱砂、雄黄各二钱，水银一两，硼砂五钱，火硝、食盐、白矾、皂矾各一两五钱。

先将朱、雄、硼三味研细，入盐、矾、硝、皂、水、银共研匀，以水银不见星为度。用阳城罐一个，放微炭火上，徐徐起药入罐化尽，微火逼令干，取起。如火大太干则汞走，如不干则药倒下无用，其难处在此。再用一阳城罐合上，用棉纸截半寸宽，将罐子泥、草鞋灰、光粉三样研细，以盐滴卤汁调极湿，一层泥一层纸，糊合口四五重，及糊有药罐上二三重。地下挖一小潭，用饭碗盛水放潭底。将无药罐放于碗内，以瓦挨潭口四边齐地，恐炭灰落碗内也。有药罐上以生炭火盖之，不可有空处。约三炷香，去火冷定开看，约有一两外药矣。炼时罐上如有绿烟起，急用笔蘸罐子盐泥固之。

第三章　中医脓毒搬家疗法腧穴选择与应用

近年来，中医脓毒搬家疗法已成功应用于风湿骨病和内科疑难杂症的治疗上，疗效显著，其治疗机理的探讨可追溯到中医经络学。经络是运行气血、联系人体脏腑和体表及全身各部的通道，形成了人体复杂的经络网络系统。经络的穴位是机体脏腑的信息窗口，机体的某一部位或脏腑发生病变，首先在相关的经络的信息窗口出现异常信号。如心绞痛患者在心前区、左肩部和足太阳膀胱经的心俞穴出现放射痛或压痛；胆绞痛患者在肝区和右背部肝俞穴出现压痛；胃病患者在背部胃俞穴触到压痛点；急性阑尾炎患者除右下腹麦氏点剧痛外，下肢的阑尾穴（经外奇穴）也常出现压痛和酸胀感。

我们用脓毒搬家疗法治疗疔疖毒疮，如疖疮发生在头面部，脓毒搬家疗法在手三里穴移毒；疖疮发生在颈后部的"对口疮"，脓毒搬家疗法在下肢环跳穴移毒。这是由于手三里穴属于阳明大肠经，由手走头，是头面部脓毒外泄的窗口。环跳穴属于足少阳胆经，上循头面前额，后经颈部通达环跳，下行阳陵泉、足窍阴穴，是颈部脓毒外泄的窗口。

阑尾穴是阑尾炎的脓毒外泄窗口。急慢性咽炎、扁桃体炎的脓毒外泄窗口是天突穴。易水学派张洁古根据《黄帝内经》理论总结了"引经论"，为中医引经理论的现代应用提供了理论依据，这一引经论与中医脓毒搬家疗法的移毒法治疗机理吻合。引经论有引药上行、引药下行、引药直入病所、引火归原、引气归原、引气上升、引血下行、引邪外达、引邪下行之别，这说明脓毒搬家疗法是利用了经络穴位和药物的特定作用，引毒归经，引邪外达的。在这里邪即为毒，毒邪外达就是毒邪外泄，就是引脓毒外泄的意思。

中医脓毒搬家疗法治疗以人体经络的信息窗口和特定穴为排毒通道，以药物为引毒归经的诱饵，共奏脓毒搬家疗法之效。脓毒搬家疗法治疗内科常见疑难病，是以中医针灸学为基础的，因此熟练掌握针灸学经络走行和特定腧穴知识至关重要。

第一节　经络系统组成

经络是人体内运行气血的通道，包括经脉和络脉。

经脉是经络系统的主体部分，为直行的主干；络脉系经络的细小部分，为侧行的分支。

经络系统由经脉系统和络脉系统组成，其中经脉系统包括十二经脉、奇经八脉及附属于十二经脉的十二经别、十二经筋、十二皮部；络脉包括十五络脉、浮络及孙络等（图3-1）。

十四经中具有特殊治疗作用，并按特定名称归类的腧穴，称为特定穴，包括五输穴、原穴、络穴、郄穴、八脉交会穴、下合穴、背俞穴、募穴、八会穴。

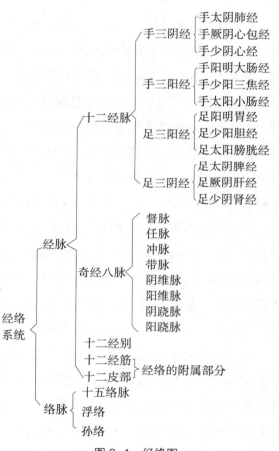

图3-1　经络图

第二节 特定穴的分类、概念、内容和临床应用

特定穴的分类、概念、内容和临床应用见表3-1。

表3-1 特定穴分类、概念、内容和临床应用

分类	概念	首见	内容		临床应用
五输穴	十二经脉分布在肘膝关节以下的5个特定穴位，分别称为井、荥、输、经、合的5个腧穴，合称"五输穴"	《灵枢·九针十二原》	阴经（井-荥-输-经-合；木-火-土-金-水）		①按五输穴主病特点选用：《难经·六十八难》载"井主心下满，荥主身热，输主体重节痛，经主喘咳寒热，合主逆气而泄" ②按五行生克关系选用：据《难经·六十九难》"虚者补其母，实者泻其子"的原则，虚证用母穴，实证用子穴。这一取穴法亦称为"子母补泻取穴法"，分为本经子母补泻法和他经子母补泻法（详见表3-2子母补泻取穴表） ③按时选用：春刺井、夏刺荥、季夏刺输、秋刺经、冬刺合（《难经·七十四难》） 子午流注针法是根据一日之中十二经脉气血盛衰开阖的时间，而选用不同的五输穴
			肺经	少商-鱼际-太渊-经渠-尺泽	
			心包经	中冲-劳宫-大陵-间使-曲泽	
			心经	少冲-少府-神门-灵道-少海	
			脾经	隐白-大都-太白-商丘-阴陵泉	
			肾经	涌泉-然谷-太溪-复溜-阴谷	
			肝经	大敦-行间-太冲-中封-曲泉	
			阳经（井-荥-输-经-合；木-火-土-金-水）		
			大肠经	商阳-二间-三间-阳溪-曲池	
			三焦经	关冲-液门-中渚-支沟-天井	
			小肠经	少泽-前谷-后溪-阳谷-小海	

分类	概念	首见	内容		临床应用
五输穴	十二经脉分布在肘膝关节以下的5个特定穴位，分别称为井、荥、输、经、合的5个腧穴，合称"五输穴"	《灵枢·九针十二原》	胃经	厉兑-内庭-陷谷-解溪-足三里	
			胆经	足窍阴-侠溪-足临泣-阳辅-阳陵泉	
			膀胱经	至阴-足通谷-束骨-昆仑-委中	
原穴	脏腑原气输注、经过和留止于十二经脉四肢部的腧穴，称为"原穴"，又称"十二原"	《灵枢·九针十二原》	手太阴肺经——太渊 手阳明大肠经——合谷 手厥阴心包经——大陵 手少阳三焦经——阳池 手少阴经心经——神门 手太阳小肠经——腕骨 足太阴脾经——太白 足阳明胃经——冲阳 足厥阴肝经——太冲 足少阳胆经——丘墟 足少阴肾经——太溪 足太阳膀胱经—京骨		①治疗相关脏腑的疾病，也可协助诊断 ②原络配穴：先取所病脏腑的本经原穴与其相表里经的络穴配合，根据脏腑经络表里关系，先病者为主取其原穴，后病者为客取其络穴
络穴	十五络脉从经脉分出处各有一个腧穴，称为络穴，又称为"十五络穴"	《灵枢·经脉》	手太阴肺经——列缺 手阳明大肠经——偏历 手厥阴心包经——内关 手少阳三焦经——外关 手少阴心经——通里 手太阳小肠经——支正 足太阴脾经——公孙 足阳明胃经——丰隆 足厥阴肝经——蠡沟 足少阳胆经——光明 足少阴肾经——大钟 足太阳膀胱经——飞扬 任脉——鸠尾 督脉——长强 足太阴脾经—大包		①治疗表里两经的病症 ②扩大了经脉的主治范围 ③原络配穴：详见原穴

分类	概念	首见	内容	临床应用
背俞穴	脏腑之气输注于背腰部的腧穴，称为"背俞穴"	《灵枢·背腧》	肺——肺俞 大肠——大肠俞 心包——厥阴俞 三焦——三焦俞 心——心俞 小肠——小肠俞 脾——脾俞 胃——胃俞 肝——肝俞 胆——胆俞 肾——肾俞 膀胱——膀胱俞	①治疗本脏腑及其组织器官的病症 ②协助诊断：脏腑病变可在相关背俞穴出现压痛或敏感现象 ③俞募配穴：选取所病脏腑的背俞穴和募穴配合运用，以发挥其协同作用，就是俞募配穴法，是前后配穴法的典型实例
募穴	脏腑之气汇聚于胸腹部的腧穴，称为"募穴"，又称"腹募穴"	《素问·奇病论》	肺——中府 大肠——天枢 心包——膻中 三焦——石门 心——巨阙 小肠——关元 脾——章门 胃——中脘 肝——期门 胆——日月 肾——京门 膀胱——中极	①治疗本脏腑病症 ②协助诊断：脏腑病变可在相关募穴出现压痛或敏感现象 ③俞募配穴：详见背俞穴
八会穴	指脏、腑、气、血、筋、脉、骨、髓等精气所会聚的8个腧穴	《难经·四十五难》	脏会章门，腑会中脘 气会膻中，血会膈俞 筋会阳陵泉，脉会太渊 骨会大杼，髓会绝骨	分别治脏、腑、气、血、筋、脉、骨、髓的功能失常表现的病变

分类	概念	首见	内容	临床应用
郄穴	十二经脉和奇经八脉中的阴跷、阳跷、阴维、阳维脉之经气深聚的部位，称为"郄穴"	《针灸甲乙经》	手太阴肺经——孔最 手阳明大肠经——温溜 手厥阴心包经——郄门 手少阳三焦经——会宗 手少阴心经——阴郄 手太阳小肠经——养老 足太阴脾经——地机 足阳明胃经——梁丘 足厥阴肝经——中都 足少阳胆经——外丘 足少阴肾经——水泉 足太阳膀胱经——金门 阴维脉——筑宾 阳维脉—阳交 阴跷脉——交信 阳跷脉——跗阳	①病症反应点：协助诊断 ②治疗急性病症：阴经郄穴善治血证；阳经郄穴善治痛证
下合穴	六腑之气下合于下肢足三阳经的腧穴，称为"下合穴"	《灵枢·邪气脏腑病形》	胃——足三里 大肠——上巨虚 小肠——下巨虚 胆——阳陵泉 膀胱——委中 三焦——委阳	治疗六腑病症："合治内腑"
八脉交会穴	十二正经与奇经八脉相通的8个腧穴，称为"八脉交会穴"，也称"交经八穴"	《针经指南》	公孙通于冲脉；内关通于阴维脉；后溪通于督脉；申脉通于阳跷脉；足临泣通于带脉；外关通于阳维脉；列缺通于任脉；照海通于阴跷脉	①治疗各自相通奇经病症 ②相互配合治疗相通部位的病症，如公孙配合内关治疗心、胸、胃疾病；后溪配合申脉治疗目内眦、颈项、耳肩部疾病；足临泣配合外关治疗目锐眦、耳后、颊、颈、肩部疾病；列缺配合照海治疗肺系、咽喉、胸膈疾病

子母补泻取穴见表3-2。

表 3-2　子母补泻取穴表

		脏						腑				
		金	水	木	火	相火	土	金	水	木	火	相火	土
本经子母穴	经脉	肺经	肾经	肝经	心经	心包经	脾经	大肠经	膀胱经	胆经	小肠经	三焦经	胃经
	母穴	太渊	复溜	曲泉	少冲	中冲	大都	曲池	至阴	侠溪	后溪	中渚	解溪
	子穴	尺泽	涌泉	行间	神门	大陵	商丘	二间	束骨	阳辅	小海	天井	厉兑
他经子母穴	母经	脾经	肺经	肾经	肝经	肝经	心经	胃经	大肠经	膀胱经	胆经	胆经	小肠经
	母穴	太白	经渠	阴谷	大敦	大敦	少府	足三里	商阳	足通谷	足临泣	足临泣	阳谷
	子经	肾经	肝经	心经	脾经	脾经	肺经	膀胱经	胆经	小肠经	胃经	胃经	大肠经
	子穴	阴谷	大敦	少府	太白	太白	经渠	足通谷	足临泣	阳谷	足三里	足三里	商阳

第三节　特定穴歌诀

一、五输穴

少商鱼际与太渊，经渠尺泽肺相连。商阳二三间合谷，阳溪曲池大肠牵。隐白大都太白脾，商丘阴陵泉要知。厉兑内庭陷谷胃，冲阳解溪三里随。少冲少府属于心，神门灵道少海寻。少泽前谷后溪腕，阳谷小海小肠经。涌泉然谷与太溪，复溜阴谷肾所宜。至阴通谷束京骨，昆仑委中膀胱知。中冲劳宫心包络，大陵间使传曲泽。关冲液门中渚焦，阳池支沟天井索。大敦行间太冲看，中封曲泉属于肝。窍阴侠溪临泣胆，丘墟阳辅阳陵泉。

二、原穴

胆出丘墟肝太冲，小肠腕骨是原中，心出神门原内过，戌胃冲阳气可通，脾出太白肠合谷，肺原本出太渊同，膀胱京骨阳池焦，肾出太溪大陵包。

三、络穴

肺经列缺胃丰隆，通里心经肾大钟，支正小肠大偏历，内关包肝蠡沟逢，飞扬膀胱三焦外，胆是光明别络祟，督脉长强任鸠尾，公孙脾络大包同。

四、背俞穴

三椎肺俞厥阴四，心五肝九十胆俞，十一脾俞十二胃，十三三焦椎旁居，肾俞却与命门平，十四椎外穴是真，大肠十六小十八，膀胱俞与十九平。

五、募穴

天枢大肠肺中府，关元小肠巨阙心，中极膀胱京门肾，胆日月肝期门寻，脾募章门胃中脘，气化三焦石门针，心包募穴何处取？胸前膻中觅浅深。

六、八会穴

腑会中脘脏章门，髓会绝骨筋阳陵，血会膈俞骨大杼，脉太渊气膻中。

七、郄穴

郄犹空隙意，本属气血聚，病症反应点，临床常救急。
肺向孔最取，大肠温溜郄，胃经是梁丘，脾主地机宜。
心经取阴郄，小肠养老名，膀胱金门求，肾向水泉觅。
心包郄门寻，三焦会宗居，胆经是外丘，肝取中都应。
阳维取阳交，阴维筑宾取，阳跷系跗阳，阴跷交信毕。

八、下合穴

胃经下合三里乡，上下巨虚大小肠，膀胱当合委中穴，三焦下合属委阳，胆经之合阳陵泉，腑病用之效必彰。

九、八脉交会穴

公孙冲脉胃心胸，内关阴维下总同，临泣胆经连带脉，阳维目锐外关逢，

后溪督脉内眦颈，申脉阳跷络亦通，列缺任脉行肺系，阴跷照海膈喉咙。

第四节　中医脓毒搬家疗法部分疾病特定穴应用

特定穴应用简表见表3-3。

表3-3　特定穴应用简表

病种	中医脓毒搬家疗法在特定穴的应用		治疗面积 /cm²	备注
疔肿毒疮初期，红、肿、高、大	头面部	手三里、大椎	1.5～2	
	后头颈部对口疮	大椎、环跳	1.5～2	
颈椎病	大椎、肩井		1.5	可配1～2个阿是穴
肩关节周围炎	阳陵泉、肩髃		2	可配阿是穴1个
脊柱炎	大椎、命门		1.5	阿是穴可分次分批治疗每次2～3个点
腰椎间盘突出症	大肠俞、脊中		1.5	可配阿是穴1～2个
无菌性股骨头坏死	环跳		2	阿是穴1～2个
老年性膝关节病	鹤顶、内膝眼、外膝眼		1.5	如阿是穴反应明显，可直接用阿是穴
风湿寒性关节痛（寒痹）	鹤顶、内膝眼、外膝眼		1.5	只适用于膝关节
风湿性关节炎	病患关节局部定穴		1.5	阿是穴
类风湿关节炎	病患关节局部定穴		2	
肱骨外上髁炎	曲池、手三里		2	
第三腰椎横突综合征	肾俞		2	

病种	中医脓毒搬家疗法在特定穴的应用	治疗面积/cm²	备注
棘上棘间韧带损伤	局部定穴	2	可配阿是穴
臀上皮神经痛		2	可配阿是穴
腰臀部筋结		2	局部取阿是穴
腰椎退行变	肾俞、委中	2	
急性鼻炎	大椎、曲池、合谷	1.5	
慢性鼻炎	大椎、印堂	1.5	
过敏性鼻炎	大椎	2	
慢性咽炎	天突	2	
急慢性扁桃体炎	天突、合谷	1.5～2	
慢性喉炎	天突、大椎	2	
鼻后滴流综合征	大椎、天突	2	
慢性气管炎	肺俞、天突	2	
支气管哮喘	定喘、天突、肺俞	1.5	
慢性阻塞性肺疾病	膻中、肺俞	1.5	
急慢性前列腺炎	曲骨	1.5	备选穴：中极、三阴交
尿潴留	中极、膀胱俞、阴陵泉	1.5	
遗尿	关元、三阴交、膀胱俞	1.5	
阳痿/早泄	三阴交、关元、肾俞	1.5	
急性乳腺炎	背部乳房对应敏感点	1.5	备选穴：膻中
食管炎	天突、膻中、大椎	2	
胃食管反流病	上脘、足三里	2	
胃下垂	胃俞、中脘	1.5	
慢性胃炎	中脘、胃俞、足三里	1.5	
消化性溃疡	中脘、胃俞、足三里	1.5	
溃疡性结肠炎	上巨虚、胃俞、足三里	1.5	

病种	中医脓毒搬家疗法在特定穴的应用	治疗面积/cm²	备注
阑尾炎	阑尾穴、麦氏点	2	
痔疮	承山、腰俞	1 ~ 1.5	
肝硬化	臂臑、肝俞、阿是穴	1.5	
病毒性肝炎	臂臑、肝俞	1.5	
脑瘤	大椎、腰俞	1.5	
食管癌	足三里、食管下俞穴	2	备选穴：膻中
胃癌	中脘、足三里、胃俞	2	
肝癌	肝俞、胆俞、阳陵泉	1.5	
肺癌	肺俞、大肠俞	1.5	
肾癌	肾俞、命门	2	
膀胱癌	委中、中极	1.5	
乳腺癌	膻中、天宗	2	
皮肤癌		≤ 20	局部治疗
肠癌	上巨虚、小肠俞	2	
子宫癌	膀胱俞、委中	1.5	
带状疱疹		—	局部取穴
甲癣		—	局部治疗
白癜风		—	局部取穴
神经性皮炎		—	局部治疗
高血压	曲池、内关	1.5	
肾炎	肾俞、三阴交、膀胱俞	1.5	

第三章　中医脓毒搬家疗法腧穴选择与应用

第五节　对阿是穴的再认识

脓毒搬家疗法治疗风湿骨病和多种原因引起的颈、肩、腰、腿痛，主要的实施部位就是病灶点加阿是穴，所以加强对阿是穴的再认识很有必要。

阿是穴又名不定穴、天应穴、压痛点，一般随病而定，它是以病痛局部或病痛的反应点（有酸、麻、胀、痛、重，或斑点、变硬、肿胀等反应）作为穴位的一类腧穴。阿是穴的含义是由《黄帝内经》发展而来，但"阿是"这一名称首见于《备急千金要方》。它们既无具体名称（所有的穴点都称阿是穴），又无固定位置（无论何处的穴点均称阿是穴），主治功用也不明确（以病情论阿是，不是以阿是论病情），但对病症治疗有效（往往还有奇效）。临床上医生根据按压时患者局部的酸、麻、胀、痛、重等感觉和皮肤变化等予以临时认定。

阿是穴可以在全身任何地方出现，是一种临时腧穴。发生疾病时，人体的某一部分就会发生相应的气血阻滞，造成气血局部性、临时性的聚集，从而出现阿是穴现象。当这种疾病解除时，气血的临时聚集也随之解除，阿是穴即消失。可见阿是穴不是固定、专一的穴位。阿是穴与"以痛为输"的含义不尽相同。"以痛为输"出于《灵枢·经筋》"以痛为输，燔针劫刺"，主要是针对经筋病的选穴及刺灸方法而言的。即病变部位是经筋，主要临床表现是疼痛。而阿是穴是以"快""痛"等多种综合感觉来确定穴位的。《黄帝内经》中多次提到穴位处的不同感觉，如《灵枢·五邪》说："邪在肺……取之膺中外腧，背三节五脏之旁，以手疾按之，快然，乃刺之。"

《素问·刺腰痛论》说："循之累累然乃刺之。"《素问·骨空论》说："切之坚痛，如筋者灸之。"这些都是阿是穴现象，归属于阿是穴的范围。阿是穴的内涵远比"以痛为输"要丰富，所以不应以"以痛为输"来代替阿是穴。

相传在古时有一中医为患者治病，但一直不得其法。有一次无意中按到患者某处，患者的痛症得到舒缓。医者于是在该处周围摸索，病者突然呼喊："啊……是这里，是这里了。"医者加以针灸，果然使病情转好。于是把这一个特别的穴位命名为"阿是穴"。

孙思邈所著《备急千金要方》提及："有阿是之法，言人有病痛，即令捏其上，若理当其处，不问孔穴，即得便成痛处，即云阿是。灸刺皆验，故云阿是穴也。"也就是说，用针之时未必一定要扎在穴位上。若有效的话，扎在合适的地方就可以。这些特殊的痛点就被称为"阿是穴"。

中医学认为，阿是穴通过经络系统与脏腑相联系，而经络系统在生理上具有沟通上下内外，将气血营养输布至全身的作用；病理上又是将病邪由表入里的传注途径。所以，阿是穴既是治病的最佳刺激点，同时也是疾病反应点，在临床上，被广泛应用于诊断和治疗。

一、基本性能

1. 反映病候　在生病情况下，人的体表出现阿是穴，可反映疾病。肌肉、筋骨、脏腑发生病变，都会在人体相关的部位出现阿是穴。如颈椎病，阿是穴在病变的棘突水平两侧；肩周炎，在肩的周围；腰椎间盘突出症，在突出椎间盘棘突水平两侧；腰椎横突症，在腰椎病变的横突附近；人体某部损伤，在损伤的局部；肝病，在肝区；脾大腹胀，在左肋下；肾病，在背部肾区等部位。这些阿是穴是疾病在体表的反映。

2. 反应物的聚结处　阿是穴不但反映疼痛，而且在疼痛的部位可出现扁平、圆形、椭圆、条索等形状的反应物。如腰椎病，在两髂骨上缘痛点出现圆状、椭圆状反应物；足痛不履地，在足弓内侧痛点出现条状反应物；风湿性关节炎，在膝周围痛点出现条状反应物；胃痛，在腹部痛点皮下出现条状反应物；肠痛，在小腹痛点皮下出现椭圆或条状反应物等。这些反应物随病症的发展而结聚，可反映病症的轻重和病程的长短。一般临床观察，病程越长反应物越大；临时出现的病症只有痛点而无反应物；凡有反应物的部位都存在不同程度的疼痛。

3. 随病消长　在人体任何部位都可出现阿是穴。有的不在经、不在穴，有的在经、在穴。平时人体无病时不存在阿是穴，阿是穴只有在某处发生病变的情况下，才会显示出来，并在体表反映出疼痛及反应物。一旦出现阿是穴，其位置就不会转移。阿是穴随疾病出现而产生、随病情变化而变化。病情轻反应小，病情重反应大，病程长反应重，病程短反应轻。在治疗过程中随着疾病的好转，阿是穴的疼痛会缓解；如疾病未好转，阿是穴的疼痛无改善；疾病治愈后，阿是穴的疼痛随之消失。

4. 主治疾病　阿是穴主治与之相关的疾病。早在《黄帝内经》就指出"以痛为输"，告诫医者疼痛的点就是穴位。它既能反映疾病，也能治疗疾病。《玉龙歌》说："浑身疼痛疾非常，不定穴中细审详，有筋有骨须浅刺，灼艾临时要度量。"

取阿是穴一般以治疗各种局部性痛症为主，还可以治疗躯体病、脏腑病及任何与之相关的病症。只要诊断正确，手法适当，往往收到立竿见影之功效。如颈项痛，阿是穴在左侧胸锁乳突肌，在此处施拨揉手法，当阿是穴痛感缓解后，颈项痛则治愈；岔气呼吸疼痛，阿是穴在胁肋，阿是穴处施用点拨手法，可使疼痛、岔气消失；胃痛，阿是穴在腹部有条状反应物处，按摩此处，反应物软化，胃痛治愈。阿是穴与经穴、经外奇穴不同，是由于疾病的反应产生的，其特点是此为临时穴位，主要是反映疼痛和出现反应物；不是固定不变的，随病痛的消失/存在而消失/存在；可与经穴、经外奇穴重合；是按摩治病的首选穴。阿是穴还是按摩治疗疾病的诊断的依据、施术的重点部位、疗效判定的主要标准之一。按摩阿是穴可以提高疗效，因此按摩治疗疾病离不开阿是穴。

二、取穴方法

1. 循经取穴　医者用拇指或中指指腹，沿经脉逆或顺方向推压、拨揉，根据病变部位与经脉脏腑之间的关系，在相关经脉线上寻找痛点和阳性反应物；沿经筋循行逆或顺方向进行拨揉，根据病变部位与经脉、经筋之间的关系，在相关经筋部位寻找疼痛和痉挛部位；循皮部用掌或鱼际部进行推擦，根据病变部位和皮部的划分与经脉的关系，在相应的皮部寻找痛点和反应物。这些痛点和反应物处就是阿是穴。

2. 反应区内取穴　医者根据患者感觉疼痛范围进行触摸。如头顶部痛、腹部痛、项部痛、腰痛、臀痛、腿痛等身体的局部区域疼痛，是否具备阿是穴，患者不清楚，但给医者一个范围，就可以在患者的反应区域进行触摸寻找阿是穴。

3. 腧穴取穴　根据穴位具有反映病痛功能的特点，用手触压与病相关的穴位取穴。如肾病触压肾俞穴，局部有条状或扁平状物，患者有疼痛感；不思饮食、腹胀、呕逆、胃痛，触压胃俞穴，局部有条索状结节，患者有微痛感。人体皮肉、筋骨病变，均可在相关穴位反映出来，如颈椎病，触压风池、天柱、肩井、百劳等穴，有扁平、圆形、条状等物，患者有疼痛感。另外，跌仆、损伤、岔气等在相应穴位也有反应点。如岔气，触压胁堂穴有条状物，患者有痛感。上述触及的反应点有些在经穴或经外奇穴，与阿是穴重合，这些穴位也应该临时视为阿是穴。因为这些穴位不一定是辨证选穴中所考虑的腧穴，但如果视为阿是穴，就是按摩治疗的重点穴位。

三、临床运用

1. 用于诊断疾病 医者利用阿是穴反映病候的特点，确诊病在脏、在腑、在经、在络，以及病情的轻重。所以按摩与针灸都须循经触诊，寻找疾病反应的阿是穴。根据患者的局部反应和经脉循行，在病变的周围、受累的部位、放散的范围、传导痛与麻的沿线、功能障碍的肢体、病变经脉的远近端、筋短或筋痛等部位施以按、压、拨等手法检查。当患者有疼痛或医者手指感到皮下有结节时，此处即为阿是穴，是疾病在体表的反应点。医者再结合其他诊查，判定疾病。阿是穴在疾病诊断上也有一定参考价值，如在足三里下 1 ~ 2 寸间有明显压痛，结合临床右下腹部疼痛等体征，有助于阑尾炎的诊断。

2. 用于治疗疾病 阿是穴是由于病理反射及病变部位的经脉气血不通才出现的。循经按摩是医者将力作用在体表经络上，通过经络作用达到治疗疾病目的的。阿是穴在经、在穴、在络、在筋、在肉，都会影响经络功能，阻塞经气运行。所以按摩者要想疏通经络，激发气血运行，充分发挥经络作用，首要是按摩阿是穴。如感冒头痛在头和颈项部、背腰痛而不能弯曲在背腰部、下肢痛在下肢部寻找阿是穴。在治疗过程中，阿是穴可作为主治穴，也可以与其他穴相配使用，但按摩者一定要把阿是穴作为治疗疾病的重要穴位。

3. 用于疗效判定 人体只有在生病的状态才会出现阿是穴，它的出现反映人体某部位有病，它的消失说明病情缓解。因此阿是穴的存在与消失，可以说明疾病的存在与消失，尤其在按摩治疗外科病症时尤为明显。如踝关节软组织扭伤出现阿是穴，按摩时可观察到当阿是穴疼痛减轻时，软组织扭伤缓解；腰椎关节病，在腰部和下肢部出现阿是穴，经过按摩阿是穴疼痛消失，腰腿部疾病随之治愈。所以我们在按摩治疗疾病过程中，也把阿是穴的存在与消失作为疗效判定的标准之一，并根据消失程度评定疗效优劣。但疖疗化脓、有血瘤的患者除外，千万不要按压，这里所说的按压多是针对神经性疼痛患者。所以，患者最好能在医生的帮助下，确认一下自己的疼痛性质，然后再进行治疗。

下篇　各论

第四章 中医脓毒搬家疗法临床应用

中医脓毒搬家疗法在治疗方法上，实施程序如同"种牛痘"那样。牛痘的种植是通过在种植部人为制造一些新鲜伤口，调动体内的免疫功能，再通过天花浆液诱导机体产生对抗天花病毒的特异性抗体，从而达到终身免疫的效果。脓毒搬家疗法在涂抹脓毒搬家膏前，也必须在治疗的部位人为制造一个新鲜创孔，从而为诱发机体的免疫细胞、激活体内的免疫系统创造条件。中医脓毒搬家疗法虽然操作流程类似于种植牛痘那样，但两者在原则上有区别，后者是激活体内免疫功能以提高机体对疾病的抵抗力而非产生特异性抗体。脓毒搬家疗法搬出的脓汁，通过细菌培养，未发现病原微生物和细菌生长，这说明本疗法的治疗部位是无菌性化脓灶，这种化脓灶很难再次遭受微生物的感染。

长期临床证实，脓毒搬家疗法搬出的脓汁多少与临床治疗效果成正比。搬出的脓汁多少、化脓灶大小和化脓灶的恢复时间与患者自身的免疫力和病情的轻重有一定的关系。如发病时间长，病情重或患者免疫力低、抵抗力差，化脓灶的白细胞活跃（为加强自身的免疫防御功能，无菌灶处会聚集大量的白细胞），进而形成脓细胞，持续 15 ～ 20 天化脓灶自愈。经临床上大量患者验证，这种情况能收到更佳的治疗效果，这是"正气存内，邪不可干，邪气所凑，正气必虚"的原理。

第一节　疖

一、概述

疖是致病菌侵入毛囊及周围组织引起的急性化脓性炎症，临床以肌肤浅表部位出现红、肿、热、痛为主要表现。单个损害称为疖，表现为疼痛的半球形红色结节，随后中央化脓、坏死，最终溃破或吸收；多发或反复发作者称疖病。本病好发于头、面、颈、臀等部位，夏秋季多见。

二、病因病理

本病为内郁湿火，外感风邪，两邪搏结，蕴阻肌肤而成；或由于夏秋季节感受暑湿热毒之邪而生；或因天气闷热，汗出不畅，暑湿热毒蕴蒸肌肤，起痱搔抓，破伤染毒而发。

患者长疖后，由于疮口过小，脓液引流不畅，若处理不当，会致使脓液潴留；或由于搔抓碰伤，以而致脓毒旁窜，在头皮肤较薄之处发生蔓延、窜空而成蝼蛄疖。

阴虚内热之消渴病患者或脾虚便溏患者，病久气阴双亏，容易感染邪毒，反复发作，迁延不愈，而致多发性疖病。

三、临床表现

初发局部出现红、肿、痛的小结节，以后逐渐肿大，呈锥形隆起。数日后结节中央因组织坏死而变软，出现黄白色小脓栓，红、肿、痛范围扩大。再数日后，脓栓脱落，排出脓液，炎症便逐渐消失而愈。有的疖无脓栓，自溃稍迟，应设法促使脓液排出。疖一般无明显的全身症状，但若发生在血液丰富的部位，全身抵抗力下降时，可引起畏寒、发热、头痛和厌食等脓毒血症症状。面部，特别是所谓"危险三角区"的上唇周围和鼻部的疖，若被挤压或挑刺，感染容易沿内眦静脉和眼静脉进入颅内的海绵状静脉窦，引起化脓性海绵状静脉窦炎，出现延及眼部及其周围组织的进行性红肿和硬结，并伴疼痛和压痛，还可出现头痛、寒战、高热甚至昏迷等，病情十分严重，死亡率很高，应予以注意。

四、诊断要点

1. 局部皮肤红肿、疼痛，伴恶寒、口干、便秘、小便黄等症状。

2. 有头疖：患处有一色红灼热之肿块，约 3cm^2 大小，疼痛。本病突起根浅，中央有一小脓头，脓出便愈。

3. 无头疖：患处有一红色肿块，范围约 3cm^2，无脓头，表面灼热，压之疼痛，2~3 天化脓后为一软脓肿，溃后多迅速愈合。

4.蝼蛄疖：好发于儿童头部。临床上可见两种类型：一种疮形肿势小，但根脚坚硬，溃脓后脓出而坚硬不退，疮口愈合后还会复发，常一处未愈，他处又生。另一种疖大如梅李，相连三五枚，溃后脓出而疮口不敛，日久头皮窜空，如蝼蛄穴状。

5.疖病好发于颈后、背部、臀部等处，几个到数十个，常反复发作，缠绵数年不愈。本病也可在身体各处散发，此处将愈，他处又起，尤好发于皮脂腺分泌旺盛、患消渴病及体质虚弱之人。

五、治疗

★脓毒搬家疗法

脓毒搬家疗法治疗疔疖毒疮时也叫"给疮搬家法"，临床分两种情况：一是疖肿初期未化脓之前，也就是疖肿早期，此时皮肤局部呈现红、肿、热、痛，疖根部浅，触之为一硬结。二是脓成已溃期，疖肿脓疮溃破，病变皮肤发紫或疖肿触之有波动感。疖肿初期是脓毒搬家疗法的适应证，脓成已溃或破久不愈则以局部治疗为佳。

1.疖肿初期治疗

（1）头面部疖：

定点取穴：手三里（图4-1）、环跳（图4-2）。手三里属手阳明大肠经，在前臂背面桡侧，当阳溪与曲池连线上，肘横纹下2寸、是头面部脓毒外泄的窗口。

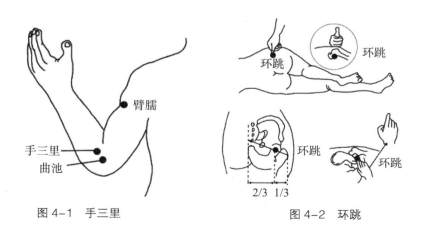

图4-1　手三里　　　　　　　　图4-2　环跳

主治：齿痛颊肿、高血压、中风后遗症、感冒、面神经炎、乳腺炎、肘关节炎及劳损、肠炎等。

（2）颈后部疖疮（对口疮）：

取穴：环跳。环跳穴属足少阳胆经，上循头面前额，后经颈部通达环跳，下行阳陵泉、足窍阴。环跳是穴中之穴，可调和上下之经脉，引颈部疖肿毒疮之脓毒下行外泄，是颈部脓毒外泄的窗口。侧卧屈股，环跳在股骨大转子最凸点与骶管裂孔连线的外 1/3 与中 1/3 交点处。

主治：腰胯疼痛、下肢痿痹等腰腿病症。

（3）躯干、四肢部疖疮：除循经取穴外，也可由内向外、由上向下确定治疗点（1.5cm² 左右），通过治疗将疖疮肿毒引向肌肉肥厚安全之处，使脓毒外泄，疖疮肿毒便可消失而愈。

（4）治疗方法：参见第二章第二节"操作方法"。照此法操作 2 ~ 3 次，原部位的疖疮可愈。

2. 脓成已溃，久治不愈　九一丹油膏（石膏粉 9 份 + 白降丹 1 份 + 芝麻油适量，调成稀糊状备用）外用。治疗部位常规清创消毒，先涂抹九一丹油膏，再外盖清热利湿消肿膏（见第二章），纱布包扎。2 天换药 1 次，10 天左右治疗部位腐肉尽净，疮毒脓汁流尽，至肿消新鲜肉芽长出而愈。

六、预防

注意皮肤清洁，特别是在盛夏，要勤洗澡、洗头、理发、换衣服、剪指甲，幼儿应注意用金银花、野菊花煎汤代茶喝，疖周围皮肤要保持清洁，并用 70% 酒精涂搽，以防止感染扩散到附近的毛囊。

七、注意事项

1. 少食辛辣油炸及甜腻食物。

2. 注意个人卫生，勤洗澡、理发、换衣服，保持局部皮肤清洁。

第二节　带状疱疹

一、概述

带状疱疹（热疮）俗称"蛇丹""缠腰龙""蜘蛛疮"，由一种叫水痘 —

带状疱疹的病毒感染引起，是累及神经和皮肤的常见疱疹性皮肤病。当儿童初次感染这种病毒时，可发生水痘，或者不发病而造成隐性感染，此时病毒潜伏在脑或脊神经节内。当发生感冒、恶性肿瘤、免疫性疾病，或接受放射或化学药物治疗导致人体抵抗力降低时，就会诱发带状疱疹而发病。

带状疱疹有两个临床特征：一是神经痛，二是一侧神经分布、呈带状的多片红斑成簇的疱疹，并常伴有发热及局部淋巴结肿大。

二、病因病理

水痘-带状疱疹病毒从皮肤黏膜进入神经纤维，侵入敏感的神经节，形成潜伏感染。许多因素与带状疱疹的发生有关，如过度疲劳、精神创伤、霍奇金病及其他恶性肿瘤，或长期应用免疫抑制剂和皮质类固醇激素、放疗、大手术、重金属中毒等诱因的刺激，可使机体抵抗力下降到最低水平，病毒不能被控制，即在神经节内增殖扩散，导致神经坏死和炎症加重，临床上出现严重的神经痛。

随着年龄的增长，细胞免疫对水痘-带状疱疹病毒的应答反应也随之减弱，老年人对水痘-带状疱疹病毒的细胞介导免疫反应表现为选择性并逐渐降低，因此老年人带状疱疹的发病率、严重程度及并发症都较高。本病愈后可以获得终身免疫，罕见复发。

三、临床表现

发病前患者可先出现患部感觉过敏或神经痛、乏力、食欲不振等症状，也可无任何不适，突然发病。

1.起初皮肤发红，随之出现簇集成群、粟粒状、绿豆大小的红色丘疹，1～2天内变成水疱，疱液清，周围发红。

2.本病好发于肋间神经和三叉神经分布区及颈、腰、四肢部。

3.患部神经痛。

四、诊断要点

根据有特征的单侧性皮肤-黏膜疱疹，沿神经支分布及剧烈的疼痛，一般易于诊断。

五、治疗

1. 治疗原则

（1）常规治疗：抗病毒、止痛、消炎，防止感染。

（2）减轻疼痛：口服阿司匹林、吲哚美辛、卡马西平等。

（3）抗病毒药物：阿昔洛韦、吗啉胍、聚肌胞等。

（4）糖皮质激素：小剂量糖皮质激素、泼尼松片等。

（5）中医疗法：常以泻肝火、利湿热为主，如龙胆泻肝汤等。

（6）局部疗法：外用炉甘石洗剂等。

2. 特效治疗

（1）皮疹期：2%PP 粉液反复多次搽洗皮损部，每天 3 次，连用 3 天。

（2）初期和疱疹期：疼痛重者可口服赛庚啶 2 片、泼尼松 10mg、吗啉胍 0.3g，每日 2 次。

（3）龙眼穴放血：在患侧龙眼穴（手小指尺侧第 2、3 骨节之间，握拳于横纹尽处取穴）用三棱针点刺数下，挤出鲜血即可。

（4）其他：聚肌胞注射液每支 2mL，10 支 / 盒，按说明书使用。

★脓毒搬家疗法

带状疱疹区，直接将大疱刺破，再用负压拔罐，轻轻拔吸 1～2 分钟，拔出脓毒血水数毫升，起罐后将治疗部位清理干净，取 3 支聚肌胞针剂稀释脓毒搬家膏适量薄薄涂抹一层。一般一次即愈，常规包扎 2 天后揭掉。一次未愈 5 天后再做一次，方法同上。

第三节　甲癣

一、概述

甲癣俗称甲真菌病或灰指甲，以前将皮肤癣菌所致的甲感染称为甲癣，而皮肤癣菌以外的酵母菌和霉菌所致的甲感染称为甲真菌病，现两病统称甲真菌病。

二、病因

1. 皮肤癣菌、酵母菌、霉菌感染所致，常继发于手足癣。

2. 根据真菌侵犯部位不同，分为甲下型、浅表型等。

三、临床表现

患病甲板失去光泽，呈灰白、污黄色，增厚、变形、变脆，有时甲板与甲床分离，一般 1～2 个指（趾）甲发病，重者全部发病，病程慢，多年不愈。

四、诊断要点

根据症状、甲的改变及实验室检查一般可以确诊。取甲表面、甲下碎屑、甲组织进行真菌镜检常可发现真菌菌丝和孢子，可以辅助诊断，但不能确定致病菌种；将上述组织置于培养基进行培养，经过 2～4 周，可分离出致病真菌，这样有利于制订治疗方案。病理检查发现菌丝和孢子时可确诊。

五、治疗

常规治疗：伊曲康唑间歇冲击疗法，即每个疗程，每日 400mg，午餐及晚餐后，各口服 200mg，连用 7 天，一般用 2～3 个疗程。疗程结束后每周服药 1 次，每次 200mg，共 3 个月左右，或外用 40% 尿素糊剂。

> **★脓毒搬家疗法**
>
> 一般常规治疗，疗程长，见效慢，口服药物不良反应大，而脓毒搬家疗法是治疗本病的特效方法。
>
> （1）用剪刀将患者的病甲修剪好，使药膏易于浸入。
>
> （2）常规碘酊消毒，直接把脓毒搬家膏涂于病甲（不要太厚），用创可贴或伤湿膏包扎封严，2 天后揭掉。7 天后再用上法治疗 1 次，一般 1～3 次即愈。

第四节　白癜风

一、概述

白癜风是一种获得性皮肤色素脱失性疾病，表现为局部或泛发性色素脱失，发病率为 0.5% ～ 20%，世界各地均有发病。本病可累及所有种族，一般肤色浅的人发病率较低，肤色较深的人发病率较高。主要临床表现为皮肤色素脱失并产生白斑，然后逐渐蔓延。虽然白癜风不痛不痒，但它会影响患者的心理，进而影响正常的生活和社会交往。

二、病因病理

白癜风是一种由黑色素细胞明显减少或缺失而引发的皮肤、黏膜和毛发色素脱失性疾病。其发病原因比较复杂，包括自身免疫学说、黑色素细胞自身摧毁说等。长期精神紧张、忧虑、过度惊恐，或人体各脏腑免疫功能低下或人体皮肤免疫力低下时，均可导致白癜风。

三、临床表现

本病可发于身体任何部位，以面、颈部多见，可致皮肤、毛发变化发白，一般不痛不痒，形状呈地图样不等，极少有癌变的倾向，进食刺激性食物后可加重。

四、诊断要点

本病主要以临床症状进行诊断，实验室检查可表现为单胺氧化酶异常、黑色素异常。

五、治疗

白癜风因其病因尚不清楚，治愈率不足万分之一，在社交、婚姻、工作等方面都会给患者带来影响。脓毒搬家疗法治疗白癜风的主要适应证是局限性白癜风或稳定期白癜风，面积越小效果越好。脓毒搬家疗法不适用于全身或局部大面积治疗。

★脓毒搬家疗法

（1）治疗面积：每点面积不超过 3cm^2，一次治疗不超过 3 个点，3 个点不能在同一区域使用。

（2）治疗方法：参见第二章第二节"操作方法"。照此法反复使用 2 ～ 3 次，效果更好。

注：久治不愈的白癜风可用盖百霖肤色遮盖液，效果迅速，涂抹一层即生成正常肤色，不怕水洗、流汗，手擦不掉，牢固保留，长效安全，

涂抹1次可保留7天以上，不刺激皮肤，不良反应较少。

第五节 神经性皮炎

一、概述

神经性皮炎是一种皮肤功能障碍性疾病，具有明显的皮肤损害，多发生在颈后部或颈两侧、肘窝、前臂、大腿、小腿及腰骶部等。皮损常成片出现，呈三角形或多角形的平顶丘疹，皮肤增厚，皮嵴突起，皮沟加深，形似苔藓，常呈淡红或淡褐色。剧烈瘙痒是本病的主要症状。

二、病因病理

神经性皮炎的西医学病因尚不明确，可能与自主神经功能紊乱有关。过度紧张、兴奋、忧郁、疲劳、焦虑、急躁及生活环境的改变、局部刺激、搔抓、衣领的摩擦、过敏体质、吃刺激性食物等，皆可能是神经性皮炎的诱因。

中医学认为本病多因七情所伤，心火内生，脾经湿热，肺经风毒客于肌肤腠理之间，或外感风湿热邪，阻滞肌肤，血虚生燥，肌肤失荣所致。

1. 神经精神因素 因情绪波动，精神过度兴奋、忧郁、紧张、焦虑、恐怖或神经衰弱，造成大脑皮层的调节功能紊乱，引起周围神经功能障碍，当受到刺激时，皮肤易出现反应，呈苔藓样变化。

2. 刺激因素 如过度饮酒、咖啡等辛热之品，或服用某些用于神经系统的药物，或内衣摩擦，或搔抓等刺激诱发。

3. 疾病因素 消化系统疾病、内分泌障碍等，亦为重要诱因。

三、临床表现

1. 皮疹多对称，常发生于成年人的颈两侧及颈后部、四肢伸侧、骶尾部等处，但不局限于此，其他任何部位皆可发生。皮损可发生于多处，也可仅限于一处。患处奇痒，夜间尤重，常致患者失眠或在睡梦中猛烈搔抓而继发感染。

2. 本病初起表现为成片的丘疹，与皮色同。长期搔抓后丘疹融合成片，皮肤增厚，呈灰褐色；皮损大小形状不一，表面干燥、粗硬，常有抓痕及血痂，皮沟加深，呈苔藓样变。

四、诊断要点

1. 本病以青年多见，先有剧烈瘙痒，后出现皮损。

2. 皮疹为扁平丘疹，有苔藓样变，无渗出。

3. 皮疹好发于颈部、四肢伸侧、腰骶部、腘窝、外阴等处。

4. 慢性病程，常反复发作。

五、治疗

★脓毒搬家疗法

（1）定点取穴：病损部位（为局限性的）。

（2）治疗面积：分期分批治疗，每次治疗一处，每次治疗点的面积最好控制在 $4 \sim 5cm^2$。

（3）治疗方法：参见第二章第二节"操作方法"。此法反复操作 $2 \sim 3$ 个疗程即愈。

第六节　系统性红斑狼疮（皮肤型）

一、概述

系统性红斑狼疮（SLE）是一种累及多系统、多器官的自身免疫性疾病，本病以青年女性多见，发病年龄以 $20 \sim 40$ 岁最多，男女比为 $1 :$（ $7 \sim 10$ ）。

二、病因病理

本病病因尚不完全清楚，近代免疫学研究证实，本病系自身免疫性疾病，并认为与以下因素有关。

1. 遗传　部分 SLE 患者有家族史。

2. 感染　SLE 可能与 C 型病毒感染有关。

3. 环境　约 1/3 患者对日光过敏，其他环境因素还包括寒冷、电光照射、X 线照射等。

4. 药物　一些药物可诱发 SLE 发病或加重病情，如异烟肼、苯妥英钠。

5. 内分泌因素　部分患者为育龄女性，雌激素水平较高。

6. 其他 外科手术、精神创伤、预防接种等可能与 SLE 有关。

三、临床表现

1. 发热 急性期体温可达 39～40℃。

2. 皮肤黏膜损害 80% 患者有皮肤损害，典型皮损为鼻梁及两颊部呈蝴蝶状且稍带水肿的红斑，略有毛细血管扩张及鳞片状脱屑；其他皮肤损害多呈对称性，可表现为多形性红斑、斑丘疹、结节、紫癜等。多发生于颈部、前胸、四肢等部位。

3. 关节病变 90% 以上的患者有不同程度的关节疼痛，各大小关节均可受累，常见于对称性近端指关节及足、膝、腕和踝关节。

4. 肾脏病变 几乎所有患者都存在肾脏病理改变，出现蛋白尿、血尿、管型尿、肾性高血压等。

5. 心血管病变 约 30%SLE 患者有心血管疾病表现，常出现心包炎、心肌炎。

6. 呼吸系统病变 SLE 患者可发生狼疮性肺炎。

7. 消化系统病变 SLE 患者可出现食欲不振、腹痛、腹泻、腹水等。

8. 神经系统病变 SLE 患者可并发脑炎、脑膜炎、脑出血、脊髓炎。

9. 其他 SLE 患者可出现贫血、眼底病变、淋巴结肿大。

四、诊断要点

美国 1982 年的 SLE 分类标准对诊断 SLE 很有价值，具体如下：①颊部红斑；②盘状红斑；③光过敏；④口腔溃疡；⑤关节炎；⑥浆膜炎；⑦肾病变；⑧神经系统病变；⑨血液系统异常；⑩免疫学异常；⑪ 抗核抗体阳性。在上述 11 项中，如果有 4 项阳性则可诊断为 SLE。

五、治疗

1. 一般治疗 注意休息，保持乐观，避免阳光暴晒，避免使用诱发的药物。

2. 糖皮激素 应用泼尼松、泼尼松龙或甲泼尼龙。

3. 免疫抑制剂 主要用于激素减量后疾病易复发者，过量使用激素会出现严重不良反应，有狼疮性肾炎者，常用环磷酰胺、硫唑嘌呤、环孢素等。

4. 对症治疗 轻型以皮肤损害、关节痛为主，用羟氯喹辅以非甾体抗炎药。

5. 缓解期治疗　应用最小剂量的不良反应最少的药物，以控制疾病复发。如泼尼松 7.5mg，1 日 1 次，口服。

6. 皮肤损害治疗　口服免疫抑制剂加激素治疗，皮损部位外用糖皮质激素软膏。

7. 中医特色治疗

（1）中医治疗：以对症治疗皮肤损害为主，斑疹红赤如同丹涂之状，皮疹加重时属红蝴蝶疮、马缨丹范畴；经太阳暴晒后，出现皮疹属日晒疮范畴；盘状红斑狼疮常以鬼脸疮相称。SLE 分为湿毒发斑、瘟毒发斑、热毒发斑、阴虚发斑、血热发斑等，可按温病的卫、气、营、血辨证施治。

（2）特色综合治疗：①穴位注射疗法：取穴 4 组，第一组肾俞、太溪穴；第二组膈俞、肝俞穴；第三组关元、天枢穴；第四组膀胱俞、血海穴。②注射药物：三黄注射液、生脉注射液、维生素 B_1 注射液、维生素 B_{12} 注射液。③辨证选取穴位与药物。热毒炽盛型（Ⅰ型）、阴血亏虚型（Ⅱ型）、阳气虚衰型（Ⅲ型）、气滞血瘀型（Ⅳ型）。④根据临床不同证型，按要求抽取上述药液，分别注入穴位。

> **★脓毒搬家疗法**
>
> 　　根据皮损面积大小，外敷脓毒搬家膏。外敷方法有两种：①直接把脓毒搬家膏涂于患处皮损表面（注意不要把脓毒搬家膏涂于正常皮肤上），常规绷带包扎，隔 2 日换 1 次药。②面积较大，皮肤损害较重者，可用脓毒搬家膏加氢化可的松软膏混匀外涂患处。如皮损面积大，皮损部位多，可分批分次治疗。通过脓毒搬家疗法治疗后，皮损可很快恢复正常。

【典型病例】

刘某，49 岁，家住宁阳县黄石镇刘家庄村。患者于 2 年前面部两颧颊部出现淡红色、边界略高起的皮肤环形斑块，几天后其口唇、耳郭、头皮、手背等处也出现皮损，伴有乏力、低热、关节疼痛等。随后到当地卫生院就诊，经对症处理后病情无改善，医生建议到宁阳县某医院就诊治疗，患者拒绝。次日患者到济南市某中医院就诊，病理检查确诊为 SLE，给予各项综合治疗，病情稳定，予口服药物回家继续巩固治疗，但四肢皮损仍未见明显好转。经人介绍患者到我中心治疗，沟通后确定用脓毒搬家疗法，治疗 2 个疗程后，皮损部位明显消失约 80%，患者治疗信心大增，继续在我中心治疗，症状彻底消失。

第七节　急性乳腺炎

一、概述

急性乳腺炎是产后哺乳期妇女，尤其是初产妇的常见病之一。乳头皮肤娇嫩，易因婴儿吸吮而破裂，病菌乘虚而入。本病多为金黄色葡萄球菌感染，导致全身抗感染能力下降、乳汁淤积，也可由乳头发育不良或乳管不通畅引起。

二、病因病理

情志不畅，肝气郁结，肝郁疏泄失常，导致乳汁淤积引发细菌入侵而感染。

三、临床表现

早期乳房肿胀，局部硬结，进而出现红、肿、热、痛，形成脓肿则有波动感，感染表浅者可自行破溃。患者开始发冷，而后高热、寒战、头痛，乳房胀痛或出现搏动性疼痛，患侧腋窝淋巴结肿大、压痛。

四、诊断要点

产后哺乳的女性如出现乳房肿痛及局部红、肿、热、痛，并可扪及痛性肿块，伴有不同程度的全身炎性毒性表现。B 超检查对乳腺炎性肿块及脓肿形成的诊断很有价值，且具有定位作用。若有波动的炎性肿块，用针刺获得脓性液体，即可明确诊断。

五、治疗

★脓毒搬家疗法

（1）定点取穴：乳房后背对应点（阿是穴）、内关（备选穴）（图

4-3)、患侧肩井（备选穴）（图4-4）。

乳房背后对应点：在后背脊椎旁开乳房对应处寻找阿是穴（酸、麻、胀痛敏感点）。主治咳嗽，气喘，咯吐脓血，胸痹心痛，心悸，心烦，产妇少乳，噎膈，乳房胀痛。

注：中医脓毒搬家疗法治疗乳腺炎、乳腺小叶增生效果显著。

内关：仰掌，位于前臂正中，腕横纹上2寸，桡侧屈腕肌腱与掌长肌腱之间。主治心痛，心悸，胸闷气急，呃逆，胃痛，失眠，孕吐，晕车，手臂疼痛，头痛，眼睛充血，胸肋痛，上腹痛，痛经，腹泻，精神异常等。

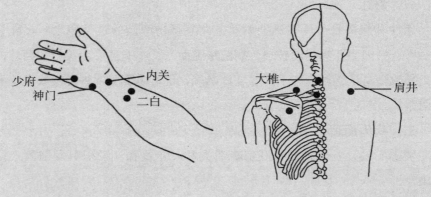

图4-3　内关　　　　　　　　图4-4　肩井

肩井：在肩上，前直乳中，大椎穴与肩峰端连线的中点上。主治肩膀疼痛，乳腺炎，高血压。

（2）治疗面积：一般不超过 $1.5cm^2$（1分硬币大小）。

（3）治疗方法：参见第二章第二节"操作方法"。照此法反复使用2～3次。

第八节　颈椎病

一、概述

颈椎病是颈椎间盘退行性改变造成一系列功能障碍的临床综合征，多发于40岁以上的人群，在20世纪80年代曾将其分为3型，即神经根型、脊髓型、椎动脉型。近年来，又有人把将其为 6 型，即神经根型、椎动脉型、脊髓型、交感神经型、混合型和其他型。

二、病因病理

西医学认为，本病多以长期静力性劳损、牵拉，导致颈椎间盘慢性萎缩、纤维环外破裂与髓核突出、椎间隙变窄、椎间孔缩小及椎间组织挛缩粘连、骨质增生等，使颈部脊髓、神经及血管受到卡压、刺激、牵拉，从而导致相应症状。

中医学认为，本病多由外感风寒之邪、致气血运行不畅，经络阻滞或中年以上肝肾精血不充，督脉空虚，筋失所养所致。

三、临床表现

1. 神经根型　中医称之为痹病型，此型占临床病例的 60% ~ 70%，它的主要症状是以颈肩痛为主，往肩胛或上肢放射（由神经根充血水肿引起），由于髓核的突出或脱出、骨质增生、黄韧带肥厚等改变，对脊神经根造成刺激或压迫，在临床上产生上肢无力、手指麻木、感觉异常等根性症状，臂丛神经牵拉试验或挤压试验常呈阳性。神经根型的特点是颈、肩、臂呈放射性痛麻，白天轻、晚间重，伴发头痛、头晕、头前倾等。

2. 椎动脉型　中医称为眩晕型，特点为间断性眩晕与头颈位置有关，因椎动脉受刺激、压迫，造成以椎基底动脉供血不足为主要症状的综合征，可产生偏头痛、耳鸣、眩晕、视力减退、猝倒等症状。

3. 脊髓型　中医称为瘫痪型，由于脊髓受压或刺激，而出现的感觉、运动、反射功能障碍等症状。可表现为下肢功能障碍，类似中风，如麻木、无力、头重脚轻，伴有颈部疼痛不适等症状。发病者大多为老年人，如不积极治疗，最后可导致瘫痪。

4. 交感神经型　中医称为气滞型，临床发病不超过 3%，为颈部交感神经纤维受累所致，可出现恶心、心动过速。该型往往与椎动脉型伴发。常见表现有眼胀、视物不清、耳鸣（上述症状与颈部的活动有关）、出汗异常，颈部症状加上 CT、X 线片证实可确诊，症状多但不典型。

5. 混合型　特点为临床上出现两个证型以上的症状，如神经根型和椎动脉型症状。

6. 其他型 多因为颈椎椎体前缘鸟嘴样骨质增生压迫食管所致，可引起吞咽困难。由于颈椎间盘退行性改变，可引起反射性的颈部酸痛、胀麻等不适感，大约有半数患者由此产生颈部活动受限或被迫体位。由于颈椎病患者一系列病理变化，如髓核突出或脱出、后方小关节骨质增生、钩椎关节的骨刺形成和小关节松动与移动，均可对脊神经根造成刺激、牵拉与压迫，导致脊神经根和周围组织出现反应性水肿、根管狭窄，致使根袖处粘连，产生手指麻木症状。这些病理变化相互影响，可使病程迁延、反复发作。在颈椎第5～6节，即颈椎第6节处脊神经根受累时，往往为前臂桡侧、拇指发麻；在颈椎第6～7节，即颈椎第7节处脊神经根受累时，可为食指、中指发麻；在颈椎第7～胸椎第1节，即颈椎第8节处脊神经根受累时，则可使小指、无名指有麻木感；若同时累及颈椎第5～6节、颈椎第6～7节、颈椎第7节～胸椎第1节时，则可能5个手指均发麻。

某些颈椎病患者除了上述症状之外，还会出现一些如血压升高或降低、心绞痛、心律失常、视力下降、视野缩小、听力障碍、乳房疼痛、吞咽困难等症状。这些症状有时被称为"颈性血压异常""颈性心绞痛""颈性吞咽困难"等，使得本来就较为复杂多样的颈椎病临床表现更显得扑朔迷离。因为这些特别症状有时可由其他疾病引起，所以在考虑是否由颈椎病引起时，首先要经过颇为严格细致的病史询问、体格检查和必要的辅助检查手段，反复分析，鉴别之后方可下结论。

四、治疗

★脓毒搬家疗法

（1）定点取穴：大椎、肩井、阿是穴。

大椎：第7颈椎棘突下凹陷中。主治脊痛、颈项强痛等。

肩井：大椎穴至肩峰的中点。主治肩臂疼痛等。

阿是穴：每次只任选一个点。

（2）治疗面积：$1.5cm^2$ 大小，如果只做一个点，可放大至 $3cm^2$ 左右。

（3）治疗方法：参见第二章第二节"操作方法"。如此反复治疗2～3次病痛即愈，治疗部位的皮损也随之恢复。如皮损恢复慢者，可擦些湿润烧伤膏。

第九节　肩关节周围炎

一、概述

肩关节周围炎即肩周炎，又称"冻结肩""五十肩"。该病以年老女性多见，青壮年男性比较少见，发病较慢。一般认为是由于肩部软组织退行性病变，复受风寒湿侵入，引起肩关节的关节囊和关节周围软组织发生范围较广的慢性无菌性炎症，软组织广泛粘连，限制了肩关节的活动。因此肩关节周围炎又有"凝肩"之称。

二、病因病理

按肩周炎本身来说，实非外力损伤扭转引起，而为经脉空虚（即西医所说的退行性病变）所致。中医学认为，本病常因年老体弱，气血虚弱，肝肾亏虚，复感风、寒、湿邪或劳损外伤，气血凝滞，经脉不通，经筋失养，萎缩粘连，关节不利而致。肩周炎限制了肩关节的活动，当肩关节勉力活动时即出现明显的肌肉痉挛，肩部活动时的牵拉又会影响病损软组织而引起剧痛。

三、临床表现

患者主诉肩部疼痛，不能梳头，严重者肩关节的任何活动均受限制，穿衣极端困难，有的疼痛夜间加重，辗转不能入睡，肩关节周围压痛。尤以喙肱肌和肱二头肌短头的附着点喙突处、冈上肌抵止端、肩峰下冈肌和小圆肌的抵止端、上臂后部的压痛最明显。

四、诊断要点

1. 患者多为 40 岁以上的妇女。

2. 肩部疼痛，一般持续较长时间，渐进性多见。

3. 多无外伤病史（有外伤史者为肩部肌肉陈旧性损伤）。

4. 肩部活动时，出现明显的肌肉痉挛，尤以在肩部外展、外旋、后伸时最为明显。

五、治疗

★脓毒搬家疗法

脓毒搬家疗法在肩周炎的治疗上可分为两类：一是肩关节周围无菌性肌纤维炎；二是肩关节内粘连而无肩关节周围疼痛症状。

1. 肩周炎的治疗

（1）定点取穴：在肩关节周围寻找三个最明显的压痛点（图4-5，图4-6，图4-7），如果疼痛点多，可分次交替治疗，每次治疗不超过3个点。

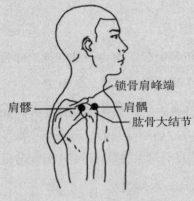

图4-5 肩髎、肩髃（侧位）

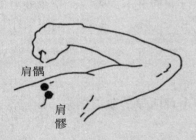

图4-6 肩髎、肩髃（后位）

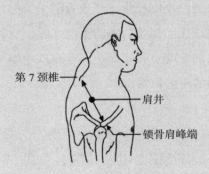

图4-7 肩井

（2）治疗面积：控制在2cm²以内。

（3）治疗方法：参见第二章第二节"操作方法"。反复治疗3～5次病痛即愈，肩周炎整个治疗过程一般在10天左右。

2. 肩关节内粘连的治疗

（1）脓毒搬家疗法：取穴"肩三针"。

所谓"肩三针"，实际上就是肩关节病常用的3个组合穴，即肩髃、肩前、肩后。肩髃穴位于肩峰前下方凹陷处，平抬肩臂时常有凹陷出现；肩前穴位于腋前纹头端上方1.5寸；肩后穴位于腋后纹头上1寸处。这3个组合穴分别位于肩部的前方、正中和后面，对疏通肩部的经络气血、消除肩关节疼痛、恢复肩关节活动至关重要。"肩三针"主治各种肩关节炎、肩关节扭伤等疾病。

（2）"肩三针"的脓毒搬家疗法的治疗参见第二章第二节"操作方法"。

第十节　强直性脊柱炎

一、概述

强直性脊柱炎（AS）是一种以骶髂、腰椎隐渐发病，导致脊柱强直或驼背固定的疾病，早期一般从骶髂关节炎症开始发病，因其对致敏绵羊红细胞凝集试验，类风湿因子（RF）呈阴性反应，又称血清阴性关节炎，为区别于类风湿关节炎，定名为强直性脊柱炎。在我国，强直性脊柱炎多发于男性，男女比为（7～14）：1，好发年龄为15～30岁，其中15～25岁发病率较高。本病就其临床各病理阶段表现看，属于历代中医文献记载的腰痛、腰尻痛症、伛偻症及骨痹、肾痹范畴。中医学对强直性脊柱炎早有论述，如明代李中梓在《医宗必读》中记述，"在骨则重不能举，尻以代踵，脊以代头"，指的就是强直性脊柱炎造成的驼背。

二、病因病理

从病理来看，强直性脊柱炎是因肉芽组织中释放出来的某些水解酶对关节软骨、软骨下骨质、韧带和肌腱中的胶原基质的侵蚀，使关节腔破坏，上下关节面融合，发生纤维化性的关节强直，甚至骨化，在这种情况下，脊柱表现为强直，而不是驼背。而一部分患者却发生了驼背，而且有时相当严重，以至于"以尻代踵""以脊代头"。这种形成驼背的强直性脊柱炎是另一种类风湿脊柱炎，叫中枢型类风湿脊柱炎，因为它既不强也不直，而是弱而弯曲的。这种中枢型脊柱炎患者，前纵韧带、横突间韧带、后纵韧带和脊上韧带的硬化骨化并非同步进行，前两者较慢而后两者较快，有时前两者静止期才硬化，甚至部分病例中，前纵韧带和横突间韧带根本就没有硬化、骨化现象，其主要病理变化就是挛缩，前面逐渐挛缩，后边逐渐硬化。在这样漫长的病理变化过程中，人体各种支持脊柱前后平衡的组织器官，都无力阻止脊柱前倾的趋势，由于脊柱的逐渐前倾，患者下肢被迫处于半屈曲状态，人就更显得缩成一团，医学上称这种风湿性脊柱炎为驼背型中枢性类风湿脊柱炎。

三、临床表现

1. 强直性脊柱炎早期症状　以腰骶部位的疼痛，伴发腰背部僵硬感居多，这种僵硬感以晨起最为明显，经活动后可减轻，也有以膝踝足跟、坐骨神经痛起病的，因此，如果 12 ～ 30 岁的青年伴有腰部的僵硬感和弯腰下蹲受限，或发生不明原因的跟骨、胸锁、肋椎、颞颌、柄体、跖趾等小关节的疼痛，都应想到是否是强直性脊柱炎。

2. 强直性脊柱炎中期症状　下背部或腰骶部疼痛，腰脊晨起僵硬，自腰骶部向上蔓延疼痛加重，脊柱活动受限、僵硬、疲劳、乏力，盆正位 X 片表现为骶髂部骨缘模糊不清，尤其发生在髂骨一侧，并伴有关节两侧的斑点状硬化骨形成。

3. 强直性脊柱炎晚期症状　腰骶部疼痛加重，脊柱疼痛伴全身关节疼痛，疼痛呈持续性、不间断性，全身无力，消瘦，肌肉萎缩或部分消失，驼背，脊柱活动功能消失，骨盆正位 X 片表现为骶髂关节部骨缘硬化融合，脊柱韧带骨化，即使治愈，后遗症也会使患者终身残疾。

四、诊断要点

1. 人的白细胞抗原 HLA-B27 阳性。

2. 血清类风湿病因子（RF）呈阴性。

3. 活动期血沉（ESR）加快。

4. 活动期 C- 反应蛋白增高。

5. 免疫球蛋白 IgG、IgA、IgM 轻度增高。

这些都是诊断强直性脊柱炎的客观依据，当然在患者身上不一定同时存在。

五、鉴别诊断

强直性脊柱炎需与增生性脊柱炎进行鉴别。

1. 强直性脊柱炎好发于 16～30 岁的青年男性，增生性脊柱炎多见于 40 岁以上的中老年人。

2. 强直性脊柱炎多侵犯脊柱和骶髂关节，严重者可见脊柱活动明显受限及驼背畸形，增生性脊柱炎脊柱活动受限及驼背畸形相对较轻。

3. 强直性脊柱炎急性期血沉增快，HLA-B27 阳性。增生性脊柱炎血沉（ESR）等实验室检查无异常。

六、治疗

强直性脊柱炎患者如果能够早诊断、早治疗，其疗效是令人满意的，常规治疗的目的主要是缓解疼痛，减轻炎症，强化锻炼及保持良好的姿势。

1. 常规治疗原则

（1）增强患者治疗疾病的信心。

（2）疼痛重时应卧床休息，采用低枕头，尽量减少屈曲卧位，以防畸形。

（3）疼痛缓解后，加强腰背肌功能锻炼。

2. 治疗目标　通过脓毒搬家疗法治疗，使筋骨之毒外泄、致病因子和病理产物得到清除，从而达到了通督强脊、补肾壮骨，疼痛减轻、缓解或消失的目的。

★脓毒搬家疗法

（1）取穴定位：大椎（图 4-8）、命门（图 4-9）、阿是穴。

大椎：第 7 颈椎棘突下凹陷中。主治感冒、发热、咳嗽、气喘、腰背疼痛等。

命门：后背正中线上，第 2 腰椎棘突下凹陷中。主治腰脊强痛、下肢痿痹等。

阿是穴：每次治疗只选用一个最明显点，在大椎穴与命门穴之间，每次治疗可循环交替使用，分次治疗。

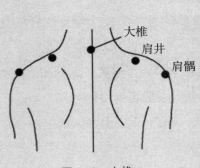

图 4-8　大椎

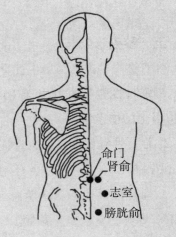

图 4-9　命门

说明：大椎与命门治疗2个疗程后，可放弃不用，以后的每次治疗从大椎穴向下确定最明显阿是穴3～4个点，每点2cm²左右。

（2）治疗方法：参见第二章第二节"操作方法"。

第十一节　腰椎间盘突出症

一、概述

腰椎间盘突出症是在外力作用下纤维环破裂，髓核突出，刺激或压迫神经根、血管或脊髓等组织，引起以腰腿痛为主要症状的病症。中医学将其归于"腰痛""腰腿痛"范畴。

二、病因病理

本病可因急性损伤和积累性劳损，导致腰椎间盘及周围骨与软组织的小错位，产生粘连、瘢痕、挛缩，引起纤维环破裂，髓核突出，刺激或压迫神经根、血管或脊髓等组织，引起腰腿痛。中医学认为，其因劳累过度，闪挫跌仆，扭伤经脉，而使腰部、腿部气血运行不利，气滞血瘀，络脉阻塞所致。

有研究认为，其发病机理主要是椎间盘变性，纤维环薄弱破裂后，液状的髓核从破口处溢出，沿椎间盘和神经根之间的通道扩散，髓核液里的糖蛋白对神经根有强烈的化学刺激性，同时，大量组胺的释放，神经根又无神经束膜化学屏障，因而产生化学性神经根炎。

三、诊断要点

腰椎间盘突出症的诊断是依靠病史、体检、X线检查综合分析而得出，对部分疑难患者的诊断，可配合应用计算机断层扫描、超声波诊断及骨扫描等方法，目前CT是诊断该病的重要依据之一。

四、临床表现与定位诊断

不同的神经根在受突出的椎间盘组织压迫下，会产生特有的症状和体征，由于95%以上腰椎间盘突出发生在腰4、腰5或骶1椎间隙，压迫了腰5或骶1神经，故主要表现为坐骨神经痛症状，另有1%～2%腰椎间盘突出发生在腰3、腰4椎间隙，压迫了腰部的神经根出现股神经痛症状。

1. 腰4、腰5椎间盘突出　腰5神经受压，出现腰背痛、骶髂部痛、髋痛，向下放射至大腿和小腿的后外侧疼痛，小腿外侧或包括踇趾、足背的麻木，偶有足下垂，膝反射、跟腱反射一般无改变。

2. 腰5、骶1椎间盘突出　骶1神经根受压，出现腰背痛、骶髂部痛、髋痛，向下放射至大腿、小腿后外侧及足根部，伴有小腿后外侧包括脚外侧三足趾的足背麻木，肌力减弱不多见，但有肌力改变，表现为跖屈及趾屈无力。踝反射一般减弱或消失。

3. 中央型椎间盘突出　一般在腰4、腰5或骶1之间，压迫马尾神经，出现腰背痛、双侧大腿及小腿后侧疼痛，双侧大腿、小腿后侧、足底及会阴区麻木，膀胱及直肠括约肌无力或麻痹，跟腱反射消失。

五、治疗

★脓毒搬家疗法

脓毒搬家疗法在治疗腰椎间盘突出症时，要分清两种情况：一是腰痛而无腿痛，二是腰腿痛伴有下肢神经受累的麻痛症状。

1. 腰部疼痛的治疗

（1）取穴定点：取阿是穴（1～2个）。

（2）治疗面积：如一个点治疗，约3cm²大小；如两个点治疗，每个点2cm²左右。

（3）治疗方法：参见第二章第二节"操作方法"。反复操作2～3次可使病痛消失而愈。如病痛未完全消失，待治疗部位的皮损恢复之后可进行下1个疗程。

2. 腰腿痛伴下肢神经受损的治疗　在腰、臀、下肢各取1个最明显阿是穴点，每个点治疗面积在2cm²左右，一次治疗最多不要超过4个点。脓毒搬家疗法的治疗方法同上。

说明：腰椎间盘突出症久治不愈常引起下肢小腿外侧和小腿后侧承山穴处酸麻胀痛，有的引起不宁腿综合征，常规治疗很难奏效，有人称之为下肢小腿筋膜间隙综合征或下肢"余痛"。脓毒搬家疗法的应用使这种难题迎刃而解，使复杂问题简单化。但是小腿外侧和小腿后侧承山穴（图4-10）使用脓毒搬家疗法时，由于下肢交感神经受到刺激和脓毒的外泄，有20%患者出现小腿红肿，此属正常反应。这种正常反应随着多次反复的负压拔罐排毒和利湿消肿膏的贴敷很快就会消失，病痛也随之肿消痛止而愈。小腿后侧承山穴用脓毒搬家疗法治疗后，大约有1%的患者治疗部位出现溃烂形成"坑洞"，这种现象是一种好事，说明它已达到了中医学化脓灸疗法的要求，但是为了使治疗部位尽快恢复，可采用外科的方法将溃烂"坑洞"内的死肌腐肉清除干净，再用湿润烧伤膏涂填整个"坑洞"，外科敷料加压包扎，2天换药1次，大约20天"坑洞"即可长肉生肌愈合。

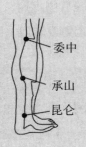

委中
承山
昆仑

图4-10　承山

第十二节　无菌性股骨头坏死

一、概述

无菌性股骨头坏死又称股骨头缺血性坏死，为常见的骨关节病之一。大多因风湿病、血友病、烧伤等疾患引起，先破坏邻近关节面组织的血液供应，进而造成股骨头坏死。激素类药物亦会导致本病的发生。中医学认为本病发生是由内外因相互作用下，使人体阴阳、气血失衡而生疾，亦称"髀枢痹""骨痹""骨萎"。其主要症状从间断性疼痛逐渐发展到持续性疼痛，再由疼痛引发肌肉痉挛、关节活动受限，最后造成严重残疾而跛行。

西医学认为股骨头坏死的治疗方法是手术治疗。国内外专家均主张早期坏死采取姑息手术，如核心减压术、带血管骨移植术、血管植入术、骨支架术等。晚期可行人工关节置换术等。但总体看来，手术疗法因其痛苦大、费用高、恢复期长、远期效果不好等而不被众多患者所接受。

二、病史

1. 髋关节有明显外伤史。

2. 有激素类药物使用史。

3. 有长期酗酒史。

4. 有遗传、发育、代谢等疾病。

三、病因病理

股骨头坏死全称为股骨头无菌性坏死或股骨头缺血性坏死，是由于多种原因导致的股骨头局部血运不良，从而引起骨细胞进一步缺血、坏死，骨小梁断裂、股骨头塌陷的一种病变。而有激素应用史、髋部外伤史、酗酒史、相关疾病史者发病的概率明显增多。这种疾病可发生于任何年龄，但以31～60岁最多，无性别差异，开始多表现为髋关节或其周围关节的隐痛、钝痛，活动后加重，进一步发展可导致髋关节的功能障碍，严重影响患者的生活质量和劳动能力，若未能及时治疗，还可导致终身残疾。

四、临床表现

1. 股骨头坏死刺激周围神经，放射到大腿内侧、髋关节臀外侧及膝关节，导致膝关节放射性疼痛。

2. 骨盆分离试验阳性。

3. X 线、CT、MRI 等检查有助于该病的诊断。发病初期股骨头无明显变化，中晚期显示股骨头密度不均匀（散在斑点）、骨质疏松、骨小梁大部分消失，有局限性硬化斑，多见囊性透光区，股骨头面有断裂带，可有塌陷，患侧髋关节间隙狭窄，部分股骨头半脱位，髋臼窝变浅等。

五、治疗

★脓毒搬家疗法

脓毒搬家疗法对于早、中期单侧股骨头坏死患者通过治疗，疼痛症状可很快消除，疗效令人满意。一般通过 1 ～ 5 个疗程治疗，疼痛可减轻或消失。双侧股骨头Ⅳ期以上者本法疗效不佳。

（1）定位取穴：阿是穴（患侧臀部压痛点）1 个痛点（2 ～ 3cm²）、环跳穴（图 4-11）。

环跳：在股骨大转子最高点与骶管裂孔（第 4 骶椎下）连线的外 1/3 处，侧卧屈腿取之。主治腰胯痛，坐骨神经痛，中风半身不遂，下肢麻木，痿痹。

阿是穴：臀部最痛点，每次治疗只取 1 个点，如痛点多可交替分次治疗。

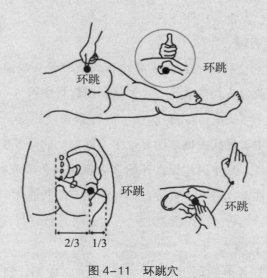

图 4-11　环跳穴

（2）治疗方法：参见第二章第二节"操作方法"。治疗需反复操作2～3次将余毒排尽，直至治疗部位表皮恢复，病痛减轻或缓解。采用脓毒搬家疗法治疗股骨头坏死需坚持，多次治疗才能取得满意的效果。

（3）治疗期间注意事项：①减轻患肢负重，扶拐或卧床休息。②忌烟酒、忌食辛辣，食物宜清淡、忌油腻，禁用激素类药物。③治疗部位禁用水浸洗。④同时治疗原发病。⑤治疗期间禁同房，愈后3个月再考虑。

第十三节　老年性膝关节病

一、概述

老年性膝关节病又称"退变膝"，即退变性关节炎，为常见病、多发病，主要指膝关节退行性病变（影像学检查排除结核、肿瘤等）。本病是由于膝关节软骨退变、滑膜炎症改变、半月板退变性磨损及撕裂，以及软骨下骨质密度改变等一系列综合因素引起的膝关节综合征。本病属于中医"痹证""痛风""历节风"范畴，包括西医"风湿性关节炎"及"骨性关节炎"等疾病。临床发病年龄在45岁以上，女性多于男性，可能与骨质疏松有关，由于病情顽固，治疗困难，国内外又缺乏有效的药物，故给患者造成极大痛苦。

二、病因病理

1. 慢性劳损　长期姿势不良，负重用力，体重过重，导致膝关节软组织损伤。

2. 肥胖　体重的增加和膝骨性关节炎的发病成正比，肥胖亦是病情加重的因素，肥胖者的体重下降则可以减少膝骨关节炎的痛苦。

3. 骨密度　当软骨下骨小梁变薄、变僵硬时，其承受压力的耐受性就减少，因此，在骨质疏松患者出现骨性关节炎的概率就增多。

4. 外伤和力的承受　经常的膝关节损伤，如骨折，软骨、韧带的损伤。异常状态下的关节，如在髌骨切除术后关节处于不稳定状态时，当关节承受肌力不平衡再加上局部压力，就会出现软骨的退行性变。正常的关节在活动甚至剧烈运动后是不会出现骨性关节炎的。

5. 遗传因素　本病不同种族的关节受累情况是各不相同的，如髋关节、腕掌关节的骨性关节炎在白种人中多见，但在有色人种中少见，性别亦有影响，本病在女性较多见。

三、临床表现

1. 膝关节肿胀　仔细检查可以发现膝关节肿胀。其原因既可以由关节积液所致，也可是软组织变性增生（滑膜肥厚、脂肪垫肥大）及骨质增生、骨赘形成等造成。本病以髌上囊和髌下脂肪垫肿胀较多见，肿胀程度以轻度至中度为多。也有的患者表现为局限性肿胀，多见于髌骨上缘的内、外两侧，是由于关节内压力增加，髌上囊向内、外两侧疝出所致，内、外膝眼及腘窝处也经常出现肿胀。

2. 膝关节畸形　膝关节骨质增生症经常出现膝关节的内翻或外翻畸形，其中以膝内翻畸形最为常见，这与股骨内髁圆而凸起，胫骨内侧平台又较凹陷及其骨质相对疏松和内侧半月板较薄弱有关。畸形严重者往往伴有小腿内旋，俗称"内八字"。另一个常见的畸形是髌骨的力线不正或髌骨出现肥大。

3. 功能障碍　膝关节是人体下肢运动的中枢，它的功能是活动和支撑负重。其功能障碍可分为两大类，即运动节律和运动能力的改变。

（1）运动节律异常：指膝关节活动的协调性降低，在运动时出现打软，或出现滑落感、跪倒感、错动感及交错弹响或摩擦音等。其中打软或跪倒感、错动感较常见，尤其是上下台阶或走不平坦的道路时，患者常常自觉患膝有一种要跪倒的滑落感，这是由于病损的关节软骨面受压或股内侧肌肉力量减弱所致。经常打软也会加重关节软骨的损伤，出现软骨面损伤的恶性循环。

（2）运动能力减弱：患病后膝关节可出现僵硬、不稳、活动范围减小，从而导致生活和工作能力降低。关节僵硬是指膝关节经过休息，特别是当膝关节长时间处于某一体位之后开始活动时启动困难。

四、诊断要点

早期阶段，X 线检查往往没有特殊异常表现，只有当病情有所发展时，才可出现以下不同程度的改变。

1. 由于负重程度不同，关节间隙呈不匀称狭窄。正常成人 X 线片显示膝关节间隙为 4mm，小于 3mm 即为关节间隙狭窄（60 岁以上者应小于 2mm）。个别人关节间隙甚至消失。

2. 软骨下骨质密度增加、硬化，如象牙状，特别是在关节负重部位。

3. 软骨下假囊肿形成，表现为圆形或椭圆形透亮区，外围有硬化骨。这种囊性变常为多个，一般直径不超过 1cm。

4. 关节边缘尖锐，有唇样骨刺或骨桥形成，晚期关节面不平整，骨端变形，甚至有半脱位趋势，有时可见关节内有游离体阴影。

5. 实验室检查：血常规、血沉均无异常改变，关节抽出液多清晰、黏稠，白细胞计数在 10000 以内，主要是单核细胞。

膝关节骨质增生症的诊断主要依据病史、典型症状、体征和 X 线表现，同时，还应明确其病因是原发性或继发性，必要时可以考虑做关节液检查、关节镜检查及滑膜组织学检查。

五、治疗

★脓毒搬家疗法

脓毒搬家疗法治疗老年性膝关节病从临床症状可分为 3 个类型：一是膝关节周围的疼痛，有的患者能明显指出髌骨周围的 1 ～ 2 个痛点；二是患者髌骨周围不痛，没有明显压痛点，只是在走路或上下楼时感觉到膝关节内疼痛；三是膝关节内外无疼痛，膝关节后面委中穴处有酸胀不适或有牵拉痛，伴有囊肿突起。

1. 膝关节髌骨周围疼痛点

（1）定点取穴：有几个阿是穴治几个点，每个点控制在 2cm² 大小，如果髌骨周围无痛点，可按膝关节三穴治疗（内膝眼、外膝眼、鹤顶穴），见图 4-12。

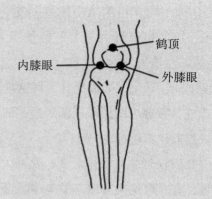

图 4-12　内膝眼、外膝眼、鹤顶

（2）治疗面积：每个穴点治疗面积控制在 $1.5cm^2$ 以内（1分硬币大小）。

（3）治疗方法：参见第二章第二节"操作方法"。按上述方法反复拔罐、贴消肿膏排毒，促使膝关节筋骨之毒彻底清除。

2. 膝关节后（委中穴处）酸麻、胀痛或囊肿（滑囊炎）

（1）局部用75%酒精棉球常规消毒，治疗面积在 $4cm^2$ 左右。

（2）用梅花针或多头泻血笔将治疗部位的皮肤刺破，再用酒精棉球搽患处使排血通道畅通。

（3）用多功能拔罐拔 10～20 分钟，排出血水 20～30mL，起罐后局部用消毒纱布盖上轻轻按摩，有利于放松挛缩的肌肉，减轻疼痛。每5～7天治疗1次，经5～8次治疗，酸麻、胀痛症状消失，囊肿吸收。

（4）治疗后有立竿见影之效。

（5）关键治疗要到位，即刺针要有技巧，尽量减轻患者痛苦，拔罐排血要达量（每次治疗必须在 20mL 以上），如果一次排出血量少，也可接着治疗第二次。

第十四节　风湿寒性关节痛

一、概述

风湿寒性关节痛是人体感受风寒、湿邪引起的以肌肉、关节感觉异常，酸、麻、凉、痛为主要临床表现的一种疾病，俗称"寒腿"。

二、病因病理

风寒侵蚀下肢，寒气偏胜，下肢的肌肉毛细血管血液流速减慢或经络阻塞，致脚部冷凉、肢体寒痹，中医称之为"寒痹"。

三、临床表现

患者下肢体寒、怕凉，膝关节部位遇凉则痛，痛似锥刺，部位固定，日轻夜重，喜热怕冷，天气转凉时疼痛加剧，对冷敏感，常有冒凉风、钻凉气之感，有的患者随季节气温变化症状减轻或加重。临床诊断可参考美国风湿病学会 1987 年修订的类风湿关节炎的诊断标准。

四、治疗

风湿寒性关节痛治疗原则是以彻底驱除侵入人体的风寒湿邪为主，一旦风寒湿邪被驱除即可达到"邪去正复"而病愈。对初发病、病情轻、病程短、体质好者，以脓毒搬家疗法治疗可驱除风寒邪毒，防止复发；病情重、久治不愈、体质较弱者，用本法治愈后仍需巩固治疗一段时间，以防复发。

★**脓毒搬家疗法**

（1）定位取穴：在膝关节阿是穴定点，如无明显疼痛点可以取双侧膝眼穴、鹤顶穴。

（2）治疗面积：每点治疗面积为 $2cm^2$。

（3）治疗方法：参见第二章第二节"操作方法"。照此方法反复治疗 2～3 次。

（4）其他方法：膝关节、下肢无疼痛，仅酸胀、麻凉或冒凉风、钻冷气，天气变化气温下降更加敏感者，可按以下治疗：①在下肢局部经络取穴 2～3 个，或在下肢寻找 2～3 个酸、胀、麻、凉感最明显点和不舒服的异常部位为治疗点，治疗方法同上。②闫氏祛寒散：人参 2g，防风 2g，独活 3g，寄生 6g，薤白 6g，熟地 3g，当归 2g，川芎 2g，秦艽 3g，生姜 3 片。水煎代茶饮，每日 1 剂，连用 10～20 剂。

经以上脓毒搬家疗法的治疗，90% 的患者在 10 天左右即能达到临床治愈。

第十五节　风湿性关节炎

一、概述

　　风湿性关节炎与溶血性链球菌感染有关，它是风湿热的主要表现之一，该病是与 A 族乙型链球菌感染有关的自身免疫性结缔组织病，首次发病以青少年多见。然而非典型风湿热及慢性风湿性关节炎并非少见，因此它仍是常见病、多发病。本病由于风湿活动反复发作，除引起关节疼痛外，最严重的是其易侵犯心脏，常并发风湿性心肌炎或使心脏瓣膜损害，导致风湿性心脏病。

二、病因病理

　　1. 外感六淫之邪　六淫之邪气是指风、寒、暑、湿、燥、火六种正常之气太过，六气侵入人体引起疾病的气就称为邪气。风湿病是由于风、寒、湿邪气侵入人体而发生的。风气胜者为行痹，寒气胜者为痛痹，湿气胜者为着痹。风寒湿邪闭阻经络和关节，不通则痛，故而引起关节肿胀疼痛。

　　2. 营血卫气失调　营卫调和，卫气在外保护人的体表，防御邪气侵入身体；营卫不和，邪气乘虚而入，故营卫失调是风湿病发病的重要因素之一。

　　3. 痰浊瘀血内生　痰浊与瘀血既是人体在病邪作用下的病理产物，也可以作为病因作用于人体。风湿病病程缓慢，疾病日久，则病邪由表入里，由轻而重，导致脏腑功能失调，而脏腑功能失调的结果则是产生痰浊与瘀血，这就是风湿病缠绵难治的根本原因。

三、诊断要点与临床表现

　　诊断标准：参考美国风湿病学会 1987 年修订的类风湿关节炎的诊断标准。

　　1. 晨起关节僵硬至少 1 小时（≥6 周）。

　　2. 2 个或 2 个以上关节肿（≥6 周）。

　　3. 腕、掌指关节或近端指间关节肿（≥6 周）。

4. 皮下发现类风湿结节。

5. 手X线片显示有骨侵蚀或有明确的骨质疏松。

四、治疗

1. 一般治疗 卧床休息，保暖避寒。

2. 药物治疗 如阿司匹林、糖皮质激素、青霉素等。

★脓毒搬家疗法

针对以上病因常规合理治疗后，病情可很快稳定或痊愈，但常常遗留1～2个关节的疼痛或久治不愈。这个时期用脓毒搬家疗法治疗恰到好处，容易治愈。

（1）定点取穴：每次不超过3个阿是穴。

（2）治疗面积：每个治疗是在2cm²大小。

（3）治疗方法：参见第二章第二节"操作方法"。

五、预防

1. 注意饮食、居室卫生，加强体育锻炼，预防呼吸道感染。

2. 已有急性扁桃体炎、咽炎、中耳炎、淋巴结炎、猩红热等疾病的患者要积极治疗。

第十六节　类风湿关节炎

一、概述

类风湿关节炎是一种以关节滑膜炎为病理基础的慢性全身性自身免疫性疾病，以关节晨僵、对称性关节肿痛、屈伸不利，甚至畸形、失用等为主要临床特征，属中医"痹证""历节风""鹤膝风"等范畴。本病发病年龄大多在20～45岁，以青壮年居多，女性多于男性。寒冷、潮湿、疲劳、营养不良、创伤、精神因素等常为诱发病因。本病持久且反复发作，易导致关节骨质破坏，功能障碍的残疾，其预后与年龄（30岁以下发病）、病变典型、持续发病时间等因素有关。

二、病因病理

本病的病因有内因和外因两方面：内因为先天禀赋虚弱或后天体质调养不足；外因为感受风寒湿热之邪，郁于经络，气血不利，痹而致病。病理变化为风寒湿邪乘虚侵入人体，注于经络，留于关节，使气血痹阻，而为风寒湿痹，与湿相并，则风湿热合邪为患；或素体阳盛或阴虚有热，感受外邪，易从热化；或因风寒湿痹日久不愈，邪留经络关节，郁而化热，致风湿热痹。痹证迁延不愈，痰瘀内阻，气血渐耗，精血衰少，肝肾两亏，肌肉、关节、经络失养，风寒湿等邪久居不去，常致关节肿痛、强直畸形，甚则肾阳虚衰，关节冷痛、肿大，小便清长。

三、临床表现

1. 全身症状　无力，食欲差，低热全身不适，体重下降等。

2. 关节表现　包括晨僵、关节痛、棱形肿胀、功能障碍、畸形（扣眼畸形、鹅颈畸形、尺偏畸形）。关节受累常从四肢远端小关节开始，初期为1～2个，以后渐渐发展为对称性的多个关节红、肿、热、痛。

四、诊断

参见本章第十五节风湿性关节炎诊断要点与临床表现。

五、治疗

★脓毒搬家疗法

关于类风湿关节炎的治疗问题，临床需要辨证分清早期、中期和后期，根据临床和病理表现进行中西结合常规治疗，既复杂又棘手。因此目前本书暂不研究介绍其早期、中期的治疗，本书研究介绍的是类风湿关节炎的后期（晚期）脓毒搬家疗法的治疗。类风湿关节炎晚期患者大多有久治不愈的关节肿痛、筋缩、强直、畸形（骨破坏）等症状，一般类风湿关节炎晚期患者病情稳定，血沉不高，通过脓毒搬家疗法的治疗，可有效地将阿是穴、病灶点和肿痛关节内的筋骨之毒搬到皮肤表面，形成脓点、脓疱或脓水，再通过二次负压拔罐排毒，三次清热利湿消肿膏排毒，通过3～5次的反复排毒，不仅提高了身体的免疫力，增强了抵抗力，而且肿消痛止，临床使症状彻底消失而愈。

（1）定点取穴：阿是穴（穴点多，要分次分批治疗，每次2～3个点，先治疗最明显疼痛点。

（2）治疗面积：每个痛点治疗面积在 $2cm^2$ 大小。

（3）治疗方法：参见第二章第二节"操作方法"。照此法反复治疗 2～3 次病痛可除。

第十七节　肱骨外上髁炎

一、概述

肱骨外上髁炎俗称"网球肘"，是体力工作者与体育运动员的常见病、多发病。以前本病被认为是无菌性炎症引起的肱骨外上髁及其附近的疼痛综合征，但实际是肱骨外上髁处伸肌总腱的慢性损伤性筋膜炎，属于中医"肘痛""痹证"范畴。

二、病因病理

本病可由多种原因引起，急性发病可由跌仆闪扭，强力扭转，劳动时前臂及腕部用力过度，长时间提重物等，引起桡侧伸腕肌点的骨膜撕裂、出血、钙化、骨化所致；慢性劳损则因紧张旋前、伸腕引起腕长伸肌、腕短伸肌处于痉挛状态挤压血管神经束而造成。中医学认为，肱骨外上髁炎多由于跌仆劳损，使肘关节局部气滞血瘀，经络不通，运行受限，或风寒湿邪袭于肘部，致气血瘀阻、筋脉失和而发病。病久可因气血耗损、血不劳筋、筋骨失养导致本病久治不愈或反复发作。

三、临床表现

肱骨外上髁炎症状往往逐渐出现，初始为做某一动作时肘外侧疼痛，休息后缓解，以后持续性疼痛，轻者不敢拧毛巾，重者提物时有突然"失力"现象；一般在肱骨外上髁部有压痛点，压痛可向桡侧伸肌总腱方向扩散，局部无红肿现象，肘关节屈伸活动一般不受影响，但有时前臂旋前或旋后时局部疼痛；晨起时肘关节有僵硬现象，但患肢在屈肘、前臂旋后位时疼痛常缓解，故患者多取这种位置；部分患者在肘部劳累、阴雨天疼痛加重。前臂伸肌牵拉试验阳性：肘、腕、指屈曲，前臂被动旋前并逐渐伸直时，肱骨外上髁处出现疼痛。

并发症为伸肌总腱下滑囊炎、肱骨外上髁骨膜炎、环状韧带变性，以及肱桡关节滑膜皱襞增生、肥大，神经、血管嵌顿等。

四、诊断要点

1.多见于特殊工种或职业，如砖瓦工、网球运动员或有肘部损伤史者。

2.肘外侧疼痛，呈持续渐进性发展，做拧衣服、扫地等动作时加重。常因疼痛而致前臂无力，握力减弱，休息时痛减轻或消失。

3.肘外侧疼痛，以肱骨外上髁处压痛明显，前臂伸肌牵拉试验阳性，伸肌群抗阻试验阳性。

五、治疗

中医对该病也有各种治法，如祛寒散结，活血通络，舒筋消肿，止痛等。西医方法有局部封闭、长臂夹板或石膏托固定等治疗方法，但终因这些方法疗程太长，极易反复，还有些严重顽固病例非手术方法无效。因此，国内有些医院探索手术疗法，即将肱骨外上髁处的腕伸肌腱切断，并加手术剥离，以增加治疗效果。

★脓毒搬家疗法

脓毒搬家疗法的应用，使这种病的治疗效果更加明显，也使复杂的治疗简单化。

（1）定点取穴：肱骨外上髁最明显痛处（图4-13）。

（2）治疗面积：$2cm^2$ 大小。

（3）治疗方法：参见第二章第二节"操作方法"。

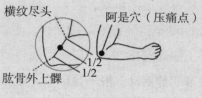

横纹尽头　　　阿是穴（压痛点）

肱骨外上髁　　　1/2　1/2

4-13　阿是穴

第十八节　第3腰椎横突综合征

一、概述

第3腰椎横突综合征是以第3腰椎横突部位明显压痛为特点的慢性腰痛，有人称为"腰3横突周围炎"或"腰3横突滑囊炎"，在临床上是慢性腰痛中常见的疾病之一。第3腰椎位于腰椎活动的中心，又是腰椎生理前凸最突出之处，成为腰椎前屈、后伸、左右侧弯和左右旋转活动的枢纽。由于骶棘肌、腰方肌、横突间肌、横突间韧带与筋膜、胸腰筋膜的深层以及前方的腰大肌均附着于第3腰椎横突上，故在腰部活动时，该横突承受的牵拉力量最大，再则第3腰椎横突在腰椎横突中最长，因此损伤的机会也较多。中医认为本病由先天禀赋不足，受寒、劳损所致，属于中医"伤筋"的范畴。

二、病因病理

1.急性腰肌劳损后未能及时治疗，或治疗不当，或反复多次损伤，局部出血渗出，产生纤维变性或形成瘢痕和粘连，压迫刺激脊神经后支而产生腰痛。

2.长时间的坐位、站立或弯腰姿势不正确，腰部肌肉长时间的牵拉（即维持一固定的姿势），导致横突的顶端慢性的牵拉损伤所致。

3.风、寒、湿邪侵袭，腰部肌肉痉挛，小血管收缩，发生代谢和营养障碍而形成慢性腰痛。

三、临床表现

对于第3腰椎横突综合征的诊断，主要是依靠病史、症状和体征，在排除其他器质性病变后方可诊断。

1.患者主诉有以一侧或两侧为主的慢性腰痛。

2.晨起疼痛明显，或长期固定某一位置后直腰困难，轻度活动腰部后疼痛减轻。

3.腰部僵硬感，活动受限，且伴有疼痛。坐、站时间稍久后疼痛加剧，需挺腰或用双手撑扶髋部才能减轻疼痛。患者劳动耐力明显降低，较重劳动、过于疲劳、受风着凉均可使疼痛加重。

4. 在骶棘肌缘，第 3 腰椎横突末端有明显压痛。有时可摸及条索状或结节状物。

5. X 线片一般无异常改变或有第 3 腰椎横突明显过长改变，或横突头部密度略有增高等。

四、诊断

1. 病史　腰痛，多以夜间为甚，弯腰时加剧。疼痛或可放射到同侧下肢后外侧。

2. 体征　第 3 腰椎横突尖处明显压痛或能触摸到条索状或结节样物。

3. 本病应与以下常见疾病相鉴别

（1）腰椎间盘突出症：下腰痛伴下肢坐骨神经痛，直腿抬高试验阳性，腰部选择性运动功能障碍，棘突旁压痛、叩击痛伴患肢放射痛，多为腰椎间盘突出症。

（2）腰椎结核：腰痛伴有低热、盗汗、贫血、食欲减退、消瘦等症状，同时血沉增快、拾物试验阳性，X 线片见骨质破坏，腰大肌肿胀者，多为腰椎结核。

（3）脊髓马尾部肿瘤：腰痛伴大小便失禁，马鞍区麻木、刺痛，双下肢瘫痪者，多为脊髓马尾部肿瘤。

（4）泌尿系统疾病：腰痛伴血尿多为泌尿系统疾病。

（5）妇科疾病：女性腰痛伴周期性改变者，多与妇科疾病相关。

五、治疗

★脓毒搬家疗法

（1）定点取穴：腰 3 横突末端（骶棘肌缘）压痛点（阿是穴），如一侧痛就取 1 个点，双侧痛就取 2 个点。

（2）治疗面积：$3cm^2$ 大小。

（3）治疗方法：参见第二章第二节"操作方法"。

第十九节 棘上、棘间韧带损伤

一、概述

棘上、棘间韧带损伤是在过度前屈体位的情况下遭受强力牵拉而致，因韧带组织缺少血液供应，恢复很慢。中医学认为是过劳后风寒湿之邪乘虚而入，客于筋脉，凝滞气血，闭塞经络。本病属中医学"痹证"范畴。

二、病因病理

1.外伤 当人体充分弯腰搬移重物时，由于骶棘肌处于松弛状态，失去对棘上、棘间韧带的保护（人体主要靠臀部肌肉和大腿后部肌肉的收缩，以脊椎为杠杆、腰骶关节为支点将物提起），使着力点全部落于韧带上，这样就导致棘上、棘间韧带的损伤，伤后久治未愈而形成慢性疼痛。

2.退变 主要指30岁以后的青壮年，棘间韧带发生不同程度的退变，轻度损伤即可将其撕裂，产生疼痛。

3.劳损 多见于长期弯腰工作的人群。

三、临床表现

1.脊椎扭伤史 部分患者有腰部扭伤史，特别是弯腰搬重物史，开始为突发性腰痛，呈撕裂样，未治愈而遗留腰部慢性疼痛。

2.长期劳损 长期从事弯腰工作，造成棘间韧带的慢性劳损，自觉腰部无力、酸痛。

3.疼痛 疼痛位于两棘突间，特别是多见于腰5至骶1之间，疼痛多为酸痛，劳累后加重，休息后减轻，弯腰时加重，伸腰时减轻。局部注射普鲁卡因，疼痛可以暂时缓解。卧床休息时腰部垫一小枕，保持腰轻度后伸，则感到舒适。

四、诊断要点

根据病史和棘突间局限性压痛，即可诊断，十分明确。X线片和化验检查，一般临床意义不大。

五、治疗

★脓毒搬家疗法

（1）定点取穴：阿是穴（多为棘突间凹陷处压痛点）。

（2）治疗方法：参见第二章第二节"操作方法"。照以此法反复治疗2～3次，病痛即愈。

第二十节　三叉神经痛

一、概述

三叉神经痛是最常见的脑神经疾病，以一侧面部三叉神经分布区内反复发作的阵发性剧烈疼痛为主要表现，国内统计的发病率为52.2/100000，女略多于男，发病率可随年龄而增长。三叉神经痛多发生于中老年人，右侧多于左侧。该病的特点为在头面部三叉神经分布区域内，骤发、骤停、闪电样、刀割样、烧灼样、顽固性、难以忍受的剧烈性疼痛（说话、洗脸、刷牙或微风拂面，甚至走路时都会导致阵发性的剧烈疼痛），疼痛历时数秒或数分钟，呈周期性发作，发作间歇期同正常人一样。

二、病因病理

三叉神经痛的病因及发病机制至今尚无明确定论，各学说均无法解释其临床症状。目前为大家所支持的是三叉神经微血管压迫导致神经脱髓鞘学说及癫痫样神经痛学说。

三、临床表现

1. 性别与年龄　年龄多在40岁以上，女性多于男性，比例约为3∶2。

2. 疼痛部位　右侧多于左侧，疼痛由面部、口腔或下颌的某一点开始扩散到三叉神经某一支或多支，以第2支、第3支发病最为常见，第1支者少见。其疼痛范围绝对不超越面部中线，亦不超过三叉神经分布区域。偶尔有双侧三叉神经痛者，占3%。

3. 疼痛性质　如刀割、针刺、撕裂、烧灼或电击样剧烈难忍的疼痛，甚至痛不欲生。

4. 疼痛的规律　三叉神经痛的发作常无预兆，而疼痛发作一般有规律。

每次疼痛发作时间由数秒到 1～2 分钟骤然停止。初期起病时发作次数较少，间歇期亦长，数分钟、数小时不等，随病情发展，发作逐渐频繁，间歇期逐渐缩短，疼痛亦逐渐加重而剧烈。夜晚疼痛发作减少，间歇期无任何不适。说话、吃饭、洗脸、剃须、刷牙以及风吹等均可诱发疼痛发作，以致患者精神萎靡不振，行动谨小慎微，甚至不敢洗脸、刷牙、进食，说话也很小心，唯恐引起发作。

5. 扳机点 扳机点亦称"触发点"，轻触或刺激扳机点可激发疼痛发作，此点常位于上唇、鼻翼、齿龈、口角、舌、眉等处。

6. 表情和颜面部变化 发作时常突然停止说话、进食，疼痛侧面部可出现痉挛，即"痛性痉挛"，皱眉咬牙、张口掩目，或用手掌用力揉搓颜面以致局部皮肤粗糙、增厚，眉毛脱落，结膜充血，流泪及流涎，表情呈精神紧张、焦虑状态。

7. 神经系统检查 无异常体征，少数有面部感觉减退。对此类患者应进一步询问病史，尤其询问既往是否有高血压病史，进行全面的神经系统检查，必要时包括腰穿、颅底和内听道摄片，颅脑 CT、MRI 等检查，以助与继发性三叉神经痛鉴别。

四、鉴别诊断

1. 牙痛 三叉神经痛常误诊为牙痛，往往将健康牙齿拔除，甚至拔除全部牙齿仍无效，方引起注意。牙病引起的疼痛为持续性疼痛，多局限于齿龈部，局部有龋齿或其他病变，X 线及牙科检查可以确诊。

2. 鼻旁窦炎 如额窦炎、上颌窦炎等，为局限性持续性痛，可有发热、鼻塞、浓涕及局部压痛等。

3. 青光眼 单侧青光眼急性发作误诊为三叉神经第 1 支痛；青光眼为持续性痛，不放射，可有呕吐，伴有球结合膜充血、前房变浅及眼压增高等。

4. 颞颌关节炎 疼痛局限于颞颌关节腔，呈持续性，关节部位有压痛，关节运动障碍，疼痛与下颌动作关系密切，可行 X 线及专科检查协助诊断。

5. 偏头痛 疼痛部位超出三叉神经范围，发作前多有视觉先兆，如视力模糊、出现暗点等，可伴呕吐。疼痛为持续性，时间长（往往半日至 2 日）。

6. 三叉神经炎 病史短，疼痛呈持续性，三叉神经分布区感觉过敏或减退，可伴有运动障碍。三叉神经炎多在感冒或患鼻旁窦炎后发病。

7. 小脑脑桥角肿瘤 疼痛发作可与三叉神经痛相似，但多见于 30 岁以下青年人，多有三叉神经分布区感觉减退，并可逐渐产生小脑脑桥角其他症状和体征。本病以胆脂瘤多见，脑膜瘤、听神经鞘瘤次之，后两者有其他脑神经受累，共济失调及颅内压增高表现较明显。X 线片、CT 颅内扫描及 MRI 检查等可协助确诊。

8. 肿瘤侵犯颅底 最常见的为鼻咽癌，常伴有鼻衄、鼻塞，可侵犯多数脑神经，颈淋巴结肿大，做鼻咽部检查、病理活检、颅底 X 线检查，CT 及 MRI 检查可确诊。

9. 舌咽神经痛 易与三叉神经第 3 支痛相混，舌咽神经痛的部位不同，为软腭、扁桃体、咽后壁、舌根及外耳道等处。疼痛由吞咽动作诱发，用 1% 可卡因喷咽区后疼痛可消失。

10. 三叉神经半月节区肿瘤 可见神经节细胞瘤、脊索瘤、麦氏窝脑膜瘤等，可有持续性疼痛，患者三叉神经感觉、运动障碍明显。颅底 X 线片显示可有骨质破坏等改变。

11. 面部神经痛 多见于青年人，疼痛超出三叉神经范围，可延及耳后、头顶、枕颈，甚至肩部等。疼痛呈持续性，可达数小时，与动作无关，不怕触摸，可为双侧性疼痛，夜间较重。

五、治疗原则

1. 药物治疗

（1）卡马西平 100～200mg，每日 2～3 次，口服。

（2）苯妥英钠 100～200mg，每日 3 次，并用苯巴比妥、安定效果较好。

（3）维生素 B_{12} 200～500μg，每日 1 次，肌内注射。

（4）野木瓜注射液 2mL，每日 1～2 次，肌内注射。

2. 三叉神经周围支封闭 将无水酒精直接注入眶上孔、眶下孔或半月神经节内，使局部神经组织凝固性坏死，神经传导中断，神经分布区域内各种感觉丧失，达到治疗目的。此法适用于老年体弱或拒绝手术者。

3. 三叉神经半月神经节电热凝术 将射频电极针刺入半月神经节内，先试行电刺激，如可诱发相同部位的疼痛，改以射频电流在神经节上加热至60℃，选择性破坏痛觉纤维，达到止痛目的。此法适用于年老体弱或不能手术的患者。

4. 手术治疗　一般在局麻或全麻下进行。

★**脓毒搬家疗法**

（1）定点取穴：手阳明大肠经的手三里（图4-14）和足少阳胆经环跳，再加翳风。

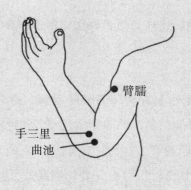

臂臑
手三里
曲池

图4-14　手三里

手三里：在前臂背面桡侧，阳溪与曲池连线上，肘横纹下2寸处。主治齿痛颊肿，高血压病，中风后遗及劳损，乳腺炎，肠炎。

环跳：在股骨大转子最高点与骶管裂孔（第4骶椎下）连线的外1/3处，侧卧屈腿取之。主治腰腿痛，瘫痪，脊髓灰质炎后遗症，坐骨神经痛，疝气。

翳风：在耳垂后方，乳突与下颌角之间凹陷处。主治耳聋，耳鸣，牙痛，面瘫，腮腺炎。

（2）治疗面积：手三里、患侧环跳每穴治疗面积在2.5～3cm²，翳风治疗面积为1.5 cm²。

（3）治疗方法：参见第二章第二节"操作方法"。照此法反复使用2～3次，效果更好。

第二十一节　臀上皮神经痛

一、概述

臀上皮神经痛，实际上就是腰臀部筋膜炎，也是常见慢性腰痛的原因之一。

二、临床表现

痛点主要在髂后上棘的外上方，即臀上、臀中皮神经支配区，局部除压痛外，常可摸到 1.5～2.0cm 的条索状硬结，有时压痛可向腿后侧放射，甚至影响直腿抬高活动。这样的患者外伤史多不明显，外观及骨关节检查无异常发现。

三、诊断

1. 腰臀部和大腿外上方刺痛或酸胀困痛，疼痛可放射到膝关节平面以上，有的还伴小腿外侧、足背外侧疼痛及腹股沟疼痛。

2. 患侧臀部有明显的局限性压痛点，该痛点位于髂嵴最高点下方 3～4cm，以及距后中线 7.5～15cm 处。痛点处可触及圆形结节或条索状物。

3. 以拇指按压疼痛点时可引起下肢放射性疼痛。

4. 运动、感觉和腱反射正常。

四、治疗

> **★ 脓毒搬家疗法**
>
> （1）定点取穴：阿是穴。
>
> （2）治疗面积：治疗点为 2cm² 大小。
>
> （3）治疗方法：参见第二章第二节"操作方法"。如此反复治疗 3～5 天，至治疗部位的皮肤基本恢复，病痛可愈。

第二十二节　腰臀部筋结

一、病因病理

腰臀部筋结的病因病理目前认识尚不统一，一般认为是由于脂肪小叶通

中医脓毒搬家疗法临床医学

过腰臀部筋膜下小缺口脱出，脱出的脂肪组织逐渐发生变性而产生疼痛。

二、临床表现

患者腰臀部皮下脂肪结节，这些结节有一定的活动性，压痛多为髂后棘部位，多发于肥胖的中年妇女。

三、治疗

★脓毒搬家疗法

（1）定点取穴：阿是穴（以筋结的大小定点）。

（2）治疗方法：参见第二章第二节"操作方法"。如此反复操作2～3次，直至病痛消失。

第二十三节　腰椎退行性变

一、概述

腰椎退行性变也称为增生性脊柱炎、肥大性脊柱炎、老年性脊柱炎或腰椎骨刺等，是一种以软骨退变、骨质增生为主要表现的骨关节炎。本病多见于中老年人，男性多于女性，有少数患者可出现慢性腰痛。临床上对患者需仔细检查，不要轻易把腰痛与脊柱炎联系在一起，以免耽误病情。

二、病因病理

本病病因尚不清楚，但一般认为是椎体及其周围软组织的老化，发生退行性变所致。本病表现为椎体软骨变性，椎体下沉，椎间隙变窄，椎体边缘骨刺形成，椎间小关节增生等，这与长期负重，慢性积累性损伤有密切关系。另外，本病也与老年人肥胖、内分泌障碍有关。严重者椎间盘软化，小关节软骨发生变性，软化、变薄、耗损、椎体滑脱，椎间孔变小，神经根受到牵拉或压迫，椎体出现假性滑脱，虽然椎间隙有增生，但不造成脊柱骨性强直。

三、临床表现

中年人逐渐发生腰背痛，无明显外伤史，一般疼痛不剧烈，仅感腰部酸痛、不灵活，甚至钝痛不适或有束缚感。早晨起床或久坐站起时，疼痛不适感更为明显，稍事活动症状可减轻或消失，但过度劳累后腰痛加重。有时疼痛可向臀部和大腿部放射，阴雨天症状加重。引起疼痛的原因可能是韧带牵拉、关节摩擦、小关节滑膜炎、神经根受骨刺刺激或小关节假性脱位等。

脊柱的变形主要是圆背，同时腰椎的生理前凸减小或消失，脊柱运动受限。有时腰部棘突叩击痛，两侧腰肌紧张、压痛，沿臀上神经和坐骨神经的径路也可有压痛，甚至出现坐骨神经根刺激症状，如直腿抬高试验、拉塞格征及凯尔尼格征阳性，下肢腱反射减弱、感觉障碍、肌力降低等。

X线检查：腰椎边缘唇形变或骨刺形成，椎间隙变窄或不对称，有的形成骨桥，椎体下沉，后关节套叠，在过伸、中立及过屈腰部的侧位X线片中，椎体有滑移现象，呈阶梯状改变，即所谓假性脱位。

四、诊断要点

根据患者的年龄、病史、临床表现和X线片所见，一般不难诊断。

五、治疗

★脓毒搬家疗法

脓毒搬家疗法治疗本病具有明显的优势和良好的疗效。

（1）定点取穴：阿是穴（1～2个点）。

（2）治疗面积：这里的定位是指治疗点定位大小，依照痛点范围，如1个点，治疗面积应在3cm²左右，两个点以上可控制在2 cm²左右。如一个点疼痛面积大，可取之中心最明显压痛点，约3 cm²大小。

（3）治疗方法：参见第二章第二节"操作方法"。按此法反复拔罐贴敷，直至病痛消失痊愈为止。

【附】特效中药验方

方药：红花10g，金银花20g，大贝10g，炮甲10g，乳香6g，没药6g，当归10g，桂枝10g，川芎8g。水煎服，每日1剂。

郁久必入络（气滞血瘀、阻经滞络）用红花。

郁久必生热（无菌炎性水肿粘连）用金银花。

郁久必生痰（无菌炎性渗出）用薏苡仁。

第二十四节 急性鼻炎

一、概述

急性鼻炎是一种常见的鼻黏膜急性感染性炎症，可经呼吸道传播，俗称伤风感冒。本病一年四季均可发病，季节交替、气温骤降、气候变化不定时期常突然发病。本病是由各种病毒感染引起的，当各种诱因导致机体或鼻腔黏膜抵抗力降低时，致病菌通过呼吸道潜入机体或潜藏于上呼吸道的病毒乘机生长繁殖，毒力增强而发病，本病后期常可继发细菌感染。

二、临床表现

本病潜伏期1～3天，起病时鼻或鼻咽部干燥、发痒、频繁打喷嚏，随即出现鼻塞、流泪和清水样鼻涕，继而鼻塞加重，鼻涕转为黏液样脓性分泌物，不易擤出。患者症状轻重不一，表现为发热、头痛、四肢酸软不适等，儿童的全身症状较成人多见。检查可见鼻腔黏膜充血、肿胀、鼻腔内有大量清水样或者黏液样脓性分泌物。如无并发症，本病7～10天可自愈，如若继发细菌感染，可并发引起急性鼻窦炎、化脓性中耳炎、咽炎、喉炎、气管炎、支气管炎等。

三、诊断与鉴别诊断

根据临床表现，容易做出诊断，但需要与下述疾病相鉴别。

1. 流行性感冒 本病传染性强，短期内在同一地区有许多人同时发病。全身症状表现比较严重，如高热、寒战、头痛、四肢关节和肌肉酸痛等。

2. 过敏性鼻炎 本病无发热等全身症状，可出现阵发性连续打喷嚏、流清水样鼻涕。检查可见鼻腔黏膜苍白、水肿。鼻腔分泌物细胞学检查、激发试验和特异性IgM抗体检测有助于诊断。

3. 急性呼吸道传染病 急性鼻炎常为本病前期症状，儿童患者尤其应与麻疹、风疹、猩红热等疾病鉴别。

四、治疗

急性者支持、对症治疗，注意预防并发症。脓毒搬家疗法的治疗主要用于病情反复发作、缠绵不愈的患者。

★脓毒搬家疗法

（1）取穴定位：大椎、曲池、合谷。

大椎：第 7 颈椎棘突下凹陷中。主治感冒，发热，咳嗽，气喘，腰背疼痛等。

曲池：屈肘呈 90°直角，在肘横纹外侧端与肱骨外上髁连线中点。主治发热，扁桃体炎，咽喉痛，高血压，偏瘫，上肢痛。

合谷：在手背第 1、2 掌骨间，偏第 2 掌骨桡侧的中点处。主治鼻炎，鼻出血，咽喉炎，角膜炎，感冒等。

（2）治疗面积：一般不超过 1.5 cm²（1 分硬币大小）。

（3）治疗方法：参见第二章第二节"操作方法"。

五、注意事项

1. 注意控制吸烟喝酒和进食刺激性食物。

2. 注意预防感冒、发热。病情轻者可自愈，重者可对症处理。

3. 加强身体锻炼，提高机体抵抗力。

4. 切忌捏紧鼻孔用力擤鼻。

第二十五节 慢性鼻炎

一、概述

慢性鼻炎是指鼻腔黏膜或黏膜下的组织慢性非特异性炎症，且炎症持续数月以上或炎症反复发作，间歇期内亦未恢复正常，并且无明确的致病微生物感染。本病包括慢性单纯性鼻炎和慢性肥厚性鼻炎两种。慢性单纯性鼻炎是鼻腔黏膜组织以充血肿胀为主的可逆性病变；慢性肥厚性鼻炎多由单纯性鼻炎发展转化而来，为鼻腔黏膜和黏膜下组织以增生为主的不可逆病变。

二、病因病理

1. 局部因素

（1）急性鼻炎如治疗不彻底或反复发作引起的黏膜损害难以完全修复，

可逐渐演变成为慢性鼻炎。

（2）鼻腔及其邻近部位病灶的影响：慢性鼻窦炎分泌物长期刺激鼻腔黏膜，鼻中隔偏曲妨碍鼻腔的通气引流，以及扁桃体炎等慢性疾病常可诱发慢性鼻炎。

（3）药物性鼻炎。

（4）物理或化学刺激。

2. 全身因素

（1）全身慢性疾病，如消耗性疾病、营养不良、心肺功能不全、肝肾疾病等可使机体防御能力下降，静脉回流受阻，反射性充血而致病。

（2）内分泌失调或精神因素可导致自主神经功能紊乱，鼻黏膜血管舒缩异常而发病。

在慢性单纯性鼻炎演化为肥厚性鼻炎的过程中，两者无论是在临床上还是在病理组织改变上，均无明显界限。

三、临床表现

1. 慢性单纯性鼻炎

（1）呈间歇性和两侧交替性鼻塞，时轻时重、时有时无，遇寒冷时鼻塞加重；白天运动、气候温度适宜时鼻塞减轻。侧卧位时位于下侧的鼻腔总是阻塞，上侧鼻腔通气良好。鼻塞时嗅觉可有减退。

（2）鼻涕较多，呈黏液性，易擤出。继发感染者可变为黏液脓性分泌物。也可出现咽部不适、咳嗽、多痰等症状。

（3）检查可见鼻腔黏膜充血、肿胀、表面光滑、湿润、柔软、有弹性，用探针轻压有凹陷，移去探针后凹陷立即恢复原状。涂 1% 麻黄素后黏膜明显收缩，鼻甲缩小。

2. 慢性肥厚性鼻炎

（1）鼻塞呈持续性，嗅觉明显减退。

（2）鼻涕不多，黏稠，呈脓性，不易擤出。

（3）伴咽干、耳鸣、听力下降及头痛、头晕等其他症状。

（4）检查可见鼻黏膜增生、肥厚，以下鼻甲和中鼻甲前端最明显，表面不平，呈结节状，探针压之不凹陷或移去探针后凹陷不恢复，对 1% 麻黄素反应不良或无反应。

四、诊断要点

根据症状、鼻镜检查及鼻黏膜对麻黄素等血管收缩剂的反应，诊断多无困难。但应注意与结构性鼻炎鉴别，结构性鼻炎是鼻腔存在一种或几种鼻腔结构解剖异常，如鼻中隔偏曲、中鼻甲反向弯曲及下鼻甲内展等结构异常，常常会引起鼻腔通气及功能异常。

五、治疗

1. 慢性单纯性鼻炎

（1）治疗原则是根除病因，消除黏膜肿胀，恢复鼻腔通气功能。

（2）鼻炎膏鼻腔内用药：

配方：苦丁香3份，冰片1份，青黛2份，白凡士林10份。将前3味药研细末，加入凡士林调成膏备用。

用法：患者采取坐位，两侧鼻腔清理干净，用棉棒蘸匀鼻炎膏送入鼻腔内2cm处即可，然后用胶布固定棉棒，以防打喷嚏涕出，患者头稍向前低，一般30分钟左右，黄涕流出增多,7小时消失，一般患者1～3次即可治愈，每次治疗间隔6天。

★脓毒搬家疗法

（1）定点取穴：大椎。

大椎：第7颈椎棘突下凹陷处。

主治：感冒，发热，咳嗽，气喘，腰背疼痛等。

（2）治疗面积：一般不超过1.5cm²（1分硬币大小）。

（3）治疗方法：参见第二章第二节"操作方法"。

---

2. 慢性肥厚性鼻炎

（1）治疗原则以缩小鼻甲，改善恢复鼻腔通气功能为主。

（2）脓毒搬家疗法治疗同单纯性鼻炎。

六、注意事项

1. 注意控制烟酒和刺激性食物。

2. 注意预防感冒、发热，病情重者可对症处理。

3. 加强身体锻炼，提高机体抵抗力。

4. 切忌捏紧鼻孔用力擤鼻。

第二十六节　过敏性鼻炎

一、概述

过敏性鼻炎是一种变态反应性鼻炎，人体接触某种异体物质（过敏原）后，对该物质反应增高，当人体再次接触这种物质时，身体发生异常的高敏反应，从而出现一系列临床症状。过敏性鼻炎也是一种常见的鼻腔黏膜下层的慢性炎症，为鼻科常见病之一，发病率较高，可见于任何年龄、任何季节，临床以青少年发病居多。本病根据症状表现分为两型，一是长年性过敏性鼻炎，发病无季节性；二是花粉症，发病有明显季节性，一般在春秋季节接触某种花粉后症状发作，季节过后症状消失。

二、临床表现

1. 鼻痒、打喷嚏，多在清晨起床时鼻痒发作，续之连续打喷嚏几个甚至十几个，常伴有眼痒、咽喉不适等症状。

2. 水样鼻涕，量多，合并感染时呈黄黏脓涕。

3. 鼻塞呈间歇性或交替性，常在夜间、静坐和寒冷时加重，症状轻重不一。

4. 其他症状可见头痛、头胀、流泪、耳鸣、嗅觉减退、咽部不适、恶心等。

三、诊断要点

1. 阵发性鼻痒、连续打喷嚏、大量清水样鼻涕、鼻塞、嗅觉减退。

2. 发作期间可伴有暂时性耳鸣、听力减退、头痛或其他变态反应性症状，如哮喘、荨麻疹等。

3. 鼻分泌物涂片可见大量嗜酸性粒细胞。

4. 鼻腔检查发作期鼻黏膜苍白、水肿，以中、下鼻甲明显，鼻腔内有大量清水样分泌物。间歇期鼻腔黏膜恢复正常。

过敏性鼻炎具有典型的临床症状，诊断并不难，主要应与急性鼻炎区别。急性鼻炎是由病毒感染所致，冬春季好发，病程 7 ～ 10 天，鼻黏膜充血、脓涕，伴有全身症状。

四、治疗

★脓毒搬家疗法

（1）定点取穴：大椎。

大椎：第 7 颈椎棘突下凹陷处。主治感冒，发热，咳嗽，气喘，腰背疼痛等。

（2）治疗面积：一般不超过 1.5cm²（1 分硬币大小）。

（3）治疗方法：参见第二章第二节"操作方法"。预防复发及提高免疫力可服闫氏祛寒散（见风湿寒性关节痛）。

五、注意事项

1. 注意控制烟酒和刺激性食物。

2. 注意预防感冒，防止发热反应。

3. 避免接触过敏物质。

第二十七节　慢性咽炎

一、概述

慢性咽炎为咽部黏膜、黏膜下及淋巴组织的慢性炎症，常为上呼吸道慢性炎症的一部分。本病多见于成人，病程长，症状顽固，不易治愈。

二、病因病理

1. 局部因素　急性咽炎反复发作，各种鼻病及呼吸道慢性炎症，长期张口呼吸及炎性分泌物刺激咽部，烟酒过度，粉尘、有害气体的刺激及辛辣食品等都可引起本病。

2. 全身因素　全身疾病如呼吸道疾病、消化道疾病、内分泌紊乱、糖尿病、贫血等。

三、临床表现

本病主要症状为咽部的各种不适感，如咽部异物感、烧灼感、干燥干痒感、刺激感或有刺激性干咳、无痰、微痛等。咽后壁常附有较黏稠的分泌物。症状在晨起时明显，由于分泌物的刺激可呈频繁的刺激性干咳，无痰，咳嗽导致干呕，全身症状一般不明显。临床上可分为 3 型。

1. 慢性单纯性咽炎 咽黏膜有不同程度的弥漫性充血，血管扩张，咽后壁散在淋巴滤泡充血肿大，常有黏稠分泌物附在黏膜表面。

2. 慢性肥厚性咽炎 咽黏膜充血增厚，咽后壁淋巴滤泡显著增生，淋巴滤泡呈颗粒样隆起，相互融合成片，咽侧索亦呈条束状充血肥厚。

3. 慢性萎缩性咽炎 常继发于萎缩性鼻炎，咽后壁黏膜干燥，萎缩变薄，干燥无光泽，常有干痂附着。

四、诊断要点

根据病史及检查所见，本病的诊断并不难。但要注意详细询问病史，全面检查咽部（包括鼻咽及喉咽），再加上必要的全身检查，特别是鼻、咽、喉、食管、颈部的隐匿病变，如早期恶性肿瘤，在排除这些病变之前必须对患者进行追踪观察，以免造成误诊。

五、鉴别诊断

临床上应该注意和咽异感症相鉴别。咽异感症是指不伴有局部器质性病变的咽部感觉异常，中医称为"梅核气"，多发生于中年女性。患者感到咽部异物感、阻塞感、烧灼感、痒感、紧迫感、黏着感等，但进食物无障碍，空咽时明显。主要与精神因素有关，如恐惧、焦虑、抑郁症、悲伤及神经衰弱症等。对咽异感症的诊断应该谨慎，应根据病史、症状、检查的全部资料详细分析，排除隐蔽在咽部、颈部、上呼吸道、上消化道等部位的器质性病变后方可诊断为咽异感症。

六、治疗

1. 病因治疗 消除各种致病因素，增强体质；戒除烟酒、改善环境；积极治疗全身疾病等。

2. 清嗓饮

配方：青果 10 个，菊花 30g，木蝴蝶 10g，生甘草 15g。用法：共研为细末，每日 30g，代茶多次泡服。

★**脓毒搬家疗法**

（1）定点取穴：天突。

天突：位于颈部，前正中线上胸骨上窝中央（图4-15）

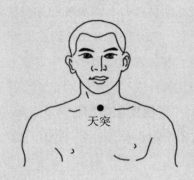

图4-15　天突

主治：咳嗽，气喘，暴喑，咽肿疼痛。

（2）治疗面积：一般不超过 $1.5cm^2$（1分硬币大小）。

（3）治疗方法：参见第二章第二节"操作方法"。

七、注意事项

1. 注意控制烟酒和刺激性食物。

2. 积极治疗可能引起慢性咽炎的原发病。

3. 加强身体锻炼，提高机体抵抗力。

4. 避免长期过度发声。

第二十八节　扁桃体炎

一、概述

扁桃体炎临床分为急性扁桃体炎和慢性扁桃体炎。前者为腭扁桃体的急性非特异性炎症，常伴有急性咽炎；后者多是在前者基础上转化发展而形成的病变。本病好发于青年人群，在季节更替、气温变化时容易发病，是很常见的咽部疾病。

二、病因病理

急性扁桃体炎有传染性，潜伏期 2～4 天，为飞沫或直接接触传染，通常呈散发性，偶有暴发流行，多见于集体生活者。本病可因病毒、细菌或混合感染引起。病毒多为鼻病毒或腺病毒；细菌感染的致病菌多为乙型溶血性链球菌、葡萄球菌、肺炎双球菌，近年发现有厌氧菌感染者。在正常人的咽部及扁桃体隐窝内存在这些病原体，当机体因受凉、感冒、醉酒、烟草等刺激致抵抗力降低时，病原体大量繁殖而发病。

慢性扁桃体炎多由急性扁桃体炎反复发作或因为扁桃体隐窝引流不畅，窝内细菌、病毒滋生引起局部感染演变而成。邻近器官的病变如急性呼吸道感染、鼻炎、鼻窦炎、腺体肥大可伴有慢性扁桃体炎发生。目前认为慢性扁桃体炎与自身变态反应有关。

三、临床表现

1. 急性扁桃体炎

（1）全身症状：起病急，畏寒，高热，头痛，乏力，食欲减退，四肢酸痛。小儿可出现抽搐、惊厥、呕吐及昏睡等症状。

（2）局部症状：剧烈咽痛，吞咽时加重，疼痛向耳部放射。合并扁桃体周围脓肿时症状突然加重，一侧咽痛加剧，不敢吞咽，咽痛向同侧耳部或牙齿放射，语言含糊不清、流涎、饮水呛咳、张口困难等。

（3）检查：患者呈急性病容，咽部黏膜弥漫性充血，扁桃体充血肿大，隐窝口可见黄白色脓点或豆腐渣样渗出物，有的融合成片状伪膜，局限于扁桃体表面，易于拭去，拭去后无创面及出血，下颌角淋巴结肿大、压痛。

2. 慢性扁桃体炎

本病的特点是多有急性扁桃体炎的反复发作病史，平时多无明显不适症状，有咽干、咽痒、咽部异物感、干咳、微痛、口臭以及消化不良、头痛、乏力、低热、易感冒等表现。小儿扁桃体过大可影响呼吸、吞咽，出现相应症状。

检查可见扁桃体和腭舌弓慢性充血，隐窝口可见点状黄白色干酪样物。扁桃体大小不一，表面凹凸不平，可有细条索状瘢痕，质地较硬，与腭舌弓粘放血治疗，疗效十分显著。

四、治疗

★脓毒搬家疗法

（1）定点取穴：天突。

天突：位于颈部，前正中线上胸骨上窝中央。

主治：咳嗽，气喘，暴喑，咽肿疼痛。

（2）治疗面积：一般不超过 $1.5cm^2$（1分硬币大小）。

（3）治疗方法：参见第二章第二节"操作方法"。

3. 清嗓饮　方见慢性咽炎。

五、注意事项

同慢性鼻炎。

第二十九节　慢性喉炎

一、概述

慢性喉炎是指喉部黏膜的一般性病菌感染所引起的慢性炎症。因病变程度的不同，可分为慢性单纯性喉炎、肥厚性喉炎和萎缩性喉炎。

二、病因病理

慢性喉炎是指喉黏膜、黏膜下组织及声带的慢性非特异性炎症。为喉部常见疾病，是长期声音嘶哑的主要原因之一。反复发作的急性喉炎、过度用嗓、烟酒过度、长期吸入有害气体或粉尘等理化刺激为本病的主要原因。邻近器官的慢性炎症如鼻炎、鼻窦炎、扁桃体炎可直接扩展到喉部，为本病发生的诱因。下呼吸道的慢性炎症、长期咳嗽及脓性分泌物刺激喉部黏膜也可诱发本病。

三、临床表现

声音嘶哑为本病的主要症状，早期声音嘶哑时轻时重，嗓音低沉、变粗、发音易疲劳，说话费力；后期声音嘶哑为持续性，伴喉部异物感、紧缩感、不断清嗓但咽部分泌物不多，多无喉痛。喉镜检查可有下列改变。

1. 慢性单纯性喉炎　喉黏膜弥漫性充血，声带由白色变为粉红色，边缘变钝。声带表面可见黏液样丝状分泌物。

2. 肥厚性喉炎 声带充血增厚，声带表面粗糙不平，声门闭合不全，室带亦可发生肥厚，并遮盖声带。

3. 萎缩性喉炎 喉黏膜变薄、干燥、喉腔变宽，严重者喉黏膜表面有痂皮附着，声门闭合时有梭形裂隙。

四、诊断要点

根据临床症状及结合喉镜检查诊断不难。应注意与以下疾病鉴别。

1. 喉癌 多见于老年男性，渐进性声音嘶哑，癌肿常局限于一侧，其表面呈菜花状或结节状，声带固定。活检病理可证实。

2. 喉结核 咽痛明显，声音嘶哑、无力或失音。喉黏膜苍白，多有溃疡或增生，常合并肺结核。痰液查抗酸杆菌及活检病理可证实。

五、治疗

1. 病因治疗 避免长期过度用嗓，戒除烟酒，改善工作环境，积极治疗鼻腔、鼻窦的慢性炎症，解除鼻阻塞，控制咽部及下呼吸道的炎症。

2. 中药治疗 可选用清音丸、黄氏响声丸或清嗓饮（见扁桃体炎）。

★脓毒搬家疗法

（1）定点取穴：选择天突、大椎或第5颈椎周围压痛点。

（2）治疗方法：参见第二章第二节"操作方法"。照此法重复3～4次，创面皮肤干燥愈合为1个疗程。

六、注意事项

同慢性鼻炎。

第三十节　鼻后滴流综合征

一、概述

鼻后滴流综合征是指由于鼻部疾病引起的分泌物倒流至鼻后和咽喉部，甚至反流入声门或气管，导致以咳嗽为主要表现的综合征。

二、病因病理

引起鼻后滴流综合征的疾病包括季节性变应性鼻炎、常年性变应性鼻炎、常年性非变应性鼻炎、血管舒缩性鼻炎、感染性鼻炎、真菌性鼻炎、普通感冒和副鼻窦炎等。伴有大量痰液者多为慢性鼻窦炎所致。

三、临床表现

除了咳嗽、咳痰外，鼻后滴流综合征通常还有咽喉部滴流感、口咽黏液附着感、频繁清喉、咽痒不适或鼻痒、鼻塞、流涕、打喷嚏等。有时患者会主诉声音嘶哑，讲话也会诱发咳嗽，但其他原因的咳嗽本身也有类似主诉。通常患者发病前有上呼吸道疾病感染病史，如感冒等。

四、诊断要点

1. 发作性或持续性咳嗽，以白天咳嗽为主，入睡后较少咳嗽。

2. 鼻后滴流和（或）咽后壁黏液附着感。

3. 有鼻炎、鼻窦炎、鼻息肉或慢性咽喉炎等病史。

4. 检查发现咽后壁有黏液附着，呈鹅卵石样外观。

5. 经针对性治疗后咳嗽好转。

五、鉴别诊断

鼻后滴流综合征涉及多种疾病，其诊断主要是根据病史和相关检查综合判断，所以在确立诊断前应该排除一切引起慢性咳嗽的其他常见原因。近年来有学者直接采用鼻炎／鼻窦炎作为慢性咳嗽的病因诊断，而不用鼻后滴流综合征的病名。

六、治疗

由普通感冒、非变应性鼻炎、血管舒缩性鼻炎、常年性鼻炎引起的鼻后滴流综合征首选第一代抗组胺剂和减充血剂。各种抗组胺剂对变应性鼻炎的治疗均有效果，首先选用无镇静作用的第二代抗组胺剂常用药物：氯雷他定或阿司咪唑。鼻腔吸入糖皮质激素是变应性鼻炎首选药物，通常为丙酸倍氯米松（每鼻孔 50 微克／次）或等效剂量糖皮质激素，每天 1～2 次。色甘酸钠吸入对变应性鼻炎亦具有良好的预防作用，应用剂量 20 豪克／次，每天 3～4 次。改善环境、避免变应原刺激是控制变应性鼻炎的有效措施。变应原免疫治疗可能有效，但起效时间较长。抗菌药物是治疗急性细菌性鼻炎的主要药物，但效果欠佳，分泌物多时可采用鼻腔吸入糖皮质激素及减充血剂减轻炎症。

★**脓毒搬家疗法**

（1）定点取穴：天突、大椎。

天突：位于颈部，前正中线上胸骨上窝中央。主治咳嗽，气喘，暴喑，咽肿疼痛。

大椎：第7颈椎下与第1胸椎上凹陷处。主治感冒，发热，咳嗽，气喘，腰背疼痛等。

（2）治疗面积：治疗点不过2cm²（1元硬币大小）。

（3）治疗方法：参见第二章第二节"操作方法"。如果有分泌物，重复以上操作3～4次，创面皮肤干燥愈合为1个完整的疗程。

【典型病例】

张某，女，47岁，患鼻后滴流综合征6年，因诊断不清而反复进行各种检查，并于3年前行鼻窦炎穿刺引流术和扁桃体摘除术。患术后病情缠绵不愈很是痛苦，患者2012年9月11日来我处就治。主诉频繁咳嗽，以白天为主，咽痒不适伴有咽后壁黏液附着物，鼻塞、流涕、打喷嚏。检查发现咽部腺体滤泡增生，咽后壁黏液附着。因患者病程年久，应用多种治疗方法无效，经过详细沟通后决定采用脓毒搬家疗法试治。治疗点选择天突、大椎穴位。在穴位上做1元硬币大小的标记，然后使用75%的酒精棉球消毒。消毒后用泻血笔在标记内均匀分散刺破皮肤，然后用多功能拔罐在刺破的皮肤上拔5～10分钟。拔出血水约30mL，用75%的酒精棉球消毒清理干净后，再用调药刀薄涂一层脓毒搬家膏。无纺胶布覆盖，再用风湿止痛膏封严，隔日揭掉时见敷料已经被黄色分泌物浸透，皮肤创面出现高粱粒大小的脓点和大量脓水。患者自述浑身发冷酸痛，查体温38.5℃，创面皮肤疼痛剧烈，鼻部症状明显减轻，流涕明显减少，打喷嚏不再频繁，咽部症状稍有减轻。给予尼美舒利等药物对症治疗。治疗部位脓点、脓疱直接用多功能拔罐拔10～20分钟。拔出果冻样脓毒血水约40mL，局部清理干净，覆盖清热利湿消肿药膏。24 小时后揭掉，仍然有大量黄色脓水样分泌物。重复以上操作 4 次，创面皮肤干燥愈合为 1 个完整的疗程。2012 年 9 月 23 日患者来我院复诊，自述鼻部症状明显减轻，除早晨和遇冷空气时发作外余无明显不适，咽部症状（咳嗽）稍微减轻。随即按上述方法给予第 2 个疗程治疗。创面仍然出现大量黄白色果冻样分泌物。治疗 3 次后患者突感咽喉部紧缩感消失，咽部轻松。第二天自述平常咽喉部咳出的鼻涕样痰液变为稀薄的白色泡沫性痰，易咳出，咳嗽也随之减轻。2012 年 10 月 10 日患者来我处三诊，自述除稍有不适外其他一切正常，要求继续巩固治疗 1 个疗程。按上述方法继续治疗后，咳嗽消失，其他症状消失，至今无复发。

第三十一节　慢性支气管炎

一、概述

慢性支气管炎是呼吸系统的一种常见病、多发病，本病流行与吸烟、地区和环境卫生等有密切关系。50 岁以上者患病率随年龄增长而增加。

慢性支气管炎的病因十分复杂，主要是由于感染或非感染因素引起气管、支气管黏膜及其周围组织的慢性非特异性炎症。其病理特点是支气管腺体增生、黏液分泌增多。临床出现连续 2 年以上，每年持续 3 个月以上的咳嗽、咳痰或气喘等症状。本病早期多在冬季发作，春暖气温回升后缓解；晚期炎症加重，症状长年存在，不分季节。疾病进展加重后又可并发慢性阻塞性肺气肿、肺源性心脏病，严重影响患者的劳动能力和身心健康。

二、病因病理

1. 慢性刺激　大气中的刺激性烟雾、有害气体，如二氧化硫、二氧化碳、氯气、臭氧等，特别是纸烟产生的烟雾，都可对支气管黏膜造成损伤。

2. 感染因素　感染是慢性支气管炎发生、发展的重要因素，多为病毒、支原体和细菌感染。常见病毒有流感病毒、鼻病毒、腺病毒、呼吸道合胞病毒等。

3. 过敏因素　慢性喘息型支气管炎患者常有过敏史，过敏反应可使支气管收缩或痉挛，发生组织损害和炎症反应，进而形成慢性支气管炎。

4. 个体易感性　机体的内在因素是慢性支气管炎发病的基础。

三、临床表现

部分患者在起病前有急性呼吸道感染史。常在寒冷季节，如春冬季节发病，轻型病例只是在清晨起床时出现咳嗽并引起咳少量黏液样稀痰，随着时间的推移，症状逐渐加重，痰呈白色黏液泡沫样，黏稠不易咳出，伴喉中痰鸣。急性呼吸道感染时，症状加剧，痰量增多，黏稠度增加或者为黄色脓痰，偶尔痰中带血。喘息型支气管炎患者在症状加剧继发感染时，常伴有哮喘样发作，气急不能平卧。本病一般不引起呼吸困难，但并发肺气肿后，随着肺气肿程度加重，则呼吸困难的程度逐渐加重。

1. 体征　本病早期多无体征，感染时可在肺底部闻及湿性或干性啰音，喘息型支气管炎在咳嗽或深吸气后可闻及哮鸣音，严重感染发作时可闻及广泛哮鸣音。根据临床表现将慢性支气管炎分为单纯型与喘息型，单纯型以反复咳嗽、咳痰为主要表现；喘息型除咳嗽、咳痰外尚合并喘息症状，并且伴有哮鸣音。长期发作的病例可表现出肺气肿体征。

2. 并发症

（1）阻塞性肺气肿：为慢性支气管炎的最常见并发症，以不完全可逆气流受限和肺气肿体征为临床表现。

（2）支气管肺炎：慢性支气管炎蔓延到支气管周围组织中，患者伴有高热、寒战、脓性黄痰且痰量增加，白细胞总数量及中性粒细胞增多，X 线检查可见两肺下叶有斑点状或小片状阴影。

（3）支气管扩张：慢性反复咳嗽、咳痰，多为大量脓痰，常反复咯血。典型 X 线表现可见卷发样改变，CT（特别是高分辨率）CT 发现支气管管腔扩大，可确诊。

四、诊断要点

本病诊断主要依靠病史和临床症状。以咳嗽、咳痰为主要症状或部分患者伴有喘息，每年发作 3 个月，并持续出现 2 年或 2 年以上，排除其他心肺疾病，如支气管哮喘、支气管扩张等引起的咳嗽、咳痰、喘息症状，可以诊断为慢性支气管炎。

五、鉴别诊断

1.肺结核 活动性肺结核常伴有低热、乏力、盗汗、咯血等症状。X 线检查可发现肺部病灶，痰检结核菌阳性。

2.支气管哮喘 常有个人或家族过敏史，发病年龄较轻，表现为阵发性呼吸困难和咳嗽，听诊有呼气延长伴高调的哮鸣音。

3.心源性哮喘 由肺瘀血引起的咳嗽，常为干咳。详细询问病史可发现有心悸、胸闷等心脏病体征。超声心电图有助于鉴别诊断。

4.肺癌 多发生于 40 岁以上的长期吸烟者，患者为刺激性咳嗽、痰中带血。痰细胞或纤维支气管镜检查可明确诊断。

六、治疗

★脓毒搬家疗法

（1）定点取穴：天突、肺俞（图 4-16）。

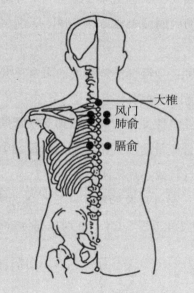

图 4-16 肺俞

天突：位于颈部，前正中线上胸骨上窝中央。主治咳嗽，气喘，暴喑，咽肿疼痛。

肺俞：足太阳膀胱经穴。在背部，第 3 胸椎棘突下，旁开 1.5 寸。主治咳嗽，气喘，咯血，鼻塞；骨蒸潮热，盗汗；皮肤瘙痒，瘾疹。

（2）治疗面积：一般不超过1.5cm²（1分硬币大小）。

（3）治疗方法：参见第二章第二节"操作方法"。

第三十二节　支气管哮喘

一、概述

支气管哮喘是由多种细胞和成分参与的气道慢性炎症性疾病，是临床常见疾病、多发疾病。这种气道炎症导致气道高反应性的增加和广泛、多变的可逆性气流受限，并引起反复发作的喘息、气急、胸闷或咳嗽等症状，常在夜间和（或）清晨发作、加剧，多数患者可以自行缓解或经治疗缓解。

二、病因病理

支气管哮喘的病因还不十分清楚，过敏体质及外界环境的影响是发病的危险因素。哮喘与多基因遗传有关，同时受遗传因素和环境因素的双重影响。其发病机制不完全清楚，可概括为免疫－炎症反应、神经机制和气道高反应性及其相互作用。

1. 免疫－炎症机制　免疫系统在功能上分为体液（抗体）介导的和细胞介导的免疫，均参与哮喘的发病。

2. 神经机制　神经因素也被认为是哮喘发病的重要环节。

3. 气道高反应性　表现为气道对各种刺激因子出现过强或过早的收缩反应，是哮喘病发生发展的另一个重要因素。目前普遍认为气道炎症是导致气道高反应性的重要机制之一，当气道受到变应原或其他刺激后，由于多种炎症细胞、炎症介质和细胞因子的参与，气道上皮的损害和上皮下神经末梢的裸露等而导致气道高反应性。

三、临床表现

1. 症状　发作性伴有哮鸣音的呼气性呼吸困难或发作性胸闷和咳嗽是其主要症状。严重者被迫采取坐位或呈端坐位呼吸，干咳或咳大量白色泡沫痰，甚至出现发绀等。哮喘症状可在数分钟内发作，经数小时至数天，用支气管舒张药可自行缓解。某些患者在缓解数小时后可再次发作，在夜间及凌晨发作和加重是哮喘的特征之一。有时咳嗽可为唯一症状（咳嗽变异型哮喘）。有些青少年，其哮喘表现为运动时出现胸闷、咳嗽和呼吸困难（运动性哮喘）。

2. 体征 发作时胸部呈过度充气状态，叩诊呈过清音，可闻及广泛的哮鸣音，呼气音延长。但在非常严重的哮喘发作时哮鸣音也可以不出现，称为寂静胸，常提示病情危重，同时还可出现心率增快、奇脉、胸腹反常运动和发绀。非发作期体检可无异常。

四、诊断要点

1. 反复发作性喘息、气急、胸闷或咳嗽，多与接触变应原、冷空气、物理、化学性刺激、病毒性上呼吸道感染、运动等有关。

2. 发作时在双肺可闻及散在或弥漫性、以呼气为主的哮鸣音，呼气延长。

3. 上述症状可经治疗缓解或自行缓解。

4. 除外其他疾病所引起的喘息、气急、胸闷和咳嗽。

5. 临床表现不典型者（如无明显喘息或体征），以下 3 项中至少应该有 1 项符合：

（1）支气管激发试验或运动试验阳性。

（2）支气管舒张试验阳性。

（3）昼夜最大呼气流量变异率 20%。

6. 辅助检查：主要依靠呼吸功能、动脉血气分析、特异性变应原的检测确诊。血液、痰液常规检查、胸部 X 线检查一般无异常。

五、鉴别诊断

本病根据临床表现和辅助检查不难做出诊断，但需要和左心衰竭引起的喘息样呼吸困难、明显阻塞性肺疾病、上呼吸道阻塞、变态反应性肺浸润等疾病做出鉴别。痰液细胞学或细菌学检查，胸部 X 线、CT、MRI 检查，纤维支气管镜、肺组织活检等可以明确诊断。

六、并发症

发作时可并发气胸、纵隔气肿、肺不张。长期反复发作和感染可并发慢性支气管炎、肺气肿、支气管扩张、间质性肺炎、肺纤维化和肺源性心脏病。

七、治疗

★脓毒搬家疗法

（1）适应证：①符合支气管哮喘西医诊断及中医哮证缓解期和发作期属于寒哮证诊断标准。②急性发作期属于轻、中度者，非急性发作期属于间歇性及轻、中度者。

（2）定点取穴：天突、定喘、肺俞。

天突：位于颈部，前正中线上胸骨上窝中央。主治咳嗽，气喘，暴喑，咽肿疼痛。

定喘：经外穴。在背部，第7颈椎棘突下，旁开0.5寸。主治哮喘，咳嗽，落枕，肩背痛，上肢疼痛不举。

肺俞：足太阳膀胱经穴。在背部，第3胸椎棘突下，旁开1.5寸。主治咳嗽，气喘，咯血，鼻塞；骨蒸潮热，盗汗；皮肤瘙痒，瘾疹。

（3）治疗面积：一般不超过1.5cm²（1分硬币大小）。

（4）治疗方法：参见第二章第二节"操作方法"。照此法反复治疗2～3次。

八、注意事项

1. 拔出的血水多少根据患者体质而定。

2. 糖尿病患者如出现皮肤溃烂可使用湿润烧伤膏治疗。

3. 注意预防感冒，治疗后如有低热类似感冒症状，可对症治疗。

4. 控制烟酒及刺激性食物。

5. 穴位一定要定位准确。

第三十三节　慢性阻塞性肺病

一、概述

慢性阻塞性肺疾病（COPD）是一种具有不完全可逆气流受限为特征的肺部疾病，呈进行性发展，主要表现为肺功能的加速下降。

二、病因病理

本病确切的病因尚不完全清楚，病因十分复杂，目前被医学界公认的因素如下：

1. 吸烟为重要的发病因素，吸烟可以损伤呼吸道上皮细胞和纤毛运动功能，促使支气管上皮纤毛变短和杯状细胞增生，黏液分泌增多，使呼吸道净化能力下降，还可使氧自由基产生增多，诱导中性粒细胞释放蛋白酶，破坏肺弹力纤维，诱发肺气肿形成。烟中所含有的焦油和烟碱能损伤呼吸道并增加呼吸道的阻力。

2. 感染因素与慢性支气管炎发生相类似，呼吸道感染也是COPD发生发展和急性加重、加剧的重要因素之一。

3. 蛋白酶－抗蛋白酶失衡：蛋白水解酶对组织有损伤、破坏作用；抗蛋白酶对弹性蛋白酶等多种蛋白酶具有抑制功能，两者保持平衡是保证肺组织正常结构免受损伤和破坏的主要因素。

4. 空气污染。

5. 职业性粉尘和化学物质。

6. 氧化应激。

7. 炎症机制：气道、肺实质及肺血管的慢性炎症是COPD的特征性改变，中性粒细胞、巨噬细胞、T淋巴细胞等炎症细胞均参与COPD发病的过程。

8. 其他：机体内在因素，如遗传因素、免疫功能低下、自主神经功能失调、营养不良、气温突变等因素都有可能参与COPD的发生和发展。

三、临床表现

1. 症状 起病缓慢、病程较长。

（1）慢性咳嗽：随着病程发展可长期存在。常晨间咳嗽明显，夜间有阵发性咳嗽或排痰。

（2）咳痰：一般为白色黏液或浆液性泡沫性痰，偶有血丝，清晨排痰较多，急性发作期痰量增多，可有脓性痰。

（3）逐渐加重的气短或呼吸困难：早期在劳力时出现，后逐渐加重，以致日常活动甚至休息时也感到气短，是COPD的标志性症状。

（4）喘息和胸闷：部分患者特别是重度患者或急性加重时出现喘息。

（5）其他：晚期患者有体重下降、食欲减退等。

2. 体征　早期可无异常体征，随着疾病进展出现以下肺气肿体征。

（1）视诊：可见桶状胸，部分患者呼吸变浅，频率增快，严重者可有缩唇呼吸等。

（2）触诊：双侧语音震颤减弱。

（3）叩诊：肺部过清音，心浊音界缩小，肺下界和肝浊音界下降。

（4）听诊：两肺呼吸音减弱，呼气延长，部分患者可闻及干性啰音和（或）湿性啰音。

3. COPD 病程分期

（1）急性加重期：是指在疾病过程中，短期内咳嗽、咳痰、气短和喘息加重，痰量增多，呈脓性痰或黏液脓性，可伴发热等症状。

（2）稳定期：是指患者咳嗽、咳痰、气急、气短等症状稳定或症状轻微。

四、诊断要点

本病主要依靠病史及临床症状、体征及肺功能检查等综合分析可确诊。但需要与支气管哮喘、支气管扩张和肺癌等疾病相鉴别。可根据影像学检查确诊。

肺功能检查是判断气流受限的主要客观指标，对 COPD 诊断、严重程度评价、疾病进展、预后及治疗反应等有重要意义。

五、并发症

1. 慢性呼吸衰竭　常在 COPD 急性加重期发生，其呼吸困难症状明显加重，发生低氧血症和（或）高碳酸血症，可有缺氧和二氧化碳潴留的临床表现。

2. 自发性气胸　如有突然加重的呼吸困难，并伴有明显的发绀，患侧肺部叩诊为鼓音，听诊呼吸音减弱或消失，应考虑并发自发性气胸，通过 X 线检查可以确诊。

3. 慢性肺源性心脏病　由于 COPD 肺病引起肺血管床减少及缺氧致肺动脉痉挛、血管重塑，导致肺动脉高压、右心室肥厚扩大，最终发生右心室功能不全。

六、治疗

现代医学常规治疗对症处理。

★脓毒搬家疗法

（1）定点取穴：膻中、肺俞。

膻中：在胸部，前正中线上，平第 4 肋间，两乳头连线的中点（心包募穴，八会穴之气会）。主治咳嗽，气喘，咯唾脓血，胸痹心痛，心悸，心烦，产妇少乳，噎膈。

肺俞：在背部，第 3 胸椎棘突下，旁开 1.5 寸。主治咳嗽，气喘，咯血，鼻塞；骨蒸潮热，盗汗；皮肤瘙痒，瘾疹。

（2）治疗面积：一般不超过 1.5cm²（1 分硬币大小）。

（3）治疗方法：参见第二章第二节"操作方法"。照此法反复使用 2～3 次。

第三十四节　食管炎

一、概述

食管炎是由微生物、物理性和化学性刺激而致食管黏膜等组织的急性或慢性炎症病变，是消化系统常见病之一。可根据食管炎至上腹部或胸骨后的灼热、疼痛、酸味胃内容物反流及咽下困难等进行诊断。

二、病因病理

1. 微生物感染　老年人患消耗性疾病，免疫功能低下或长时间使用抗肿瘤药、激素、广谱抗生素等情况下，容易发生真菌性食管炎等。

2. 化学性刺激　自服或误服强酸、强碱、洁厕剂、除草剂及其他腐蚀性物质可发生急性腐蚀性食管炎，最多见为反流性食管炎。

3. 物理性刺激　放射治疗、胃引流、异物刺激或严重烧伤也可致食管炎。

三、临床表现

轻度慢性食管炎可无任何症状。无论何种病因所致者常见症状有胸骨后烧灼感（烧心感）或烧灼痛、反流及吞咽困难等。烧灼感常发生在饭后 1 小时内，仰卧位、躯干前倾或剧烈运动时可诱发，此症状以反流性食管炎多见。胸骨后痛可向下放射至腹部，向上放射至颈部、肩胛间区或全胸。反流症状主要是反酸味或苦味的液体，偶有食物反流至口腔，有时还伴有轻度呕吐，这些症状多表现在烧心感之后。食管痉挛可产生一过性吞咽困难（梗塞感），数分钟可缓解。轻度狭窄只在进餐快时有梗塞感，重度者只能吃流质并伴有呕吐及体重减轻，狭窄严重时烧灼感可消失。另外，食管炎严重时还可轻度出血（罕见大出血）。

真菌性食管炎可伴有鹅口疮，腐蚀性食管炎常见口腔及咽喉部糜烂。

四、诊断要点

本病依靠明确的病因及典型症状可做出初步诊断。

1. 食管内窥镜检查 依据致病因素的不同其表现各异。其共性为食管黏膜充血、水肿、分泌物增多等。结合黏膜活检可了解炎症程度，明确某些病因做出诊断。

2. X 线检查 轻度食管炎吞钡透视可无发现。炎性明显者食管壁不规则、黏膜表面粗糙。

五、鉴别诊断

本病需要与食管炎鉴别诊断的疾病主要有食管癌、食管弛缓症、良性肿瘤、食管神经官能症（癔病）等。这些疾病的主要症状为不同程度的吞咽困难、胸骨后痛和反流症状等，经 X 线、内窥镜及病理组织学等检查皆可确诊。

六、治疗

★**脓毒搬家疗法**

（1）定点取穴：天突、膻中、大椎。

天突：位于颈部，当前正中线上胸骨上窝中央。主治咳嗽，气喘，暴喑，咽肿疼痛。

膻中：在胸部，当前正中线上，平第 4 肋间，两乳头连线的中点。

主治咳嗽，气喘，咯唾脓血，胸痹心痛，心悸，心烦，产妇少乳，噎膈。

大椎：第7颈椎下与第1胸椎上凹陷处。主治感冒，发热，咳嗽，气喘，腰背疼痛等。

（2）治疗面积：一般不超过1.5cm²（1分硬币大小）。

（3）治疗方法：参见第二章第二节"操作方法"。可照此法反复治疗2～3次。

第三十五节　胃食管反流病

一、概述

胃食管反流病是指过多胃、十二指肠内容物反流入食管引起烧心等症状，并可导致食管炎和咽、喉、气管等食管以外的组织损害。本病临床分为反流性食管炎和非糜烂性反流病，我国发病率低于西方国家。

二、病因病理

胃食管反流病是多种因素造成的消化道动力障碍性疾病，发病是抗反流防御机制下降和反流物对食管黏膜攻击作用的结果。

1. 食管抗反流屏障

（1）食物、药物、腹内压增高、胃内压增高均可导致食管下括约肌压相应降低而导致胃食管反流。

（2）一过性食管下括约肌松弛是引起胃食管反流的主要原因。

（3）裂孔疝可加重反流并降低食管对酸的清除致病。

2. 食管酸清除　正常情况下，容量清除是食管廓清的主要方式，如胃内容物反流则刺激食管引起继发蠕动，减少食管内酸性物质容量。

3. 食管黏膜防御　即食管黏膜对反流物的防御作用（称为食管黏膜组织抵抗力）。

4. 其他　胃排空延迟可促进胃内容物食管反流。

三、临床表现

1. 烧心和反酸　烧心是指胸骨后剑突下烧灼感，常由胸骨下段向上延伸，一般在餐后1小时出现，仰卧位、弯腰或腹压增高时加重。反酸、烧心常同时出现。

2. 吞咽困难和吞咽痛 食管功能紊乱引起者呈间歇性，食管狭窄引起者持续加重。严重食管炎或食管溃疡可伴吞咽疼痛。

3. 胸骨后痛 疼痛发生在胸骨后或剑突下，严重时为剧烈刺痛，可放射到后背、胸部、肩部、颈部、耳后，此时酷似心绞痛。

4. 其他 癔病，反流物吸入气管、肺，可反复发生肺炎。

四、并发症

1. 上消化道出血可有呕血和（或）黑便。

2. 食管狭窄是严重食管炎的表现，纤维组织增生，瘢痕狭窄，严重影响其功能。

3. 巴瑞特（Barrett）食管可发生消化性溃疡患者，临床称为巴瑞特综合征。

五、诊断与鉴别诊断

1. 诊断 有明显的反流症状，内窥镜下可能有反流性食管炎的表现。内窥镜为诊断反流性食管炎最准确的方法。

2. 鉴别诊断 临床上应与其他病因的食管炎、消化性溃疡、消化不良、胆道疾病及食管动力性疾病等相鉴别。

六、治疗

★**脓毒搬家疗法**

（1）定点取穴 上脘（图4-17）、足三里（图4-18）。

上脘：任脉穴。在上腹部，前正中线上，脐上5寸。主治胃痛，呃逆，呕吐，反胃，癫痫，以及急、慢性胃炎，消化性溃疡，胃下垂管痉挛等。

足三里：足阳明胃经穴。在小腿前外侧，当犊鼻下3寸，距胫骨前缘一横指（中指）。主治胃痛，呕吐，腹胀，肠鸣，消化不良，下肢痿痹，泄泻，便秘，痢疾，疳积，癫狂，中风，脚气，水肿，下肢不遂，心悸，气短，虚劳羸瘦。

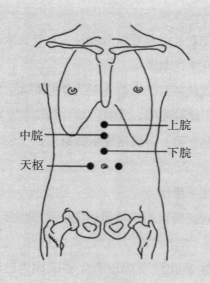
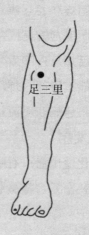

图4-17 上脘　　　　　　图4-18 足三里

（2）治疗面积：一般不超过1.5cm²（1分硬币大小）。

（3）治疗方法：参见第二章第二节"操作方法"。照此法反复治疗2～3次。

第三十六节　胃下垂

一、概述

胃下垂系一种胃位置异常所致的病症，以腹胀（食后加重，平卧减轻）、恶心、嗳气及胃痛（无周期性、节律性，疼痛性质与程度变化很大）等为主要临床表现。本病发病的原因与先天性无力型体质或后天腹壁松弛、腹压降低等因素有关，患者以30～50岁多见，女性多于男性。

二、病因病理

该病的发生多是由于膈肌悬吊力不足，肝胃、膈胃韧带功能减退而松弛，腹内压下降及腹肌松弛等，加上体形或体质等因素，即为胃下垂所见的无张力型胃。由于病因、原发性疾病和体质的不同，其肌力低下的程度、韧带松弛的程度存有一定差异，其下垂程度不同，临床表现也不同。

三、临床表现

胃下垂主要表现为腹胀、腹痛、压痛、便秘。

1.腹胀 腹部膨胀可因肠腔腹内积气、积液，腹内巨大肿物或腹肌无力引起。

2.腹痛 可为急性或慢性，其病因复杂，多数为器质性，少数为功能性。

3.压痛 比较常见的是腹部压痛，触诊时，医者右手食指、中指指端放于患者腹壁，随按压逐渐深压患者发生疼痛。

4.便秘 也可见大便次数减少或排便不畅、费力、困难，粪便干结且少。

轻度胃下垂多无症状，中度以上者常出现胃肠动力差、消化不良的症状。患者多自述腹部有胀满、沉重、压迫感，腹痛常于餐后发生，与食量有关，进食量愈大，其疼痛时间愈长，且疼痛亦越重。同时疼痛与活动有关，饭后活动往往使疼痛加重。恶心、呕吐常于饭后活动时发作，尤其进食过多时更易出现。便秘多为顽固性，其主要原因可能由于同时有横结肠下垂，使结肠肝曲与脾曲呈锐角，而致通过缓慢。患者还可出现精神症状，如失眠、头痛、头昏、反应迟钝、忧郁等，还可有低血压、心悸以及站立性昏厥等表现。查体可见瘦长体型，上腹部压痛点因立卧位变动而变动，有时用冲击触诊法或患者急速变换体位时，可听到脐下振水声。上腹部易扪到主动脉搏动，常同时伴有肝下垂、肾下垂及结肠下垂体征。

四、诊断

依据患者病史、临床表现、饮水超声试验、X线检查较易确诊。胃下垂的程度一般以小弯切迹低于两髂嵴连线水平 1～5cm 为中度，11cm 以上为重度。

五、治疗

★脓毒搬家疗法

（1）定点取穴：中脘、胃俞、足三里。

中脘：在上腹部，前正中线上，当脐中上4寸。主治胃痛，腹痛，腹胀，呕逆，反胃，食不化，肠鸣，泄泻，便秘，便血，胁下坚痛。

胃俞：在背部，第12胸椎棘突下，旁开1.5寸。主治胃炎，胃溃疡，胃扩张，胃下垂，胃痉挛，肝炎，腮腺炎，肠炎，痢疾。

足三里：在小腿前外侧，当犊鼻下3寸，距胫骨前缘一横指（中指）。主治胃痛，呕吐，腹胀，肠鸣，消化不良，下肢痿痹，泄泻，便秘，痢疾，疳积，癫狂，中风，脚气，水肿，下肢不遂，心悸，气短，虚劳羸瘦。

（2）治疗面积：一般不超过1.5cm²（1分硬币大小）。

（3）治疗方法：参见第二章第二节"操作方法"。照此法反复治疗2～3次。

第三十七节　慢性胃炎

一、概述

胃炎是指由不同原因引起的急性或慢性胃黏膜的炎性变化。临床上可分急性胃炎和慢性胃炎两种，本节主要指的是慢性胃炎。中医学将其归属于"胃脘痛"等范畴。

二、病因病理

1. 幽门螺杆菌　可致慢性活动性胃窦胃炎或全胃炎。人群中幽门螺杆菌感染的阳性率随年龄增长而增加。

2. 其他细菌　口、鼻、咽喉等部位存在慢性感染灶，经常咽下带细菌或细菌毒素的分泌物，使其刺激胃黏膜而致慢性胃炎。

3. 病毒　巨细胞病毒、单纯疱疹病毒等偶尔也可引起慢性胃炎。

4. 理化刺激　长期饮用烈性酒、浓茶、咖啡，进食辛辣过硬及粗糙食物，服用水杨酸等对胃有刺激的药物，均可导致慢性胃炎。

5. 肠液反流　由于幽门功能失调，小肠液反流入胃，肠液中的胆碱酶类和溶血卵磷脂等物质破坏了胃黏膜屏障也可引起慢性胃炎的发生。

6. 自身免疫　根据在某些胃体萎缩性胃炎测的壁细胞抗体和内因子抗体，认为自身免疫功能的改变在胃体萎缩性胃炎发病中起着重要作用，这种情况称为自身免疫性胃炎。

三、临床表现

慢性胃炎常缺乏特异性症状和体征，主要有中上腹部隐痛、灼痛、钝痛、胀痛，可见嗳气、反酸、腹胀、恶心、呕吐、食欲不振和体重减轻。出血性胃炎及胃黏膜糜烂较甚者可出现柏油样便。自身免疫性胃炎患者可伴有贫血。

四、诊断及鉴别诊断

1. 诊断 慢性胃炎因无特异常症状和体征，故诊断主要依据内窥镜检查、病理组织学检查和泌酸功能检查。

2. 鉴别诊断

（1）胃癌：此病首先应与胃癌相鉴别，特别是早期胃癌中的平坦型与糜烂型与胃炎极相似，有的肉眼难以辨认。内窥镜检查中每遇有可疑病灶，应做活检及片检，以防误诊及漏诊。如伴有重度不典型增生及Ⅲ型肠上皮化生，应视为癌前变化。

（2）消化性溃疡、慢性肝胆疾病及胰腺疾病：本病还应与消化性溃疡、慢性肝胆疾病及胰腺疾病进行鉴别，经影像学及内窥镜检查常可明确诊断。

3. 辅助检查

（1）胃分泌功能检查：通过测定胃基础酸排出量和最大酸排量的变化，可估计胃腺体萎缩和肠上皮化生的程度。

（2）免疫学检查：血清壁细胞抗体阳性而血清胃泌素升高，多见于胃体萎缩性胃炎，反之多为胃窦萎缩性胃炎。

（3）X线检查：用气钡双重造影检查胃窦胃炎见黏膜紊乱，有的呈结节状或锯齿状阴影，少数粗大的黏膜皱襞，可形成充盈缺损，酷似胃癌征象。胃腺体萎缩者见胃黏膜相对平坦或变薄，皱襞减少或变细。

（4）内窥镜检查：内镜检查是诊断慢性胃炎的主要依据，结合病理组织学、细胞学及微生物学等检测更有意义。

五、治疗

★脓毒搬家疗法

（1）定点取穴：中脘、足三里、胃俞（图4-19）。

中脘：在上腹部，前正中线上，当脐中上4寸。主治胃痛，腹痛，腹胀，呕逆，反胃，饮食不化，肠鸣，泄泻，便秘，便血，胁下坚痛。

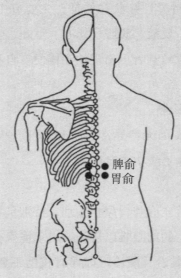

图 4-19　胃俞

足三里：在小腿前外侧，当犊鼻下 3 寸，距胫骨前缘一横指（中指）。主治胃痛，呕吐，腹胀，肠鸣，消化不良，下肢痿痹，泄泻，便秘，痢疾，疳积，癫狂，中风，脚气，水肿，下肢不遂，心悸，气短，虚劳羸瘦。

胃俞：在背部，第 12 胸椎棘突下，旁开 1.5 寸。主治胃炎，胃溃疡，胃扩张，胃下垂，胃痉挛，肝炎，腮腺炎，肠炎，痢疾。

（2）治疗面积：一般不超过 1.5cm^2（1 分硬币大小）。

（3）治疗方法：参见第二章第二节"操作方法"。照此法反复治疗 2～3 次。

第三十八节　消化性溃疡

一、概述

消化性溃疡是指发生在以胃、十二指肠为多见的消化道与胃酸接触部位的慢性溃疡。因溃疡的形成和发展与胃液中的胃酸和胃蛋白酶的消化作用有关，所以称消化性溃疡。中医学根据消化溃疡上腹疼痛的特点，应属"胃脘痛"范畴。

二、病因病理

1. 发病原因

（1）机体外部因素：①精神：持续而强烈的精神紧张和忧虑、沮丧等情绪，长期过度的脑力劳动，睡眠不足，缺乏应有的休息与调节，均与本病的发生与加重有关。②饮食：某些食物损伤胃黏膜。③吸烟：长期吸烟者胃黏膜的主细胞和壁细胞增多，增加胃酸和胃蛋白酶分泌，同时破坏胃黏膜屏障。④药物：一般认为乙酰水杨酸类、非甾体类药和皮质激素可直接损害胃黏膜，削弱了胃黏膜屏障。

（2）机体内在因素：①功能：神经内分泌和胃肠功能健全，即使有某种外因存在也不会发生本病，但当这些功能失调时，则可产生消化性溃疡。②遗传因素：有报道 20% ～ 50% 消化性溃疡的患者有家族史。

2. 发病机理

溃疡病的发生是内外因素综合作用的结果，这一过程必经过的内因环节是胃肠功能的失调，集中表现在攻击因子与防御因子的平衡失调，当攻击因子增强或防御因子减弱时，则可发生消化性溃疡。

三、临床表现

单纯性溃疡病的主要症状是上腹痛。少数溃疡患者可完全无任何症状，即无症状性或隐匿型溃疡病，只在偶然情况下或出现严重并发症后才被发现。

1. 溃疡病的典型表现

（1）慢性：缓慢起病，病程长，可长达数年，乃至数十年。

（2）周期性：表现为发作期与缓解期相交替。气温多变的秋末、冬初和冬春之交为好发季节。情绪波动、精神紧张、饮食不当、饮酒、受凉等均为诱发因素。若治疗及时可有效减少发作。

（3）节律性：由于夜间及空腹时胃酸的水平不一样，胃和十二指肠溃疡疼痛的节律不同。十二指肠溃疡表现为疼痛—进食—缓解—疼痛；而胃溃疡则为进食—疼痛—缓解。

（4）局限性：疼痛的部位较局限。十二指肠溃疡为剑突下偏右或剑突与脐连线中点偏右；胃溃疡多在剑突下正中或偏右。穿透性溃疡的疼痛可放射至右上腹、胸和背部。

2. 溃疡病的非典型表现

（1）轻症：仅有上腹部不适或隐痛、反酸、嗳气、上腹胀等症状。

（2）合并症：如合并慢性胃炎、十二指肠炎、出血、穿孔、幽门梗阻、胃溃疡痉挛等，则疼痛加剧，节律性消失，进食抗酸剂止痛效果不明显。

3. 体征 缓解期一般无明显体征。发病期有上腹部局限性压痛。后壁穿透性溃疡，在背部第 10 ～ 12 胸椎棘突的左或右侧可有压痛。除局部体征外，还可出现自主神经功能失调征象，如心动过缓、呼吸性不整脉等。

四、诊断

一般根据溃疡病的典型病史可做初步诊断。此外，若伴有或曾有上消化道大出血或穿孔，则可基本确诊。但对症状不典型者须进行胃镜或 X 线检查才能确诊。

1. X 线检查 本病在 X 线征象上分直接征象与间接征象，分别反映形态和功能的改变。由钡剂充填溃疡形成的龛影为直接征象，溃疡较易查得。十二指肠溃疡少数可发生小的龛影，大多数表现为球部变形、局部压痛、激惹和幽门痉挛等间接征象。而间接征象的特异性有限，当只有间接征象时，应结合临床表现和其他检查做出诊断。

2. 内窥镜检查

（1）急性活动期：溃疡深、边缘穿凿、覆有白苔或灰白苔，常呈伪足状漫出边缘，溃疡周围隆起发红。

（2）急性退行期：溃疡周围黏膜红肿减轻、白苔的伪足消失，溃疡缩小、边缘清晰，白苔周围绕以红晕。

（3）愈合过程期：溃疡为再生上皮所覆盖，中心凹陷、有少许薄白苔，常见皱襞集中。

（4）瘢痕期：白苔消失、皱襞集中、局部发红或苍白。

五、鉴别诊断

1. 慢性胃炎 可类似溃疡症状，一般饱胀、嗳气症状较明显，而疼痛节律不明显，上腹压痛较广泛。X 线检查无龛影，胃镜检查可确诊。

2. 胃癌 多发生于 40 岁以上患者，上腹痛无周期及节律性，早期无明显症状，一旦出现症状则发展迅速，呈进行性食欲减退、消瘦乏力，大便隐血试验持续阳性，胃酸降低或缺乏。

3.十二指肠炎 可单独发生，但多与慢性胃炎、十二指肠球部溃疡病并发，其因果关系未明，但多认为十二指肠炎是球部溃疡的先兆或静止期表现。主要症状是腹痛、反酸、饱胀、嗳气等。

4.慢性胆囊炎、胆石症 多见于中年妇女，疼痛一般位于胆囊区，缺乏溃疡病的疼痛规律，常因进食脂肪诱发，可有典型胆绞痛，伴有黄疸，墨菲（Murphy）征阳性。

六、治疗

★ **脓毒搬家疗法**

（1）定点取穴：中脘、足三里、胃俞。

中脘：在上腹部，前正中线上，当脐中上4寸。主治胃痛，腹痛，腹胀，呕逆，反胃，食不化，肠鸣，泄泻，便秘，便血，胁下坚痛。

足三里：在小腿前外侧，当犊鼻下3寸，距胫骨前缘一横指（中指）。主治胃痛，呕吐，腹胀，肠鸣，消化不良，下肢痿痹，泄泻，便秘，痢疾，疳积，癫狂，中风，脚气，水肿，下肢不遂，心悸，气短，虚劳赢瘦。

胃俞：在背部，第12胸椎棘突下，旁开1.5寸。主治胃炎，胃溃疡，胃扩张，胃下垂，胃痉挛，肝炎，腮腺炎，肠炎，痢疾。

（2）治疗面积：一般不超过 $1.5cm^2$（1分硬币大小）。

（3）治疗方法：参见第二章第二节"操作方法"。按照此法反复治疗2～3次，拔罐的次数多效果更好，这样有利于提高疾病的治愈速度。

第三十九节　溃疡性结肠炎

一、概述

溃疡性结肠炎又称非特异性结肠炎，是结肠、直肠黏膜以溃疡为主的慢性炎症病变。其病因尚不明确，但近年来确诊为本病者不断增多，可发生于任何年龄，但以青壮年为多见。

根据本病腹泻、黏液便血、腹痛、发热等症状，归属中医学"泄泻""腹痛""便血"或"痢疾"等。《黄帝内经》有肠澼下脓血、肠澼血、肠澼便血和注下赤白等记载。

二、病因病理

1. 病因 尽管病因还不明确，但溃疡性结肠炎的发生发展主要与下述因素有关。

（1）遗传因素：流行病学调查发现本病有家族性集中发病的倾向，但不同种族和地区可有明显差异，表明遗传学因素具有复杂性。

（2）免疫学因素：患者常有细胞及体液免疫异常，血和组织中可出现各种异常的抗体和免疫复合物。

2. 病理

（1）内窥镜所见，溃疡性结肠炎的病变部位以直肠和结肠最为常见，可累及降结肠、横结肠、升结肠以及盲肠，少数患者表现全结肠受累。内窥镜可见病变处黏膜糜烂，溃疡，其上覆盖坏死脱落的黏膜上皮及脓血，偶见伪膜。

（2）病理组织学所见，各种炎症细胞浸润上皮细胞间，在急性病变时以中性粒细胞浸润为主，慢性期则以单核细胞浸润为主，肠腺排列紊乱，基底膜断裂以致消失，隐窝脓肿形成，杯状细胞减少甚至消失，固有膜内可见血管炎。在病变活动期上述改变最为显著，其中上皮间中性粒细胞浸润，杯状细胞减少，隐窝脓肿形成及固有膜小血管炎被认为是本病的特征性改变；慢性期或缓解期可见黏膜下层水肿及瘢痕化，破坏的腺体出现再生与修复，病程迁延，反复的溃疡性结肠炎可出现肠腺萎缩和代偿性增生，若病变仍不能控制，则可进一步发展为不典型增生乃至癌变。

三、临床表现

1. 症状 本病有多次缓解和复发的倾向，起病常有诱因，如情绪波动、呼吸道感染、饮食不洁、气候骤变等。溃疡性结肠炎有四大症状：腹痛、腹泻、脓血黏液便及全身表现，症状轻重与疾病程度范围有关。

（1）腹痛：多局限于下腹或左下腹，性质常为阵发性、痉挛性结肠绞痛，为肠道炎症刺激、平滑肌痉挛所致。炎症波及直肠者可表现里急后重，有时腹痛后即有便意，排便后腹痛常可缓解，腹痛也可出现在餐后 1 小时左右，急性活动期腹痛剧烈。重度病例炎症波及结肠浆膜时，可出现腹膜炎的表现，如腹部压痛、反跳痛、肠鸣音减弱，进而可发展为中毒性巨结肠。

（2）腹泻：由于肠道炎症的渗出以及对消化吸收的影响，加之受激惹肠管的蠕动增加而常有腹泻。每日排便数次至数十次不等，尤以清晨或餐后最易出现，重症患者夜间也不能停止排便。轻症或缓解期患者可无腹泻或出现腹泻与便秘交替。

（3）粪便性状：粪便多为含有血、脓、黏液的水样或糊状稀便，有时患者仅排出澄清黏液或脓血而无粪质，或在二次排便之间漏出黏液。重症患者排便频繁，且以血便、水样便为主，甚至有因严重出血而导致休克者。出血原因可能是炎症累及的小血管痉挛形成局部血栓，致供血区缺血、缺氧，黏膜坏死，加上纤维蛋白溶解活力增强而进一步造成出血。

（4）全身症状：由于纳差、吸收不良及蛋白质丢失而造成营养障碍，发热、服用类固醇激素又可使分解代谢增加，从而导致体重及体力下降。急性活动性病变常有中度发热、脉搏加速、失水和腹胀，但体温高于 39℃者较少见。

2. 体征　病变肠段的腹部相应部位常有压痛，病程长者可扪及硬如管状的降结肠或乙状结肠，肠鸣音活跃。如有弥漫性压痛、反跳痛、肠鸣音弱、腹部明显膨隆等，可能是发生中毒性巨结肠和肠穿孔的先兆。肝脏可因并发慢性炎症而肿大。轻症或缓解期可无阳性体征。

3. 并发症　肠道并发症：消化道出血，中毒性巨结肠和肠穿孔，结直肠肛门病变，假性息肉。

四、诊断及鉴别诊断

诊断依靠临床表现、肠镜检查与病理。根据病史、症状、体征及辅助检查结果，一般不难做出诊断。但对于不典型者尚需排除其他原因所致的结肠炎，如肠结核、慢性细菌性痢疾、阿米巴肠病、肠血吸虫病、溃疡型结肠癌等，必要时给予试验治疗以明确鉴别诊断。

五、治疗

★脓毒搬家疗法

（1）定点取穴：上巨虚（图4-20）、肾俞（图4-21）、足三里。

上巨虚：在小腿前外侧，当犊鼻下6寸，距胫骨前缘一横指（中指）。主治阑尾炎，胃肠炎，泄泻，痢疾，疝气，便秘，消化不良，脑血管病后遗症，下肢麻痹或痉挛，膝关节肿痛。

肾俞：在腰部，第2腰椎棘突下，旁开1.5寸。主治遗精，阳痿，早泄，不孕，不育，遗尿，月经失调，白带，腰背酸痛，头昏，耳鸣，耳聋，小便不利，水肿，喘咳少气。

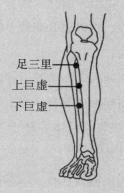

图4-20 上巨虚

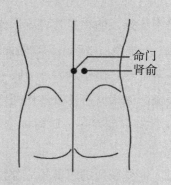

图4-21 肾俞

足三里：在小腿前外侧，犊鼻下3寸，距胫骨前缘一横指（中指）。主治胃痛，呕吐，腹胀，肠鸣，消化不良，下肢痿痹，泄泻，便秘，痢疾，疳积，癫狂，中风，脚气，水肿，下肢不遂，心悸，气短，虚劳赢瘦。

（2）治疗面积：一般不超过1.5cm²（1分硬币大小）。

（3）治疗方法：参见第二章第二节"操作方法"。按照此法反复治疗2～3次。

第四十节 急性阑尾炎

一、概述

急性阑尾炎居各种急腹症之首位，症状变化多端，可发生于任何年龄，尤多见于青壮年。

中医学认为，本病多因饮食不节、寒温不适，或疲劳过度、情志不畅导致脾失健运，湿热内蕴，肠道气滞血瘀，气机不利，郁久化热，热盛肉腐成脓所致。

二、病因病理

1. 病因

（1）胃肠道功能紊乱，可使阑尾肌层和血管发生反射性痉挛，导致阑尾腔和阑尾壁缺血，这些改变有利于细菌的繁殖而发生感染。

（2）阑尾腔梗阻的原因很多，除反射性痉挛外，粪便、蛔虫、阑尾扭曲、瘢痕狭窄和异物等都可造成机械性梗阻。梗阻后阑尾黏膜分泌液滞留，腔内压力增高，导致阑尾壁血液循环障碍，抗病能力降低，细菌乘机侵入而引起急性阑尾炎。

（3）细菌侵入，可由肠内原有的大肠杆菌、大肠球菌及厌氧性链球菌直接侵入阑尾壁。此外，细菌亦可经血液循环而达阑尾。

2. 病理及临床类型

（1）单纯性阑尾炎：阑尾轻度肿胀，浆膜充血，可能附有少量纤维性渗出物，阑尾壁各层有轻度水肿及白细胞浸润，腔内有少量炎性积液。

（2）蜂窝织炎性阑尾炎：阑尾显著肿胀、充血，呈紫红色或暗红色，附着大量纤维蛋白和脓性渗出物，常被大网膜包绕。阑尾壁内可有小脓肿形成，黏膜有溃疡，腔内积脓，腹腔可有稀薄的脓性渗出物。

（3）坏疽性阑尾炎：阑尾部分或全部坏死，呈暗紫色或黑色，易发生穿孔形成腹膜炎，如穿孔时阑尾已被大网膜包绕，可形成阑尾周围脓肿。以上发展过程如能及时治疗，均可得到不同程度的控制，多数可被治愈，痊愈后阑尾可不留解剖部位上的改变。部分患者因局部病变严重，阑尾可完全破坏而被吸收。少数病例炎症消退后，阑尾周围发生粘连，阑尾壁增厚，阑尾腔狭窄，导致内容物引流不畅，炎症有复发的可能。

三、临床表现

1. 转移性右下腹痛　开始是脐周围或上腹部痛，部位不固定，多呈持续性，疼痛轻重与病变程度并不完全符合。疼痛突然减轻，多为阑尾腔梗阻解除的表现，但应想到阑尾穿孔的可能。

2. 胃肠道症状　早期常有食欲减退，恶心或呕吐；后期如出现便秘，则多为腹膜炎肠麻痹的表现；晚期若大便次数增多，里急后重，带黏液，应想到盆腔脓肿的可能。

3. 发热　早期可有轻度发热，若为蜂窝织炎性阑尾炎或已穿孔，则体温明显升高，并出现高热、寒战。

4. 腹部体征　腹肌紧张和腹部压痛，压痛点随阑尾的位置不同而异，一般多为马氏点（右髂前上棘与脐连线的中、外 1/3 交界处）。右下腹固定性、局限性疼痛是诊断阑尾炎主要依据之一。当炎症扩散至腹膜壁层时，可出现腹肌紧张和反跳痛等腹膜刺激征，压痛的范围、轻重和腹肌紧张的程度与病变的轻重常成正比。早期单纯性阑尾炎，压痛较轻，范围小，腹肌紧张多不明显。若压痛和腹肌紧张显著，范围较大，并有反跳痛，则提示为坏疽性阑尾炎或已穿孔。阑尾周围形成脓肿时，在右下腹可触及肿块。

四、诊断与鉴别诊断

1. 诊断　转移性右下腹痛和右下腹局限性、固定的压痛是诊断急性阑尾炎的主要依据，结合体温和血象，一般不难做出正确诊断。有时须与下列疾病鉴别。

2. 鉴别诊断

（1）胃十二指肠急性穿孔：常有溃疡病史，发病突然，很快出现板状腹，肝浊音界缩小或消失，腹部 X 线检查可见膈下有游离气体。

（2）右侧输卵管妊娠（宫外孕）破裂或卵巢囊肿扭转：宫外孕破裂患者常有近期停经史及内出血或休克征象，阴道可有少量流血，子宫颈软，阴道后穹隆饱满，穿刺有血。卵巢囊肿扭转患者多有突然发生的右下腹阵发性剧烈疼痛，双合诊检查在右下腹可触及囊样肿块，并有压痛。

（3）右侧输卵管结石：常有右下腹阵发性绞痛，疼痛剧烈难忍，并向同侧会阴部放射，右下腹压痛较轻，且无腹肌紧张。尿液检查可见较多的红细胞，X 线腹部平片可见右侧输尿管有结石阴影。

（4）肠系膜淋巴结炎：多见于儿童，常有下呼吸道感染病史。一般先有发热，继而出现腹痛，右下腹虽有广泛压痛，但腹肌紧张程度较轻，有时可触及肿大的淋巴结。

（5）急性肺炎和胸膜炎：右肺下叶肺炎或胸膜炎有时可引起牵涉性右下腹痛，但一般无恶心呕吐。

（6）局限性肠炎：可有反复腹痛发作史及明显的腹泻，全身中毒症状较重，腹肌紧张和压痛广泛，不局限于右下腹，有时可扪及条索状肿物。

（7）急性胆囊炎：胆囊位置较低，阑尾位置较高，阑尾过长且尖端向上或为异位阑尾炎时，二者腹痛和压痛部位相近，故较易混淆。但疼痛性质不同，急性胆囊炎的压痛范围可随呼吸运动有所变异，胆囊触痛屏气试验常为阳性，若有黄疸或胆囊胀大时，则更易鉴别。

五、治疗

★脓毒搬家疗法

中医学认为急性阑尾炎属"肠痈之热毒郁气"，脓毒搬家疗法的治疗是不让其毒在腹中化脓感染，使它从阑尾穴排泄而出。

（1）定点取穴：阑尾穴。

阑尾穴：足三里穴直下 2 寸。膝膑以下约 5 寸，胫骨前嵴外侧一横指处（图 4-22）。主治阑尾炎，消化不良，下肢痿痹。

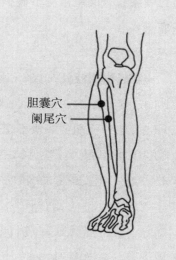

胆囊穴
阑尾穴

图 4-22 阑尾

（2）治疗面积：一般不超过 1.5cm²（1 分硬币大小）。

（3）治疗方法：参见第二章第二节"操作方法"。按照此法反复治疗 2～3 次。

【附】清肠饮

配方：金银花30g，当归、地榆、麦冬、玄参、生薏苡仁各15g，生甘草10g，黄芩6g。

使用方法：水煎服，每日1剂，分2次服。

功效：活血解毒，滋阴泻火。

第四十一节　慢性阑尾炎

一、概述

慢性阑尾炎，一般为急性阑尾炎未经治疗或治疗不彻底所致，主要为阑尾腔内粪便、异物以及阑尾腔炎性瘢痕狭窄或阑尾周围粘连所引起。

二、诊断

1. 以往有急性阑尾炎病史或反复发作的右下腹隐痛。

2. 右下腹经常有局限性压痛。

3. 钡餐检查阑尾常有不显影或显影不均匀，钡剂排空迟缓，并在阑尾部有压痛。

三、治疗

★脓毒搬家疗法

（1）定点取穴：阿是穴、阑尾穴。

（2）治疗面积：一般不超过1.5cm²（1分硬币大小）。

（3）治疗方法：参见第二章第二节"操作方法"。按照此法反复治疗2～3次，罐拔排毒的次数多，有利于提高疾病的治愈速度，效果更好。

第四十二节　痔疮

一、概述

痔是直肠下端黏膜下和肛管皮肤下的静脉丛扩大曲张而形成的静脉团，根据部位的不同，可分为外痔、内痔、混合痔三种。外痔位于齿状线以下，由直肠下静脉丛扩张、迂曲所致，表面为肛管皮肤覆盖。内痔位于齿状线以上，由直肠上静脉扩大、曲张所致，表面有黏液覆盖。因直肠上、下静丛彼此吻合相通，齿状线上、下的静脉丛均扩大、曲张，称为混合痔，其上部覆以直肠黏膜，下部为肛管皮肤覆盖。痔为常见病之一，男女均可发生，多见于成年人。

中医学认为痔的发生多由饮食不节，过食辛辣，过多饮酒，湿热内蕴，注入大肠；或久坐久立，便秘泻痢，妊娠分娩等引起阴阳失调，关格壅塞，经脉流溢，渗漏肠间；或外感风、湿、燥、热等邪之作用及七情内伤，热毒蕴积，气血虚损，经络不通，瘀血浊气下注所致。

二、病因病理

1. 直肠肛门部静脉丛血液回流发生障碍，血液瘀滞静脉内压力增高，是发生痔的重要原因。习惯性便秘、多次妊娠、腹腔肿瘤、排尿困难、门静脉高压等均可造成痔静脉血液回流障碍。

2. 直肠下端和肛管的慢性炎症，可使静脉壁纤维化，失去正常弹性，对压力的抵抗力降低，同时因内痔静脉无静脉瓣，又位于疏松黏膜下层内，更易于扩张、迂曲。

三、临床表现

1. 外痔 单纯性外痔一般无明显自觉症状，有时可有肛门部发胀或异物感。排便时用力过大或排便时机械性损伤，当外痔静脉丛破裂形成血栓时（血栓性外痔）则有剧烈疼痛，在咳嗽、行走时加重。检查时，局部可见暗紫色、圆形肿物，压痛明显，日后血液逐渐被吸收，可形成纤维性皮垂，突出于肛门外。

2. 内痔 较小的单纯性内痔一般无自觉症状。最常见的早期症状是便血，出血量不等，轻者为大便带血或便后滴血；严重者可连续滴血，有时呈喷射状，便后自行停止。出血呈鲜红色，与粪便不相混合，为间歇性出血，常因粪便干燥、腹泻、疲劳、饮酒、食用刺激性食物等诱发出血。由于长期反复便血，可导致贫血。内痔发展至一定程度时，在排便时可脱出肛门外，便后可自行回纳。随着病情的发展，脱出的痔块不能自行回纳，常需用手托回，严重者可于行走、咳嗽、喷嚏或其他原因致腹内压增加时脱出。内痔脱出后，除自觉肛门处有坠胀不适外，痔表面黏膜受衣裤摩擦损伤，易引起炎症、出血或溃疡。若脱出后未及时回纳，可因炎症水肿而引起嵌顿甚至坏死，疼痛剧烈。

3. 混合痔 兼有内、外痔的共同症状。因痔常脱出肛门外，黏膜经常受到刺激，分泌物增加致肛门周围常潮湿，瘙痒不适。

四、诊断及鉴别诊断

根据症状、肛门镜检及化验可明确诊断痔疮，应与结肠炎、直肠癌做出鉴别。

五、治疗

★脓毒搬家疗法

（1）定点取穴：承山（图4-23）、长强（图4-24）或腰俞穴。

承山：在小腿后面正中，委中与昆仑之间，当伸直小腿或足跟上提时腓肠肌肌腹下出现三角形凹陷处。主治小腿肚抽筋（腓肠肌痉挛），脚部劳累，膝盖劳累，腰背痛，腰腿痛，便秘，脱肛，痔疮等。

长强：在尾骨下，当尾骨端与肛门连线的中点处。主治脱肛，子宫下垂，便血，痔疾。

（2）治疗面积：一般不超过1.5cm²（1分硬币大小）。

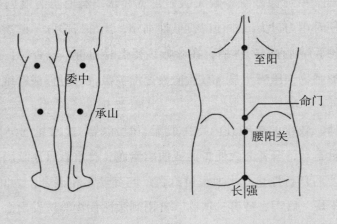

图4-23 承山　　　　　　　图4-24 长强

（3）治疗方法：参见第二章第二节"操作方法"。按照此法反复治疗2～3次。

注释：承山穴治疗痔疮有特殊疗效，能调节肠腑功能。古人说："九般痔漏最伤人，必刺承山效若神。"承山穴治疗痔疮何以如此神效，这是因为足太阳膀胱经的经别进入肛门的缘故，承山穴为膀胱经腧穴，其气可沿经别直达肛门，进而获提肛、消痔之功效。

六、预防

养成每日定时排便的习惯，排便时间不应过长，经常保持大便通畅，防止便秘发生，此外，应经常保持肛门部清洁，对预防痔疮的发生均有一定作用。

第四十三节　肝硬化

一、概述

肝硬化是临床比较常见的疾病，其病理特点主要是广泛的变性、坏死、纤维组织弥漫性增生，并形成假小叶，破坏了肝小叶内的结构、血管，最终导致肝脏逐渐变形、变硬，使肝脏生理功能丧失，形成肝性脑病。并可引起上消化道出血、肝肾综合征、门静脉血栓形成等并发症。临床上主要表现为肝功能减退、门脉高压、脾肿大、腹水和多系统受累的症状。

二、病因病理

1.肝硬化病因较多，较复杂，我国以乙型慢性肝炎最多见，其次是酒精性肝硬化，还有充血性心力衰竭、缩窄性心包炎等引起肝静脉阻塞，导致肝内瘀血，引起肝硬化。另外，营养不良、化学毒物、药物、遗传和代谢疾病等也可引起肝硬化。

2.肝硬化的主要特征为早、中期肝脏体积正常或肿大，质地较硬，表面形成大小不等的结节，多数为圆形和椭圆形。肝组织损害时，引起结缔组织弥漫性增生和结节形成，导致正常肝小叶内的结构破坏，使其肝内循环障碍。肝细胞受到病原微生物侵害后，首先是肝脏功能的变化，随后其形态发生变化。肝脏有强大的再生能力，轻微损害不会给肝脏造成损伤，但是肝脏损伤较重或长时间损害时，则肝脏经过肝细胞变性、坏死、肝内结缔组织纤维化、假小叶形成等一系列连续性、反复的和相互促进的伤害，最终形成肝硬化。

三、临床表现

1. 代偿期 早期以乏力、食欲不振为突出表现，可伴有恶心、腹胀、上腹部不适或隐痛、轻度腹泻等症状。肝脏可轻度肿大、质地变硬、轻度压痛，脾脏可以轻度至中度肿大。肝功能检查可以正常或轻度异常。

2. 失代偿期 临床表现明显，可发生多种并发症。

（1）全身症状：乏力为早期症状，体重减轻往往随病情进展而逐渐明显。少数患者有不规则低热。

（2）消化系统症状：食欲不振为常见症状，可有恶心、呕吐、腹胀、腹泻。

（3）出血倾向：常出现鼻黏膜及牙龈出血、皮肤紫癜和胃肠道出血，其发生与肝脏合成凝血因子减少、脾功能亢进所致血小板减少有关。

（4）内分泌功能紊乱：由于肝脏灭活雌激素功能减退，雌激素水平增高，导致上腔静脉引流区出现蜘蛛痣、毛细血管扩张形成肝掌。男性患者出现睾丸萎缩、性欲减退、毛发脱落、乳腺发育；女性患者有月经失调、闭经、不孕症等。肝脏对醛固酮和抗利尿激素灭能作用减弱，使钠和水在肾脏重吸收增加。钠水潴留是引起尿量减少、水肿、腹水形成和加重的主要原因之一。

（5）门脉高压症：如食管胃底静脉曲张破裂而致上消化道出血时，表现为呕血及黑便。脾功能亢进可致血细胞减少，因为贫血而出现皮肤黏膜苍白等。发生腹水时腹胀更为突出。

3. 体征 呈肝病病容，面色黝黑而无光泽。晚期患者消瘦，皮肤可见蜘蛛痣、肝掌、男性乳房发育。腹壁静脉以脐为中心显露至曲张，严重者脐周围静脉突起呈水母状，并可听见静脉杂音。黄疸提示肝功能已明显减退，黄疸呈持续性或进行性加深提示预后不良。腹水伴或不伴下肢水肿是失代偿期肝硬化最常见表现，部分患者可伴有肝性胸水，以右侧多见。

肝脏早期肿大可触及，质硬而且边缘钝；后期缩小，肋下常触不到。半数患者可触及肿大的脾脏（常为中度肿大）。

四、并发症

1.上消化道出血　为最常见的并发症。多突然出现大量呕血和（或）排黑便，易导致失血性休克，诱发肝性脑病，死亡率很高。

2.肝性脑病　为本病最严重的并发症，是肝硬化最常见的死亡原因。主要临床表现为性格行为异常、意识障碍、昏迷。

3.感染　肝硬化患者机体抵抗力低下，常并发感染，如自发性腹膜炎、肺炎、胆道感染及败血症等。自发性腹膜炎的致病菌多为革兰氏阴性杆菌，主要临床表现为腹痛、腹胀、腹水迅速增长或持续不退，可出现程度不等的腹膜炎体征。

4.原发性肝癌　当患者短期内出现肝脏迅速增大、持续性肝区疼痛、腹水检查为血性时，应考虑原发性肝癌的可能，需进一步检查。

5.电解质和酸碱平衡紊乱　常见低钠血症，与长期摄入量不足（原发性）、长期利尿、大量放腹水、抗利尿激素增多（稀释性）等因素有关。另外，还可能发生低钾低氯性碱中毒。

五、诊断要点

1.病毒性肝炎、长期饮酒、血吸虫病等相关病史。

2.有肝功能损害和门脉高压症的临床表现。

3.肝活检假小叶形成。

4.肝脏质地硬，表面有结节，脾大，腹水征阳性。

5.白球比倒置，凝血功能障碍。

六、鉴别诊断

1.肝脾肿大　如血液病、代偿性疾病引起的肝脾肿大，必要时做肝活检检查。

2.腹水　需与结核性腹膜炎、缩窄性心包炎、慢性肾小球肾炎等相鉴别。根据病史、临床表现和有关检查与肝硬化腹水鉴别并不困难，必要时做腹腔镜检查可以确诊。

七、治疗

★脓毒搬家疗法

（1）定点取穴：自患者一侧上臂三角肌下缘至肘关节之间取 1～2 点，每一点相距 2～3cm²，也可配肝俞穴。

（2）治疗面积：如果治疗一个点取 3cm² 大小，可取 1 个点，如 1.5cm² 取 2 个点。

（3）治疗方法：参见第二章第二节"操作方法"。按照此法反复治疗 2～3 次，左右交替使用，重复以上操作，至症状消失或各种检测指标显示正常为止。

【附】特效脐疗膏

主治：早、中期肝硬化等。

配方：蓖麻子 10 粒（去壳），广木香末 10g，麝香 3g，赤金 3 张（研末）。

使用方法：以上共制成泥膏填入脐内，外用小膏药盖严，3 天揭掉，每个月 1 次，一般 2 次即可。

用药后正常反应有出汗、排气等。肝硬化已经出血的患者疗效不佳。

八、注意事项

1.患者使用的治疗器械必须单独使用，避免交叉感染。必要时医生加戴无菌手套，做好自身防护。

2.拔出的血水多少根据患者体质而定。

3.糖尿病患者禁用。

4.注意预防感冒、发热。如果发生感冒、发热，轻者可自行痊愈，重者可对症处理。

5.控制烟酒及刺激性食物，适当休息，合理营养。

6.做好传染源管理。

第四十四节 病毒性肝炎

一、概述

引起病毒性肝炎的病毒有五种：甲型肝炎病毒（HAV）、乙型肝炎病毒（HBV）、丙型肝炎病毒（HCV）、丁型肝炎病毒（HDV）及戊型肝炎病毒（HEV）。

二、病因病理

病毒性肝炎的发生与病毒感染、药物和毒物的影响、自身免疫及遗传因素有关，其中以病毒感染为主。现代研究认为病毒侵入人体后，感染初期为原发的非细胞病变阶段，此时病毒在肝细胞内大量复制和释放。疾病恢复期，病毒产生减少，肝细胞内可见汇管区有大量单核细胞浸润，并伴肝细胞轻度坏死和小叶中胆汁淤积，在肝外组织如腹腔内淋巴结、脾脏和肾脏中可以检测出病毒，在肾小球基底膜上有免疫复合物沉积。

导致慢性持续病毒感染的机制包括病毒和宿主两方面的原因，细胞毒性T细胞在清除肝细胞内病毒中起着主要作用，T淋巴细胞能识别表面附有病毒抗原的肝细胞，在巨噬细胞协同下，攻击肝细胞使其破坏，同时杀灭肝细胞破坏时释放的病毒。当宿主细胞免疫功能低下或缺陷时，T淋巴细胞功能亦低下，导致不能消灭和清除肝细胞内的病毒。

自然杀伤细胞和干扰素在抗病毒机制中具有相当重要的作用，慢性肝炎患者的自然杀伤细胞活力低于正常时，其干扰素亦低。干扰素活力低下可能与病毒感染慢性化有关。病毒抗体对终止病毒感染具有决定性的作用。在慢性病毒感染时，体内抗体产生减少，因此不能阻止病毒感染健康的肝细胞。

慢性活动性肝炎的发病亦与细胞膜成分的自身免疫反应有关，主要表现为肝细胞膜成分抗体对肝细胞的直接损伤作用及抗体依赖性淋巴细胞毒所导致的肝细胞损伤。此外，慢性活动性肝炎患者血清免疫球蛋白可明显增高，常提示肝小叶结构破坏及纤维化程度严重。

总之，肝炎的发病机理和免疫反应相互交织、错综复杂，目前多认为病毒本身不能单独引起病理变化，其致病过程必须要有宿主免疫系统的参与。

三、临床表现

本病按临床发病可分为以下 4 型。

1. 急性肝炎 包括急性黄疸型肝炎和急性无黄疸型肝炎。急性起病，常见症状为乏力、食欲不振、厌油腻、恶心、呕吐、右季肋部疼痛等，少数患者有短暂发热、恶心、腹泻等症状。体征大多有肝大，有轻触痛和叩痛，也可伴有脾大。

（1）急性无黄疸型肝炎：症状较轻，肝功能呈轻、中度异常。

（2）急性黄疸型肝炎：症状较重，尿色深，巩膜、皮肤出现黄染，还可以有大便颜色变浅、皮肤瘙痒、心动变缓等梗阻性黄疸表现。

2. 慢性肝炎 慢性肝炎病史超过半年，或原有乙型、丙型、丁型肝炎或乙肝表面抗原携带史，因同一病原再次出现肝炎症状、体征及肝功能异常者可以诊断为慢性肝炎。常见症状有乏力、纳差、腹胀、腹泻、尿黄等，体征有肝病面容、肝掌、蜘蛛痣、脾大等。根据肝功能损害程度，临床上可分为轻度、中度和重度。急性乙、丙、丁型肝炎可以迁延不愈，而形成慢性肝炎和病毒携带状态。甲、戊型肝炎一般为自限性疾病，不形成慢性和病毒携带状态。

3. 重型肝炎 甲、乙、丙、丁、戊型均可以引起重型肝炎，我国以乙型肝炎发病最多。重型肝炎分为以下三型。

（1）急性重型肝炎：既往无同型肝炎病史，起病急骤，可以有发热、食欲不振、恶心、频繁呕吐、极度乏力等明显的消化道及全身症状；黄疸逐渐加深，肝脏进行性缩小；可有出血倾向、中毒性鼓肠、肝臭、少量腹水、急性肾衰竭；起病 14 日内出现不同程度的肝性脑病（Ⅱ度至Ⅴ度），表现为患者凝血酶原活动度低于 40%。

（2）亚急性重型肝炎：急性黄疸型肝炎起病，15～24 周内出现精神及神经症状；肝炎症状急剧加重，黄疸迅速加深，血清胆红素 ≥ 171μmol/L（10mg/L），出现出血、腹水等表现；凝血酶原活动度低于 40%。

（3）慢性重型肝炎：慢性重型肝炎的表现与亚急性重型肝炎相似，是在慢性肝炎（肝硬化或携带者）基础上发生的重型肝炎。

4. 淤胆型肝炎 主要表现为急性黄疸型肝炎，较长期（2～4 个月或更长）肝内梗阻性黄疸，黄疸具有三分离特征，即消化道症状轻、谷丙转氨酶上升幅度低、凝血酶原时间及凝血酶原活动度下降不明显与黄疸较重呈分离现象。

四、诊断要点

1. 急性肝炎 起病急，如过去无肝炎病史者，应该首先考虑甲型或戊型肝炎的诊断。起病较慢，排除其他原因引起的肝损害，病程在 6 个月以内者，临床可以拟诊断为急性乙型或丙型肝炎。

血清胆红素水平超过 17.1μmol /L，即诊断为急性黄疸型肝炎，低于 17.1μmol /L 则为急性无黄疸型肝炎。

2. 慢性肝炎 前提是乙型或丙型肝炎病程超过半年。

（1）慢性迁延型肝炎：病情较轻，伴轻度肝功能损害或血清转氨酶升高，不具备慢性活动性肝炎条件者，可诊断为慢性迁延型肝炎。

（2）慢性活动性肝炎：症状明显，符合上述慢性肝炎表现可诊断本病。

3. 重型肝炎 起病 10 日内迅速出现重型肝炎表现者，可诊断为急性重型肝炎。病程 10 日以上出现上述表现者可诊断为亚急性重型肝炎。

在慢性活动性肝炎或肝硬化基础上出现重型肝炎表现者，可诊断为慢性重型肝炎。

五、辅助检查

1. 肝功能检查 肝功能检查是衡量肝脏是否有肝细胞坏死或炎症存在的重要检查，其中转氨酶是重中之重，治疗需要以肝功能为重要参考指标。常见血清转氨酶活力轻度或中度增高，急性肝炎发作期转氨酶活力明显升高，长期持续不正常或反复波动，转氨酶大于 300U 是急性肝炎的诊断指标。胆红素大多正常，偶见轻度升高，血清蛋白、碱性磷酸酶（ALP）正常，血清 γ- 谷氨酰转肽酶（γ-GT）有时轻度增高，凝血酶原时间正常，吲哚菁绿（ICG）排泄试验可异常。在慢性肝炎活动期，肝功能异常的程度随着慢活肝病情起伏而变化，活动期血清转氨酶、胆红素升高，血清白蛋白降低，球蛋白升高，凝血酶原时间延长，血清 ALP 和 γ-GT 也有不同程度的升高，ICG 试验有明显潴留，有肝内胆汁淤积时胆红素明显升高，血清学检查可有贫血、白细胞及血小板减少，凝血因子 Ⅱ、Ⅴ、Ⅶ、Ⅸ、Ⅹ 均可减少。

2. 乙肝五项检查 又称乙肝两对半，具体可分大三阳、小三阳。乙肝五项检查是判断是否感染乙肝病毒或大致估计病毒复制水平的初步检查，对于病情严重程度的评估参考性不大。

（1）乙肝病毒表面抗原（HBsAg）：为已经感染病毒的标志，并不反映病毒有无复制、复制程度、传染性强弱。

（2）乙肝病毒表面抗体（HBsAb）：为中和性抗体标志，是否康复或是否有抵抗力的主要标志。乙肝疫苗接种者，若仅此项阳性，应该视为乙肝疫苗接种后正常现象。

（3）乙肝病毒 e 抗原（HBeAg）：为病毒复制标志。持续阳性 3 个月以上则有慢性化倾向。

（4）乙肝病毒 e 抗体（HBeAb）：为病毒复制停止标志。病毒复制减少，传染性较弱，但并非完全没有传染性。

（5）乙肝病毒核心抗体（HBcAb）：为曾经感染过或正在感染者都会出现的标志。核心抗体 IgM 是新近感染或病毒复制标志，核心抗体 IgG 是感染后就会产生的，对于辅助两对半检查有一定意义。

3. 乙肝病毒 DNA 定量（HBV-DNA）检查 是判断如何治疗的参考依据，同时也对传染性有一定的参考意义，一般本指标越高，传染性越强。

六、鉴别诊断

本病需与其他原因引起的慢性转氨酶活力增高相鉴别，如多发性肌炎、糖尿病及血脂异常等，还需与非特异性反应性肝炎相鉴别，后者系由全身性疾病所引起的肝非特异性炎症，临床与病理所见有时与慢迁肝相似，可通过了解原发病而获得确诊。

七、治疗

★脓毒搬家疗法

（1）适应证：各种类型肝病、肝功能试验检查异常、肝细胞明显损伤、全身症状明显的肝炎，如急性黄疸型肝炎、慢性肝炎等一切肝功能器质性病变者。

（2）定点取穴：上臂三角肌下缘至肘关节之间取 1 个点，左右两侧交替治疗，也可配肝俞穴。

（3）治疗面积：每点 3cm²。

（4）治疗方法：参见第二章第二节"操作方法"。重复以上操作，做到症状消失或各种检测指标正常为标准。

【附】黄疸膏（外用）

主治：黄疸膏主要用于黄疸型肝炎的治疗，可在 6 日内使黄疸迅速消退，肝脾肿可随之消失。

配方：苦丁香、青黛、冰片各等份，用凡士林调膏备用。

使用方法：取黄疸膏 0.5g，用消毒棉签蘸匀黄疸膏，轻轻填入鼻孔内约 2cm，大约 30 分钟后流出鼻涕、黄水，口吐痰涎，持续 1 小时左右，5～6 天黄疸消退。

八、注意事项

同肝硬化。

第四十五节　高血压

一、概述

高血压属中医学"眩晕""肝风"范畴，是以血压升高为主要临床表现的常见慢性疾病。高血压可分原发性高血压和继发性高血压两类，后者为某些疾病（如肾小球肾炎、慢性肾炎）的临床表现之一，故不是一种独立的疾病。

二、病因病理

一般认为，高血压是高级神经中枢功能失调起主导作用引起的疾病，如长期反复的精神过度紧张、疲劳或强烈的精神创伤等，使大脑皮质功能发生紊乱，失去了对皮质下血管舒缩中枢的正常调节，在血管运动中枢形成了固定的病理兴奋灶，交感神经的冲动占了优势，使全身广泛的细小动脉痉挛而引起血压升高。此外，还有肾脏、内分泌、电解质等功能障碍和紊乱参与。中医学认为，本病多由精神紧张或忧思抑郁、嗜食肥甘或饮酒过度等引起肝肾阴阳动态平衡失调所致。

三、临床表现

1. 缓进型高血压 临床多见起病隐匿，病情发展缓慢，病程可达 20 年左右。早期无明显症状，仅有血压轻度升高或暂时性升高，但也可发生头晕、头痛、头胀、耳鸣、失眠、健忘、乏力和注意力不集中等，这些症状多与高级神经功能失调有关。晚期则血压持续升高，因全身小动脉痉挛和硬化，使许多重要器官供血减少，从而影响其代谢和功能，进一步发生器质性病变。

2. 急进型高血压 临床较少见，多见于青年人。其特点为起病急，病情发展迅速，舒张压显著增高，多持续在 130 ～ 140mmHg 或以上，常于数月至 1 ～ 2 年内出现严重的脑、心、肾损害，有严重的眼底后期改变，易发生高血压脑病、心力衰竭及肾功能衰竭，预后很差。

四、诊断要点

诊断要点见表 4-1。

表 4-1　高血压诊断要点

血压类别	收缩压 /mmHg	舒张压 /mmHg
理想血压	120	80
正常血压	130	85
正常高值	130 ～ 139	85 ～ 89
轻度高血压（1 级）	140 ～ 159	90 ～ 99
中度高血压（2 级）	160 ～ 179	100 ～ 109
重度高血压（3 级）	≥ 180	≥ 110

凡血压持续升高，超过上述标准，而能排除症状性高血压，即可诊断为高血压病。血压可受精神紧张、情绪激动或体力活动等因素影响，而引起暂时性增高，因此对于血压波动不定的患者，应多次定期检查血压，方能确诊。

五、治疗

★脓毒搬家疗法

（1）定点取穴：曲池、内关。

曲池：在肘横纹外侧端，屈肘，尺泽与肱骨外上髁连线中点。主治手臂肿痛、上肢不遂等上肢病症，热病，高血压，癫狂，腹痛、吐泻等肠胃病症，咽喉肿痛、齿痛、目赤痛等五官病症，瘾疹、湿疹、瘰疬等皮、外科病症。

内关：仰掌，位于前臂正中，腕横纹上2寸，在桡侧屈腕肌腱同掌长肌腱之间。主治心痛，心悸，胸闷气急，呃逆，胃痛，失眠，孕吐，晕车，手臂疼痛，头痛，胸肋痛，上腹痛，心绞痛，痛经，腹泻，精神异常等。

（2）治疗面积：一般不超过 $1.5cm^2$（1分硬币大小）。

（3）治疗方法：参见第二章第二节"操作方法"。照此方法反复治疗 2～3 次，效果更好。

【附】涌泉穴（脚心）外敷法

配方：吴茱萸 100g 研为细末，用醋或鸡蛋清调成糊状。

使用方法：用时取适量，每晚睡觉前贴敷双脚涌泉穴，包扎固定，早上起床时揭下，效果显著，5天为1个疗程。

第四十六节　肾炎

一、概述

根据发病原因可分为原发性肾小球肾炎与继发性肾小球肾炎。

按照时间来划分，则分为急性肾炎与慢性肾炎。急性肾炎、慢性肾炎、肾盂肾炎、肾病综合征等是原发性肾炎。紫癜性肾炎、狼疮性肾炎、糖尿病肾病、高血压肾病等为继发性肾炎。

二、病因病理

肾炎是一种免疫性疾病，是免疫反应引起的肾脏损伤，同时有炎症反应的参与，不同的原因会导致不同类型的肾炎。肾炎的发病原因大致分为以下2种：

1. 病毒的感染 是导致肾炎主要的病因之一，病毒可直接侵犯肾组织，也可以以病毒为抗原导致变应性肾炎。

2. 细菌和病毒混合感染 如上呼吸道感染、尿路感染等。

三、临床表现

尿蛋白漏出、尿潜血、肉眼血尿、腰酸、乏力、水肿、腹水、高血压、血糖升高、关节疼痛、心衰等。急性肾盂肾炎肾区可有压痛和叩击痛，腹部输尿管走行处可有压痛，以及尿频、尿急、尿痛、排尿困难等膀胱刺激征。

四、诊断

1. 急性肾小球肾炎 临床表现起病急，以血尿、蛋白尿、高血压、水肿、肾小球滤过率降低为特点，常称"急性肾炎综合征"。大多数为急性链球菌感染后的肾小球肾炎，病程多在一年以内。肾脏肿大，表面可有出血点，切面皮质、髓质境界分明，锥体充血，肾小球呈灰色点状。体检发现轻者为眼睑水肿或伴下肢轻度水肿，重者可出现胸、腹水，全身水肿，多伴轻、中度血压增高。辅助检查蛋白尿轻重不一，都有镜下血尿，红细胞呈多形性、多样性，有时可见红细胞管型、颗粒管型及肾小管上皮细胞管型。尿纤维蛋白降解产物（FDP）呈阳性。血尿氮及肌酐可有一过性升高，血清总补体（CH_{50}）及补体 C3 下降，多于 8 周内恢复正常，可有血清抗链球菌溶血素滴度升高。

2. 急性肾盂肾炎 化验、尿蛋白（少许～ ++），白细胞（++ ～ ++++），红细胞（少许～ ++）或偶见，脓细胞多少不等，管型可以见到，尿培养有细菌生长。肾功能试验一般正常，白细胞增高。

3. 慢性肾盂肾炎（隐匿型） 可长期无明显自觉症状，但查尿有蛋白细胞，脓细胞及红、白细胞。

（1）尿路感染型：有的反复发作，发作时同急性肾盂肾炎。有的仅长期低热，轻度尿频、尿急、尿痛，腰痛。

（2）肾实质损害型：膀胱刺激症状常不明显，表现为乏力、食减、贫血、消瘦、羸弱、夜尿、水肿、高血压、尿毒症等。慢性肾炎主要表现为蛋白尿、水肿、高血压。

根据急性肾炎史，水肿、高血压、尿变化（蛋白、管型、红细胞），肾功能减退等，诊断即可成立。若仅有尿变化，经观察能排除其他疾病时，诊断也可成立。

五、治疗

★**脓毒搬家疗法**

（1）定点取穴：肾俞、三阴交（图4-25）、膀胱俞。

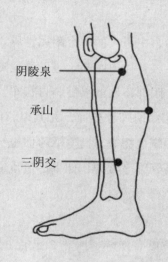

图4-25 三阴交

肾俞：第2腰椎棘突旁开1.5寸。主治腰痛，遗精，阳痿，遗尿，月经失调，耳聋，耳鸣，水肿。

三阴交：在小腿内侧，足内踝尖上3寸，胫骨内侧缘后方。主治腹痛，肠鸣，腹胀，泄泻，便溏，月经失调，崩漏，带下，阴挺，经闭，不孕，难产，遗精，阳痿，遗尿，疝气，足痿，瘾疹，失眠，神经衰弱，荨麻疹，神经性皮炎。

膀胱俞：在骶部，骶正中嵴旁1.5寸，平第2骶后孔。主治小便不利，遗尿，泄泻，便秘，腰脊强痛。

（2）治疗面积：一般不超过1.5cm²（1分硬币大小）。

（3）治疗方法：参见第二章第二节"操作方法"。照此法反复治疗2～3次，效果更好。

第四十七节 前列腺炎

一、概述

前列腺炎是男性常见病，临床上可分为急性和慢性两种。急性前列腺炎临床上较少见，慢性前列腺炎在成年人群中发病率较高，约占门诊患者的20%，因慢性前列腺炎多伴有精囊炎，故又称前列腺精囊炎。

二、病因病理

前列腺是男性生殖器官中最大的一个附属性腺。错误的性生活方式、性生活过于频繁以及性生活经常被迫中断、过度手淫或包皮过长情况均可引起前列腺炎。长时间压迫会阴部，比如男性骑自行车、骑马、久坐等都会导致会阴部受压迫，反复损伤和前列腺充血，尤其以长时间骑自行车最为常见。另外，男性酗酒、贪食油腻食物等不良生活习惯也会增加身体负担，诱发前列腺炎。前列腺按摩不当等医疗行为，如手法过重或过于频繁等也可使前列腺充血，造成前列腺炎。

三、临床表现

1. 膀胱刺激征 患者可有尿频、尿急、尿痛、尿无力、尿分叉等症状，甚至终末血尿，清晨排尿之前或大便时尿道口可有黏液或脓性分泌物。

2. 尿道、会阴部坠胀 前列腺炎患者经常在后尿道、会阴和肛门处出现坠胀不适感，下蹲、大便及长时间静坐胀痛加重。

3. 放射性疼痛 慢性前列腺炎的疼痛并不仅局限在尿道和会阴，还会向其附近放射，以下腰痛最为多见。另外，阴茎、睾丸、阴囊、小腹、大腿、直肠等处均可受累。

4. 其他症状 慢性前列腺炎可引起性欲减退和射精痛、射精过早症，并影响精液质量，在排尿后或大便时还可以出现尿道口流白，合并精囊炎时可出现血精。

四、诊断要点

1. B超检查 显示前列腺组织结构界限不清楚、紊乱，可以提示前列腺炎。

2. 直肠指诊 前列腺饱满、增大，质地柔软，有轻度压痛。

3.前列腺液检查　前列腺液中白细胞在显微镜高倍视野中超过 10 个，卵磷脂小体减少，可诊断为前列腺炎。如前列腺液细菌培养结果为阳性，则诊断慢性细菌性前列腺炎，反之，则为慢性非细菌性前列腺炎。

五、治疗

★脓毒搬家疗法

（1）定点取穴：秩边（图 4-26）、中极（图 4-27）、三阴交，曲骨（备选穴）。

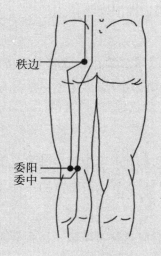

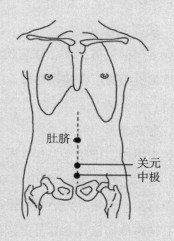

图 4-26　秩边　　　　　图 4-27　中极

秩边：在臀部，平第 4 骶后孔，骶正中嵴旁开 3 寸。主治腰骶痛，下肢疼痛，瘫痪，痔疮。

中极：脐下 4 寸，耻骨联合上 1 寸。主治月经失调，白带多，会阴痒，阴道疼，阳痿，早泄，遗精，尿频，尿急，遗尿，尿潴留。

三阴交：在小腿内侧，当足内踝尖上 3 寸，胫骨内侧缘后方。主治腹痛，肠鸣，腹胀，泄泻，便溏，月经失调，崩漏，带下，阴挺，经闭，不孕，难产，遗精，阳痿，遗尿，疝气，足痿，瘾疹，失眠，神经衰弱，荨麻疹，神经性皮炎。

（2）治疗面积：一般不超过 1.5cm²（1 分硬币大小）。

（3）治疗方法：参见第二章第二节"操作方法"。照此法反复治疗 2～3 次，效果更好。

第四十八节 尿潴留

一、概述

阻塞性尿潴留是因前列腺肥大、尿道狭窄、膀胱或尿道结石、肿瘤等，阻塞了膀胱颈或尿道而发生尿潴留。非阻塞性尿潴留即膀胱和尿道并无器质性病变，尿潴留是由排尿功能障碍引起的，如脑肿瘤、脑外伤、脊髓损伤、周围神经疾病以及手术和麻醉等均可引起非阻塞性尿潴留。

二、病因病理

本病多因前列腺肥大、尿道狭窄、膀胱或尿道结石等造成下尿路梗阻，以及中枢神经系统、脊髓损伤所致。腹部手术后、反射性尿道痉挛等也可引起尿潴留。

三、临床表现

1. 老年男性，排尿无力和排尿困难，肛诊扪到前列腺明显肿大（正常是栗子大小）、中央沟消失，应考虑前列腺肥大，是急性尿潴留的一种。如果前列腺像石头一样硬可能是前列腺癌。

2. 有骑跨外伤或骨盆骨折史，多考虑为后尿道狭窄所致。过去会阴部有炎症病史，多为炎症引起尿道狭窄。

3. 排尿时尿流突然中断，排尿困难、尿痛和血尿，多考虑为膀胱或尿道结石。

4. 伴有截瘫及中枢神经系统症状者，多为脊柱肿瘤、脊髓损伤、脊柱结核等引起膀胱麻痹，收缩无力所致。

5. 下腹及会阴部手术后，产后或精神因素等原因也可以引起急性尿潴留。

四、诊断要点

急性尿潴留的诊断并不难，如果不能自动排尿、检查下腹部有包块，叩诊浊音，有压痛就可以确诊。慢性尿潴留是由膀胱颈以下梗阻性病变引起的排尿困难发展而来。体检检查时，耻骨上区常可见到半球形膨胀的膀胱，用手按压有明显的尿意，叩诊为实音。超声检查可明确诊断。

五、治疗

★脓毒搬家疗法

（1）定点取穴：中极、膀胱俞、阴陵泉，曲骨（备选穴）。

中极：脐下4寸，耻骨联合上1寸。主治月经失调，白带多，会阴痒，阴道疼痛，阳痿，早泄，遗精，尿频，尿急，遗尿，尿潴留。

膀胱俞：在骶部，当骶正中嵴旁1.5寸，平第2骶后孔。主治小便不利，遗尿，腰骶痛。

阴陵泉：在小腿内侧，当胫骨内侧髁后下方凹陷处。主治腹胀，泄泻，水肿，黄疸，小便不利或失禁，膝痛。

（2）治疗面积：一般不超过1.5cm²（1分硬币大小）。

（3）治疗方法：参见第二章第二节"操作方法"。照此法反复治疗2～3次。

第四十九节　遗尿

一、概述

遗尿症又名生理性遗尿，俗称尿床、画地图、尿裤子、臭被窝，是指入睡状态小便在床，醒后方知的病症，患病率约为10%。本病多见于3～13岁的儿童。小孩尿床者有5%～10%会在成年后继续尿床。5岁以内的幼儿遗尿不属病态。若5岁以后仍尿床，每周大于2次，并且持续半年以上者即可诊断为遗尿症。

二、病因病理

1. 遗尿症有明显遗传倾向，遗传基因定位在13号染色体上。

2. 大脑唤醒中枢发育延缓。

3. 尿流动力学因素。

4. 继发于泌尿系统感染或梗阻。

5. 神经功能异常。

6. 心理因素。

三、临床表现

1. 儿童遗尿病 是儿科常见病之一，临床表现为每夜或每周尿床数次，久治不愈。

2. 成人遗尿病 主要表现为肾虚遗尿，气陷遗尿，肾阳虚多尿，肾气不摄尿失禁等。

四、诊断要点

功能性遗尿症，又称原发性遗尿，占 80% 以上，临床症状为主要诊断依据。儿童夜间遗尿症随着年龄的增长，尿床的次数会逐渐减少，到了成年期仍然尿床属顽固性遗尿症。除尿床外，还有其他更明显临床症状和病理表现，多为器质性病变，如下尿路梗阻、膀胱炎、神经源性膀胱（神经病变引起的排尿功能障碍）等疾病。

五、治疗

★脓毒搬家疗法

（1）定点取穴：关元、三阴交、膀胱俞。

关元：在下腹部，前正中线上，当脐中下 3 寸。主治小腹疼痛，吐泻，疝气，遗精，阳痿，早泄，白浊，尿闭，尿频，黄白带下，痛经，中风脱证，虚劳冷惫，羸瘦无力，眩晕，下消，尿道炎，盆腔炎，肠炎，肠粘连，神经衰弱，小儿单纯性消化不良。此外，对神经衰弱、失眠症、手脚冰冷、荨麻疹、精力减退等也很有疗效。

三阴交：在小腿内侧，当足内踝尖上 3 寸，胫骨内侧缘后方。主治腹痛，肠鸣，腹胀，泄泻，便溏，月经失调，崩漏，带下，阴挺，闭经，不孕，难产，遗精，阳痿，遗尿，疝气，足痿，瘾疹，失眠，神经衰弱，荨麻疹，神经性皮炎。

膀胱俞：在骶部，当骶正中嵴旁 1.5 寸，平第 2 骶后孔。主治小便不利，遗尿，腰骶痛。

（2）治疗面积：一般不超过 1.5cm² （1 分硬币大小）。

（3）治疗方法：参见第二章第二节"操作方法"。照此法反复治疗 2～3 次，效果更好。

第五十节　阳痿、早泄

一、概述

阳痿是指男性阴茎勃起功能障碍，表现为男性在有性刺激和性欲的情况下，阴茎不能勃起或能勃起但不坚固，进而无法进行正常性交活动，或性交困难等。早泄是指射精发生在阴茎进入阴道之前，或进入阴道中时间较短，在女性尚未达到性高潮前提早射精而出现的性交不和谐障碍。

二、病因病理

阳痿的病因是肾虚，如肾阳虚或肾阴虚，肾虚致男性阴茎勃起障碍，勃起不坚，坚而不久。早泄的原因有器质性原因和精神心理因素，器质性原因比较少，如包茎、尿道炎、附睾炎、前列腺炎等。造成早泄的大多数原因是精神心理因素，如夫妻关系不和，彼此存在怨恨，畏惧等心理。有的则因婚前频繁手淫或婚后性生活过度，精神紧张而导致早泄。

三、临床表现

1. 阳痿　成年男子阴茎不能勃起，或勃起不坚，或坚而短暂，不能性交。

2. 早泄　性交前即排精、泻精，不能进行正常性生活。

四、诊断要点

早泄是阳痿的初级阶段，早泄发展严重时能够引发阳痿；另外，阳痿又常伴有早泄，二者发病的主因有相同之处。早泄可出现阳痿初期的症状，如临房不举，举而不坚，房事不能正常完事，夫妻双方达不到性满足即泄精而痿软，并长期伴有精神不振，精神倦怠，夜寐不安，精薄清冷，心悸不宁等。早泄往往是阳痿的一个先兆，发生早泄，偶尔 1～2 次，不能够予以诊断，只要调整好情绪或对症处置就能够纠正。如频频早泄，为预防阳痿的发生，就应积极治疗。

五、治疗

★脓毒搬家疗法

（1）定点取穴：三阴交、关元、肾俞。

三阴交：在小腿内侧，当足内踝尖上3寸，胫骨内侧缘后方。主治腹痛，肠鸣，腹胀，泄泻，便溏，月经失调，崩漏，带下，阴挺，闭经，不孕，难产，遗精，阳痿，遗尿，疝气，足痿，瘾疹，失眠，神经衰弱，荨麻疹，神经性皮炎。

关元：在下腹部，前正中线上，当脐中下3寸。主治小腹疼痛，吐泻，疝气，遗精，阳痿，早泄，白浊，尿闭，尿频，黄白带下，痛经，中风脱证，羸瘦无力，眩晕，下消，尿道炎，盆腔炎，肠炎，肠粘连，神经衰弱，小儿单纯性消化不良。此外，对神经衰弱、失眠症、手脚冰冷、荨麻疹、精力减退等也很有疗效。

肾俞：第2腰椎棘突下两侧旁开1.5寸。主治腰痛，遗精，阳痿，遗尿，月经失调，耳聋，耳鸣，水肿。

（2）治疗面积：一般不超过1.5cm^2（1分硬币大小）。

（3）治疗方法：参见第二章第二节"操作方法"。照此法反复治疗2～3次。

第五十一节　盆腔炎

一、概述

盆腔炎即盆腔炎症，是指女性盆腔生殖器官、子宫周围的结缔组织及盆腔腹膜的炎症。慢性盆腔炎症往往是急性期治疗不彻底迁延而来，其发病时间长，病情较顽固。盆腔炎是因为细菌逆行感染，通过子宫、输卵管而到达盆腔。但在现实生活中，并不是所有的妇女都会患上盆腔炎，发病只是少数。这是因为女性生殖系统有自然的防御功能，在正常情况下，能抵御细菌的入侵，只有当机体的抵抗力下降，或由于其他原因使女性的自然防御功能遭到破坏时，才会导致盆腔炎的发生。

二、病因病理

1. 产后或流产后感染　分娩后产妇体质虚弱，宫颈口有恶露流出，未及时关闭，宫腔内有胎盘的剥离面，或分娩造成产道损伤，或有胎盘、胎膜残留等，或产后过早有性生活，病原体侵入宫腔内，容易引起感染。自然流产、药物流产过程中阴道流血时间过长，或有组织物残留于宫腔内，或人工流产手术无菌操作不严格等均可以发生流产后感染。

2. 宫腔内手术操作后感染　如放置或取出宫内节育环、刮宫术、输卵管通液术、子宫输卵管造影术、宫腔镜检查、黏膜下子宫肌瘤摘除术等，由于术前有性生活或手术消毒不严格或术前适应证选择不当，手术后急性感染发作并扩散。也有的患者手术后不注意个人卫生，或术后不遵守医嘱，同样可使细菌上行感染，引起盆腔炎。

3. 经期卫生不良　若不注意经期卫生，使用不洁的卫生巾和护垫，经期盆浴、经期性交等均可使病原体侵入而引起炎症。

4. 邻近器官的炎症直接蔓延　最常见的是阑尾炎、腹膜炎，由于它们与女性内生殖器官毗邻，炎症可以通过直接蔓延引起盆腔炎。患慢性宫颈炎时，炎症也可通过淋巴循环引起盆腔结缔组织炎。

5. 其他　慢性盆腔炎的急性发作等。

三、临床表现

盆腔炎症有急性和慢性两类：

1. 急性盆腔炎症　其症状是下腹痛、发热、阴道分泌物增多，腹痛为持续性，活动或性交后加重。若病情严重可有寒战、高热、头痛、食欲不振。月经期发病者可出现经量增多，经期延长。若盆腔炎包裹形成盆腔脓肿可引起局部压迫症状，压迫膀胱可出现尿频、尿痛、排尿困难；压迫直肠可出现里急后重等直肠症状。急性盆腔炎进一步发展可引起弥漫性腹膜炎、败血症、感染性休克，严重者可危及生命。

2. 慢性盆腔炎症　由于急性盆腔炎未能彻底治疗或患者体质较差，病程迁延所致，慢性盆腔炎症的症状是下腹部坠胀，疼痛及腰骶部酸痛，常在劳累、性交后及月经前后加剧。其次是月经异常，月经不规则。病程长时部分妇女可出现精神不振、周身不适、失眠等神经衰弱症状。往往经久不愈，反复发作，导致不孕、输卵管妊娠，严重影响妇女的健康。

四、诊断要点与鉴别诊断

1. 诊断要点

（1）病史：多有急性盆腔炎病史。主要表现腰骶部和下腹部疼痛，常于劳累、性交、经期前后、排便时加重；盆腔瘀血，月经增多，白带增多；卵巢功能损害可有月经不调。输卵管粘连阻塞可致不孕。病程长者可有神经衰弱。

（2）体格检查：宫颈多肥大或有炎症，子宫体多后位受限或粘连固定。如为输卵管炎，则于子宫一侧或双侧可触及增粗的输卵管，呈索条状，有压痛。如有输卵管积水或输卵管卵巢囊肿，则可触到囊性，形似腊肠或不规则椭圆形肿物，活动受限。若为盆腔结缔组织炎时，子宫旁一侧或两侧有片状增厚及压痛，子宫骶韧带增粗、变硬、有压痛。

2. 鉴别诊断

（1）盆腔瘀血综合征：表现为腰骶部疼痛及小腹坠痛，向下肢放射，久站及劳累后加重。检查时宫颈呈紫蓝色，但子宫及附件无异常，与盆腔炎的症状与体征不符。通过 B 超，盆腔静脉造影可以确诊。

（2）子宫内膜异位症：主要表现是继发渐进性痛经，伴月经失调或不孕。若在子宫后壁、子宫骶骨韧带、后陷凹处有触痛性结节，即可诊断。此外，慢性盆腔炎久治无效者，应考虑有子宫内膜异位症的可能。

（3）卵巢肿瘤：卵巢恶性肿瘤亦可表现为盆腔包块，与周围粘连、不活动，有压痛，与炎性包块易混淆。但该病患者一般健康情况较差，病情发展迅速，疼痛为持续性，与月经周期无关。B 超检查可见腹部包块，有助于诊断。

五、治疗

1. 物理疗法　常用炒盐热敷、短波或超短波、蜡疗、水疗、离子透入等治疗。

2. 组织疗法　胎盘组织液 4mL，隔日 1 次，肌内注射。50 次为 1 个疗程。

3. 抗生素治疗

（1）侧穹窿封闭：青霉素 40 万 U、链霉素 0.5g，加入 0.25% ～ 0.5% 普鲁卡因液 20mL 内，也可以加入透明质酸酶 1500U 或醋酸可的松 25 ～ 50mg，每日 1 次，用长针头行双侧阴道侧穹窿封闭。6 ～ 7 次为 1 个 疗程，一般需 3 ～ 4 个疗程。

（2）宫腔注射：药物同上，首次溶液量不宜超过 10mL。用双腔橡皮导 尿管插入宫腔，注液速度宜慢，注后平卧 30 分钟，再取出尿管。每月在经 血干净后 3 天开始，2 ～ 3 天一次。5 ～ 6 次为 1 个疗程，共 3 ～ 4 个疗程。

4. 中医中药治疗 可内服、外用及灌肠互相配合。内服药多按辨证施 治。中药灌肠方剂很多，可根据本单位的临床经验选用方剂。外用中药软 坚膏。

5. 手术治疗 适用于慢性盆腔炎反复急性发作，或经非手术治疗效果不 明显而临床症状较重。病情影响患者生活与工作，或输卵管积水、输卵管卵 巢囊肿不能排除为肿瘤时，手术前后应用抗生素，手术宜彻底。

★脓毒搬家疗法

脓毒搬家疗法治疗慢性盆腔炎可以使西医常规复杂的治疗简单化， 而且疗效显著，按照中医脓毒搬家疗法的治疗程序实施治疗。

（1）定点取穴：气海、子宫、阿是穴。

气海：在下腹部，前正中线上，当脐中下 1.5 寸。主治虚脱，休克， 失眠，哮喘，腹胀，腹痛，腹泻，呕逆；尿路感染，遗尿，遗精，阳痿， 早泄；痛经，月经不调，功能性子宫出血，胃下垂，子宫脱垂；神经衰 弱，白细胞减少症。

子宫：脐下中极穴旁开 4 寸。主治子宫下垂，月经不调，痛经，功 能性子宫出血，子宫内膜炎，不孕症等。

阿是穴：腰骶部压痛点。

（2）治疗面积：每点控制在 2cm² 大小面积。

（3）治疗方法：参见第二章第二节"操作方法"。

【附】中药验方

主治：本验方对妇科包块（子宫肌瘤）附件炎、卵巢囊肿等妇科炎症有效。

配方：白狗肠（别名：大叶紫珠、大风叶）20g，过塘藕（别名：三白草根）100g，水龙骨30g，茯苓20g。

使用方法：每日1剂，连服3～15剂。

第五十二节　肿瘤

肿瘤是一种常见病、多发病，也是危害性极大、令人恐惧的疾病，其中恶性肿瘤（俗称癌症）是仅次于心血管疾病，造成人类高死亡率的疾病。

1. 肿瘤的定义　肿瘤是人体组织细胞在内外各种有害因素的长期作用下，发生基因突变、表达紊乱、调节失控，产生过度增生及异常分化所形成的新生物或赘生物，临床上常以肿块形式出现。这种新生物并非机体所需要，不按正常规律生长或不可遏止地生长，已丧失正常组织细胞功能，并可破坏原来器官组织结构，进而危及生命。

2. 病因

（1）化学因素：接触多环芳烃、芳香胺及偶氮染料类、亚硝胺类、植物毒素和重金属。

（2）物理因素：接触电离辐射、阳光与紫外线、热辐射、机械刺激。

（3）生物因素：病毒（宫颈癌、鼻咽癌）、霉菌毒素（肝癌）、寄生虫（大肠癌、肝癌）等。

（4）遗传因素。

3. 肿瘤的分类及命名

（1）按生长特性分类：分为良性肿瘤和恶性肿瘤。

（2）按组织来源分类：①间胚叶肿瘤，如纤维瘤、纤维肉瘤。②上皮组织肿瘤，如腺瘤、腺癌。③神经组织肿瘤，如神经纤维瘤、神经纤维肉瘤。④其他杂类肿瘤，如畸胎瘤、恶性畸胎瘤（畸胎癌）。

食管癌

一、概述

食管癌是发生于食管上皮组织的一种恶性肿瘤。食管癌的高发年龄段多在 40 岁以上，男性多于女性，但近几年 40 岁以下发病者亦有增长的趋势。食管癌的治疗关键在于早发现、早诊断、早治疗。而了解掌握食管癌的症状，尤其是食管癌早期症状对食管癌的早发现有着十分重要的意义。此外，研究发现食管癌的发生与亚硝胺慢性刺激、炎症与创伤、遗传因素，以及饮水、粮食和蔬菜中的微量元素含量有关。

二、病因病理

食管癌与其他的恶性肿瘤一样，虽然有基因的变化背景，涉及多因素、多阶段、多基因变异积累及相互作用的复杂过程，在分子水平上涉及众多原癌基因、抑癌基因以及蛋白质的改变。但长期不良的生活或饮食习惯可能是导致食管癌发生的元凶。

三、临床表现

1. 重点询问患者进食时胸部不适和其他异常感觉最早出现的时间，以便了解确切的病程。

2. 早期患者常有发作性进食不适感或时隐时现的胸骨后刺痛、烧灼感及异物感等。

3. 随病变的发展，患者出现持续性、进行性食物咽下困难，胸骨后疼痛及呕吐，少数人可出现呕血。

4. 晚期可因肿瘤的转移和压迫，出现相应部位疼痛或功能失常。喉返神经受压者，发生声音嘶哑、气管受侵犯后，可出现呛咳。

四、诊断要点

食管癌的发生往往有一个漫长的过程。一般认为，食管癌的发生要经过上皮不典型增生、原位癌、浸润癌、转移癌等阶段。不典型增生和原位癌可以完全治愈。食管鳞状上皮不典型增生是食管的重要癌前病变，由不典型增生到癌变一般需要几年甚至十几年。食管浸润癌又称进展期癌，近半数的患者可以治愈，但到了转移癌治愈的可能性较小，一般只能控制病情，因此，食管癌重在早期诊断。本病首选胃镜检查，这也是必不可少的检查。

1. 体格检查

（1）早期患者多无明显体征，病情进一步发展，进食困难逐日加重，患者消瘦、脱水及贫血。

（2）晚期患者呈明显恶病质，若肿瘤有转移，可出现相应的淋巴结肿大，肝脏肿大及神经麻痹等体征。

2. 辅助检查

（1）用多网囊食管细胞采取器，进行食管细胞学检查，可以了解病变部位，及早发现早期患者。

（2）食管 X 线钡餐检查是重要的诊断方法。可见食管黏膜中断、充盈缺损，钡剂下咽受阻，近段食管扩张及病变食管的蠕动失常等现象。早期食管癌患者有时 X 线检查不易发现。

（3）内窥镜检查方法简单，可直接观察病变食管的范围和图像，并能对可疑患者取组织进行病理检查。

五、治疗

★**脓毒搬家疗法**

脓毒搬家疗法治疗癌症，部分患者临床症状得到了控制，有的逆转，还有的症状完全消失。

（1）定点取穴：食管下俞（图 4-28）、新大郄（图 4-29）、大椎、足三里（备选穴）。

食管下俞：第 8 胸椎棘突下旁开 1 寸。主治食管疾病等。

新大郄：大腿后面臀横纹中间与腘横纹中间连线中点向外、向下 0.5 寸。主治一切肿瘤。

大椎：第 7 颈椎棘突下凹

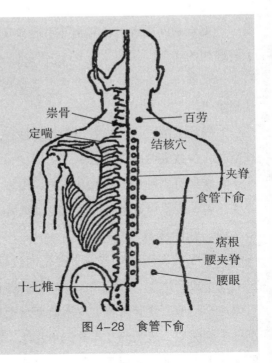

图 4-28 食管下俞

崇骨
定喘
百劳
结核穴
夹脊
食管下俞
痞根
腰夹脊
腰眼
十七椎

陷中。主治感冒，发热，咳嗽，气喘，腰背疼痛。

足三里：在小腿前外侧，当犊鼻下3寸，距胫骨前缘一横指。主治胃痛，呕吐，腹胀，肠鸣，消化不良，下肢痿痹，泄泻，便秘，痢疾，疳积，癫狂，中风，脚气，水肿，下肢不遂，心悸，气短，虚劳羸瘦。

（2）治疗面积：一般不超过1.5cm²（1分硬币大小）。

（3）治疗方法：参见第二章第二节"操作方法"。照此法反复治疗2～3次，效果更好。

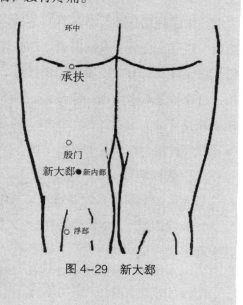

图4-29　新大郄

【附】祛噎丹

本方来自广胜寺的一位道人，治疗多人，钡餐造影证实可使食管癌病灶部分缩小，内膜脱落，管腔增宽，延长患者生存时间。

配方：紫硇砂6g，礞石15g，火硝30g，沉香10g，冰片10g，硼砂60g。

制法：紫硇砂放入瓷器内研成细末（避金属），加水煮沸，过滤取汁加醋，再用火煎干至灰黄色晶体，与上药共研细末，并与蜂蜜混合加工制成丹剂，每丹重1g。

使用方法：含化（不可吞服）。轻者每日2丸，每当含化后有黏沫和黏液稠性物吐出。在能进食后改为3小时服1丸，连服3天。

提示：本方需在有经验的医师指导下使用。

胃癌

一、概述

胃癌是我国最常见的恶性肿瘤之一。胃癌可发生于胃的任何部位，但多见于胃窦部，尤其是胃小弯侧，根据癌组织浸润深度分为早期胃癌和进展期胃癌（中、晚期胃癌）。胃癌早期症状常不明显，如捉摸不定的上腹部不适、隐痛、嗳气、泛酸、食欲减退、轻度贫血等，部分类似胃、十二指肠溃疡或慢性胃炎症状。有些患者服用止痛药、抗溃疡药或饮食调节后疼痛减轻或缓解，进而被忽视未做进一步检查。随着病情的进展，胃部症状渐渐明显，出现上腹部疼痛、食欲不振、消瘦、体重减轻和贫血等。后期常有癌肿转移，出现腹部肿块，左锁骨上淋巴结肿大、黑便、腹水及严重营养不良等。

二、病因病理

目前认为下列因素与胃癌的发生有关：

1. 环境因素 不同国家与地区发病率的明显差别说明与环境因素有关，其中最主要的是饮食因素。

2. 遗传因素 某些家庭中胃癌发病率较高。一些资料表明胃癌发生于 A 型血者较 O 型血者为多。

3. 免疫因素 免疫功能低下的人胃癌发病率较高，可能系机体免疫功能障碍导致对癌症的免疫监督作用下降。

4. 癌前期变化 所谓癌前期变化是指某些具有较强的恶变倾向的病变，这种病变如不予以处理，有可能发展为胃癌。

三、临床表现

1. 早期胃癌 患者 70% 以上无症状，有症状者也一般不典型，上腹轻度不适是最常见的初发症状，与消化不良或胃炎相似。

2. 进展期胃癌 既往无胃病史，但近期出现原因不明的上腹不适或疼痛；或既往有胃溃疡病史，近期上腹痛频率加快、程度加重。

上腹部饱胀感常为老年人进展期胃癌最早症状，有时伴有嗳气、反酸、呕吐。若癌灶位于贲门，可感到进食不通畅；若癌灶位于幽门，出现梗阻时，患者可呕吐出腐败的隔夜食物。

据统计约 50% 的老年患者有明显食欲减退、日益消瘦、乏力，有 40% ～ 60% 的患者因消瘦而就医。有消化道出血表现，可见呕血（10%）、黑便（35%）及持续大便潜血（60% ～ 80% 肉眼看无血，但化验可发现）。

四、诊断要点

1. 体格检查 可能有左锁骨上淋巴结肿大、上腹包块、直肠指检发现盆腔底部有肿块（癌细胞脱落至盆腔生长）。

2. 实验室检查 早期血检多正常，中、晚期可有不同程度的贫血、粪便潜血试验阳性。目前尚无对于胃癌诊断特异性较强的肿瘤标记物，CEA、CA50、CA72-4、CA19-9、CA242等多个标记物的连续监测对于胃癌的诊疗和预后判断有一定价值。

3. 影像学检查 上消化道X线钡餐造影有助于判断病灶范围，但早期病变仍需结合胃镜证实。

五、治疗

★脓毒搬家疗法

（1）定点取穴：中脘、足三里（备选穴）、胃俞。

中脘：在上腹部，前正中线上，当脐中上4寸。主治胃痛，腹痛，腹胀，呕逆，反胃，肠鸣，泄泻，便秘，便血，胁下坚痛。

足三里：在小腿前外侧，当犊鼻下3寸，距胫骨前缘一横指（中指）。主治胃痛，呕吐，腹胀，肠鸣，消化不良，下肢痿痹，泄泻，便秘，痢疾，疳积，癫狂，中风，脚气，水肿，下肢不遂，心悸，气短，虚劳羸瘦。

胃俞：在背部，第12胸椎棘突下，旁开1.5寸。主治胃炎，胃溃疡，胃扩张，胃下垂，胃痉挛，肝炎，腮腺炎，肠炎，痢疾。

（2）治疗面积：一般不超过1.5cm²（1分硬币大小）。

（3）治疗方法：参见第二章第二节"操作方法"。照此法反复治疗2～3次，效果更好。

【附】马蜗蜂散

配方：马钱子0.5g，活蜗牛0.5g，蜈蚣1.5g，乳香0.1g，带子露蜂房0.5g，全蝎0.5g，山豆根0.5g。以上药总量为4.1g，按此比例配方。

制法：马钱子在开水中浸泡10天，每天换一次水，再去皮晒干。用香油炒黄，去毒，再用麻纸去油，将药研细末。全蝎、蜈蚣、带子露蜂房均炒黄研末，蜗牛捣烂晒干研末，诸药末和乳香调和散剂，装 12 个胶囊。

提示：此方能使胃部肿瘤缩小，胃壁变软，屡用屡效。方中马钱子等药物有较强的毒性，因此本方需由专业药师进行炮制，在专业医师的指导下使用。

肝癌

一、概述

肝癌是指发生于肝脏的恶性肿瘤，包括原发性肝癌和转移性肝癌两种，日常说的肝癌指的多是原发性肝癌，原发性肝癌是临床上最常见的恶性肿瘤之一。原发性肝癌按细胞分型可分为肝细胞型肝癌、胆管细胞型肝癌及混合型肝癌。

二、病因病理

总的来说，原发性肝癌的病因至今未能完全阐明，但已证明与以下因素密切相关：

1. 病毒性肝炎　流行病学统计表明，乙肝流行的地区也是肝癌的高发地区，患过乙肝的人比没有患过乙肝的人患肝癌的机会要高 10 倍之多。长期的临床观察发现，肝炎、肝硬化、肝癌是不断迁移演变的三部曲。研究表明，与肝癌有关的病毒性肝炎主要包括乙型肝炎（HBV）、丙型肝炎（HCV），而其中又以乙型肝炎最为常见。

2. 酒精　长期酗酒容易诱发肝癌。俗话说"饮酒伤肝"，饮酒并不是肝癌的直接病因，但它的作用类似于催化剂，能够促进肝癌的发生和进展。

三、临床表现

1. 主要症状　肝区疼痛、腹胀、乏力、纳差、消瘦、发热、黄疸以及肝脏进行性肿大或上腹肿块等。

2. 体征　进行性肝大、脾大、黄疸、腹水、水肿以及肝掌、蜘蛛痣、腹壁静脉曲张等常见体征，多在晚期出现。

3. 伴癌综合征　伴癌综合征是指原发性肝癌患者由于癌肿本身代谢异常或癌组织对机体产生的各种影响而引起的一组症状。临床表现多种多样，比较常见的有红细胞增多症、低血糖症、高钙血症、高纤维蛋白原血症、血小板增多症、高胆固醇血症等。

四、诊断要点

检查主要包括血清甲胎蛋白（AFP）和肝脏影像学检查。甲胎蛋白是目前常用的，也是最简单实用的检查方法。我国 60% 以上肝癌病例的血清 AFP > 400 μg/L，95% 的肝癌患者具有乙肝病毒（HBV）感染的背景，10% 有丙肝病毒（HCV）感染背景，还有部分患者 HBV 和 HCV 交叉感染，因此如果在病毒性肝病基础上合并 AFP > 400μg/L，应该高度怀疑肝癌可能，尽早完善影像学相关检查，做到早发现、早诊断、早治疗。医学影像学手段也为肝癌的诊断提供了很大的帮助，为肝癌的定位、定性、定量、定期和制订治疗方案提供了可靠依据。

五、治疗

★脓毒搬家疗法

（1）定点取穴：新大郄穴、肝俞（图4-30）、胆俞、阳陵泉（图4-31）。

新大郄穴：大腿后面臀横纹中间与腘横纹中间连线中点向外、向下0.5寸。主治一切肿瘤。

肝俞：在背部，第9胸椎棘突下，旁开1.5寸。主治黄疸，胁痛，脊背痛，目赤，目视不明，夜盲，吐血，衄血，眩晕，癫狂。

胆俞：在背部，第10胸椎棘突下，旁开1.5寸。主治黄疸，口苦，胸胁痛，呕吐。

阳陵泉：在腓骨小头前下方凹陷处。主治半身不遂，坐骨神经痛，肋间神经痛，下肢外侧痛，胆囊炎，遗尿。

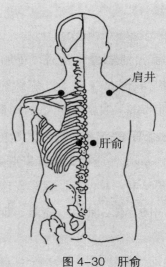
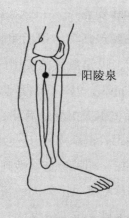

图 4-30　肝俞　　　　　　　　图 4-31　阳陵泉

（2）治疗面积：一般不超过 1.5cm²（1 分硬币大小），将治疗点做好标记。

（3）治疗方法：参见第二章第二节"操作方法"。照此法反复治疗 2～3 次，效果更好。

脐疗参见第二章第四十三节肝硬化【附】特效脐疗膏。如有黄疸再加鼻疗，详见第二章第四十四节病毒性肝炎【附】黄疸膏。

【附】化瘤丸

配方：人参 18g，桂枝 6g，麝香 6g，姜黄 6g，丁香 18g，虻虫 6g，苏木 18g，桃仁 18g，苏子 6g，灵脂 6g，降香 6g，当归 12g，没药 6g，香附 6g，吴茱萸 6g，大黄 24g，益母草 24g，鳖甲 60g，米醋 250g。

制法：上述前 15 味共为细末，加米醋浓熬，晒干，再加醋熬，如此 3 次，晒干，然后再把益母草、鳖甲、大黄 3 味研成粉剂与之调匀。无菌环境下装胶囊，每粒 0.3g。

使用方法：每日服 4 次，每次服 5 粒，黄酒 1 杯为引，开水送服。

按：本方具有化瘤消痞、化瘀散结之功，对治疗癥瘕积聚、肝脾肿大、子宫肌瘤、卵巢囊肿有显著疗效。

肺癌

一、概述

肺癌发生于支气管黏膜上皮，亦称支气管癌。近50年来许多国家都报道肺癌的发病率明显增高，在男性癌肿患者中，肺癌已居首位。肺癌的病因至今尚不完全明确。

二、病因病理

1. 长期大量吸烟是肺癌的一个重要致病因素。

2. 大气污染与吸烟对肺癌的发病可能相互促进，起协同作用。

3. 目前已公认长期接触铀、镭等放射性物质及其衍化物、致癌性碳氢化合物、芥子气等物质均可诱发肺癌，主要是鳞癌和未分化小细胞癌。

4. 肺部慢性疾病，如肺结核、尘肺等与肺癌并存。这些病例癌肿的发病率高于正常人。

5. 人体内在因素，如家族遗传、免疫功能降低、代谢及内分泌功能失调等也可能诱发肺癌。

三、临床表现

肺癌的临床表现与癌肿的部位、大小，是否压迫、侵及邻近器官以及有无转移等情况有密切关系。癌肿在较大的支气管内生长，常出现刺激性咳嗽。肺癌增大影响支气管引流，继发肺部感染时可以有脓痰。另一个常见症状是血痰，通常为痰中带血点、血丝或间断少量咯血，有些患者即使出现一两次血痰对诊断也具有参考价值。有的患者由于肿瘤造成较大支气管阻塞，可以出现胸闷、气短、发热和胸痛等症状。

四、诊断要点

1. 刺激性咳嗽、干咳或白色泡沫痰，痰中带血点或血丝。

2. 胸闷、哮喘、气促。

3. 局限性哮鸣音，局限性肺气肿或肺不张的体征。

4. X线胸部平片见肺内有密度均匀、边缘不整或分叶肿块，或肺内有圆形或椭圆形边缘有切迹或毛刺阴影，有时可见到局部肺气肿、肺不张等。

5. 痰细胞学检查找到癌细胞。

6. 支气管镜检查可见癌原病变。

五、治疗

★脓毒搬家疗法

（1）定点取穴：新大郄穴、肺俞、大肠俞（图4-32）。

新大郄穴：大腿后面臀横纹中间与腘横纹中间连线中点向外、向下0.5寸。主治：一切肿瘤。

肺俞：在背部，第3胸椎棘突下，旁开1.5寸。主治咳嗽，气喘，咯血，鼻塞，骨蒸潮热，盗汗，皮肤瘙痒，瘾疹。

大肠俞：在腰部，第4腰椎棘突下，旁开1.5寸。主治腰痛，脊强，带下，遗精，阳痿。

（2）治疗面积：一般不超过1.5cm²（1分硬币大小）。

（3）治疗方法：参见第二章第二节"操作方法"。照此法反复治疗2～3次，效果更好。

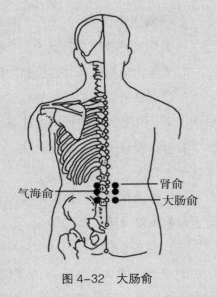

图4-32 大肠俞

【附】五叶汤

配方：玉米叶（玉茭子叶、苞米叶子）60g，桑叶15g，竹叶6g，枣叶30g，大青叶15g。

制法：用新鲜玉米叶下水先煎，再加入其他药材，文火煎10分钟，或开水泡代茶饮。

使用方法：每日可饮数次，每日饮用量为500mL。

按：现代科学研究发现，玉米叶含具有抗癌作用的多糖类物质，可抑制癌肿生长，尤其对肺癌有效。配大青叶清热消肿，加枣叶清热除瘤，桑叶具有降气化痰、清肺气、降肺火、通调水道、祛痰散结之功效。此方五叶，以叶治叶，起到治疗作用。

肾癌

一、概述

肾癌又称为肾细胞癌，起源于泌尿小管上皮。肾癌占成人恶性肾脏肿瘤的 80%～90%，是成人最常见的肾脏肿瘤。男女发病之比约为 2∶1，可见于各个年龄段，高发年龄为 50～70 岁。随着体检的普及，越来越多的早期肾癌得到了及时诊断。不吸烟及避免肥胖是预防肾癌发生的重要方法。

多年来，血尿、疼痛和肿块称为肾癌的"三联征"，其实大多数患者就诊时三联征俱全者仅占 10% 左右，很少治愈。所以全面了解肾癌的一些临床表现非常必要。

二、病因病理

肾癌的发病原因不明，可能的原因有以下几种：

1. 吸烟：大量的前瞻性观察发现吸烟与肾癌发病成正相关。

2. 肥胖和高血压：高体重指数（BMI）和高血压是与男性肾癌发病危险性升高相关的两个独立因素。

3. 职业：有报道指出，长期接触金属镉、铅的工人，包括印刷工人、焦炭工人、干洗业和石油化工产品工作者肾癌发病和死亡危险性增加。

4. 放射：长期暴露于某些弱放射源中可能增加患肾癌的风险。

5. 遗传因素。

三、临床表现

1. 无明显症状　目前，临床上 40% 以上的肾癌是因健康体检或其他原因检查偶然发现的，无明显症状或体征，且其发现率逐年升高，大部分为早期病变，预后良好。

2. 典型局部症状　血尿、腰痛、腹部肿块被称为"肾癌三联征"，在临床出现率已 < 15%，常预示病变已至晚期。多数患者只出现三联征中的一个或两个症状。

3. 转移症状　约 10% 患者以转移症状就诊，初诊病例中 30% 已有转移，症状为骨痛、骨折、咳嗽、咯血等，应及时就诊。

四、诊断要点

临床诊断主要依靠影像学检查，确诊则需病理学检查。

1. 实验室检查 尿素氮、肌酐、肝功能、全血细胞计数、血红蛋白、血钙、血糖、血沉、碱性磷酸酶和乳酸脱氢酶。

2. 影像学检查 腹部 B 超或彩色多普勒超声，胸部 CT、腹部 CT 平扫和增强扫描（碘过敏试验阴性、无相关禁忌证者）。腹部 CT 平扫和增强扫描及胸部 CT 是术前进行临床分期的主要依据。

3. 可选择的影像学检查 ①腹部平片。②核素肾血流图或静脉尿路造影检查指征。

五、治疗

★**脓毒搬家疗法**

（1）定点取穴：新大郄穴、肾俞、命门。

新大郄穴：大腿后面臀横纹中间与腘横纹中间连线中点向外、向下 0.5 寸。主治一切肿瘤。

肾俞：腰部第 2 腰椎棘突下两侧旁开 1.5 寸。主治腰痛，遗精，阳痿，遗尿，月经失调，耳聋，耳鸣，水肿。

命门：腰部第 2 腰椎棘突下凹陷中。主治腰痛，脊强，带下，遗精，阳痿。

（2）治疗面积：一般不超过 1.5cm² （1 分硬币大小）。

（3）治疗方法：参见第二章第二节"操作方法"。照此法反复治疗 2～3 次，效果更好。

膀胱癌

一、概述

膀胱癌是指膀胱内细胞的恶性过度生长，最常见的过度生长位于膀胱的黏膜上皮。膀胱的黏膜上皮细胞称为尿路上皮细胞，由它生成的癌称为尿路上皮癌，占所有膀胱癌的 90%～95%，是最常见的一种膀胱癌。

二、病因病理

膀胱癌的发病是一个多因素混合、多基因参与、多步骤形成的过程，异常基因型的积累加上外在环境的作用最终导致恶性表型的出现。目前比较公认的观点是病毒或某些化学致癌物作用于人体，使原癌基因激活成癌基因，抑癌基因失活而致癌。80%以上的膀胱癌发病与致癌的危险因素相关。吸烟和职业接触芳香胺是目前明确的膀胱癌危险因素。吸烟者患膀胱癌的危险性是不吸烟者的 2～4 倍，发病危险与吸烟数量、持续时间和吸入程度有关。

三、临床表现

1. 血尿　原位癌常表现为镜下血尿，膀胱脐尿管癌血尿可以不明显。

2. 膀胱刺激症状　尿频、尿急、尿痛，出现率约为10%，与广泛分布的原位癌和性膀胱癌有关，尤其病变位于膀胱三角区时。故长期不能痊愈的"膀胱炎"应警惕膀胱癌的可能性。

3. 尿流梗阻症状　肿瘤较大，膀胱颈部位的肿瘤及血块堵塞均可引起排尿不畅，甚至尿潴留。肿瘤浸润输尿管口可引起上尿路梗阻，出现腰痛、肾积水和肾功能损害。

4. 晚期肿瘤表现　晚期肿瘤侵犯膀胱周围组织、器官或有盆腔淋巴结转移时导致膀胱区疼痛、尿道阴道瘘、下肢水肿等相应症状，远端转移时也可出现转移器官功能受损、骨痛及恶病质等表现。

四、诊断要点

大部分患者是因为肉眼或镜下血尿怀疑膀胱癌而做检查的；其他一些可能有排尿刺激症状，如尿频、尿急、尿痛；还有一些是由于尿脱落细胞学阳性，或者因为腰背疼痛做 CT 检查时发现膀胱里面有肿块。

其他常见的检查包括：①尿脱落细胞学或其他尿液筛查。②腹部平片和静脉尿路造影检查。③膀胱镜直视下检查膀胱内部情况，同时医生也可能会做活检。

五、治疗

★ **脓毒搬家疗法**

（1）定点取穴：新大郄穴、委中、中极。

新大郄穴：大腿后面臀横纹中间与腘横纹中间连线中点向外、向下0.5寸。主治一切肿瘤。

中极：脐下 4 寸，耻骨联合上 1 寸。主治月经失调，白带多，会阴痒，阴道疼痛，阳痿，早泄，遗精，尿频，尿急，遗尿，尿潴留。

（2）治疗面积：一般不超过 1.5cm²（1 分硬币大小）。

（3）治疗方法：参见第二章第二节"操作方法"。照此法反复治疗 2～3 次，效果更好。

皮肤癌

一、概述

皮肤癌在我国的发病率较低，但在白色人种中是常见的恶性肿瘤之一。据报道，在澳大利亚南部地区皮肤癌的发病率至少达 650/100000。据估计，超过 65 岁的美国白人，其中有 40%～50% 至少患过 1 次皮肤癌，这可能与所处的地理位置和生活方式有关。

非色素皮肤癌主要包括基底细胞癌和鳞状细胞癌，这两种病占皮肤恶性肿瘤的 90% 以上，男女发病比例为 3：1，全球皮肤癌发病率各大洲差异较大。近年来，皮肤癌发病率在我国出现逐年上升迹象，而且呈年轻化趋势。

二、病因病理

本病的病因尚未完全明确，其发生可能与过度的日光曝晒、放射线、砷剂、焦油衍化物等长期刺激有关。烧伤瘢痕、黏膜白斑、慢性溃疡、经久不愈的瘘管、盘状红斑狼疮、射线皮炎等皮肤损害亦可继发本病，但很多患者没有明显的病因。

三、临床表现

1. 鳞状细胞癌　往往由角化病、黏膜白斑及其他癌前疾病转化而成。本病发展较快，早期即形成溃疡。鳞状细胞癌常伴有化脓性感染，伴恶臭、疼痛，其发病部位以黏膜皮肤连接处鳞状细胞癌发展最快，黏膜发病者更容易转移。

2. 基底细胞癌　50 岁以上多发，发病缓慢，通常无症状，初期多为基底较硬斑块状丘疹，有的呈疣状隆起，而后破溃为溃疡灶改变，病灶不规则，边缘隆起，似火山口，底部凹凸不平，生长缓慢。好发于眼眶、内眦、鼻、颊、前额、手背，炎性反应轻微或无，转移极少，主要向深部组织浸润。

3.鳞状细胞癌 以 30～50 岁年龄多发，发病快，常在短期内快速生长。好发于下唇、舌、鼻、外阴，多发于皮肤黏膜交界点，溃疡边缘高起、红硬、呈环状、菜花样外观，周边炎性反应显著，多有区域淋巴结肿大。

四、诊断要点

诊断主要依靠活检，尤其要注意识别有恶性病变的情况。遇下述情况为高度可疑的早期恶性病变。

1.经久不愈或时好时犯，或有少量出血的皮肤溃疡。

2.日光性角化病出现出血、溃烂或不对称性结节突起等。

3.往日射线照过的皮肤或旧瘢痕或窦道处出现溃破或结节突起时。

4.久不消退的红色皮肤瘢痕，其上显示轻度糜烂时应警惕原位癌的可能。

五、治疗

★**脓毒搬家疗法**

（1）定点取穴：皮损局部。

（2）治疗面积：依病患皮肤部位大小，一次不可治疗面积太大，可分次分批多次外用。每次治疗要在 $10cm^2$ 以内。

（3）治疗方法：参见第二章第二节"操作方法"。

乳腺癌

一、概述

乳腺癌是指发生在乳腺上皮组织的恶性肿瘤，本病严重影响女性身心健康，甚至危及生命。临床上，对于乳腺癌的治疗有手术切除、化疗、放疗以及药物治疗、心理辅助治疗等，也有内分泌治疗、中医药治疗相结合的综合治疗方式。目前，分子靶向治疗也归于常规治疗范畴。

二、病因病理

乳腺癌的病因还没有完全明确，但不育、生育次数少、第一胎足月产龄高、初潮年龄早、良性乳腺疾病史、乳腺癌家族史、口服避孕药、放射性暴露等因素已经被确认与乳腺癌有关。

长期的饮食结构、生活习惯等因素造成体质改变，人体整体功能下降，引起肝肾功能失调，进而引起代谢循环变慢，造成甲状腺疾病和内分泌失调、免疫功能下降，从而发展为乳腺组织异常增生，终致癌变。绝经前和绝经后雌激素水平改变是刺激发生乳腺癌的明显因素。此外，遗传因素、饮食因素、外界理化因素以及某些乳房良性疾病与乳腺癌的发生均有一定关系。

三、临床表现

1. 乳房肿块　乳房无痛性肿块。

2. 乳头溢液　溢液可以是无色、乳白色、淡黄色、棕色、红色等；可以呈水样、血样、浆液性或脓性；溢液量可多可少，间隔时间也不一致。

3. 乳头和乳晕异常　乳头扁平、回缩、凹陷，直至完全缩入乳晕下，看不见乳头。有时整个乳房抬高，两侧乳头不在同一水平面上。乳头糜烂也是乳腺癌的典型症状。炎性乳腺癌的局部皮肤呈炎症性表现，颜色由淡红到深红，开始时比较局限，不久即扩大到大部分乳腺皮肤，同时伴有皮肤水肿、增厚、粗糙、温度升高等。

四、诊断要点

1. 乳房无痛性肿块，多数为无意中或普查时发现。检查时肿块边界欠清楚，质硬，表面高低不平，活动度小或完全固定，与皮肤粘连而出现酒窝征，同侧腋窝可触及肿大淋巴结。如属晚期，乳房皮肤可出现淋巴水肿，呈橘皮样改变，周围皮肤出现卫星结节，肿块可溃破有恶臭味。

2. B超对诊断很有帮助，可作为首选检查方法。

3. 钼靶摄片可见肿块阴影，形态不规则，边缘呈毛刺状。

五、治疗

★脓毒搬家疗法

（1）定点取穴：新大郄穴、膻中、患侧天宗（图4-33），如两侧同时发病可取双侧。

新大郄穴：大腿后面臀横纹中间与腘横纹中间连线中点向外、向下0.5寸。主治一切肿瘤的诊疗。

膻中：在胸部，当前正中线上，平第4肋间，两乳头连线的中点。主治咳嗽，气喘，咯脓血，胸痹心痛，心悸，心烦，产妇少乳，噎膈。

天宗：在肩胛部，当冈下窝中央凹陷处，与第4胸椎相平。主治肩胛酸痛，肩周炎，肩背软组织损伤，肘臂外后侧痛，上肢不举，颈项颊颔肿痛，乳痈，乳腺炎，胸胁支满，咳嗽气喘。

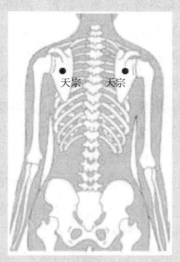

图 4-33　天宗

（2）治疗面积：一般不超过 1.5cm²（1 分硬币大小）。

（3）治疗方法：参见第二章第二节"操作方法"。按照此法反复治疗 2～3 次。

肠癌

一、概述

肠癌是胃肠道常见的恶性肿瘤。肠癌的发病率仅次于胃癌及食管癌，并且呈逐年上升的趋势，发病年龄趋向老龄化，发病部位趋向近侧结肠。

二、病因病理

发病原因主要与日常饮食有着密切的关系，多为不良的生活饮食习惯导致。青年人结直肠癌的组织学类型的显著特点：黏液癌（黏液腺癌和印戒细胞癌）所占的比例明显增多，其次为高分化腺癌和低分化腺癌。中老年人则以分化好的腺癌多见。

三、临床表现

一般以无痛便血为主，血液呈红色或鲜红色，与早期内痔的症状非常相似，后期便血多为暗红色，混有粪便之黏液血便或脓血便。其次，大便习惯改变是典型的中晚期肠癌的临床表现，由于直肠肿块及其产生的分泌物，可产生肠道刺激症状，导致患者出现便意频繁、排便不尽或里急后重等症状，但排出物多是黏液脓血状物，此时粪便形状也发生了改变，大便越来越细。由于癌肿绕肠壁周径浸润使肠腔狭窄，尤在直肠 – 乙状结肠交界处，多为狭窄型硬癌，极易引起梗阻现象。晚期肠癌患者，由于疾病长期慢性消耗，会出现全身恶病质。此外，出现不明原因的贫血，不明原因的消瘦、乏力、食欲减退，也是肠癌的临床表现。

四、诊断要点

1. 排便习惯与粪便形状、性状改变，如大便变细变扁、血便、脓血便、里急后重，便秘或腹泻、腹胀或腹痛，腹部肿块或直肠有肿块。晚期可出现进行性消瘦、恶病质、黄疸、腹水等。

2. 有疑似症状者必须做直肠检查或内镜检查。并根据肿块部位选择直肠镜、乙状结肠镜检查或纤维结肠镜检查，并取活组织做病理学检查。

3. 影像学检查：X 线钡餐检查，特别是气钡双重造影可明确病变的部位和性质。B 超、CT、MRI 检查可了解腹部肿块的性质、大小、部位以及腹腔淋巴结情况、肝转移情况等。

五、治疗

★脓毒搬家疗法

（1）定点取穴：新大郄穴、小肠俞、上巨虚。

新大郄穴：大腿后面臀横纹中间与腘横纹中间连线中点向外、向下0.5 寸。主治一切肿瘤。

小肠俞：在骶部，当骶正中嵴旁开 1.5 寸，平第 1 骶后孔。主治肠炎，痢疾，便秘，遗尿，遗精，盆腔炎，子宫内膜炎，骶髂关节炎，痔疮。

上巨虚：在小腿前外侧，当犊鼻下 6 寸，距胫骨前缘一横指。主治阑尾炎，胃肠炎，泄泻，痢疾，疝气，便秘，消化不良，脑血管病后遗症，下肢麻痹或痉挛，膝关节肿痛。

（2）治疗面积：一般不超过 1.5cm^2（1 分硬币大小），将治疗点做好标记。

（3）治疗方法：参见第二章第二节"操作方法"。按照此法反复治疗 2 ～ 3 次。

子宫内膜癌

一、概述

子宫内膜癌，起源于子宫内膜腺体的恶性肿瘤，又称子宫体癌，是常见妇科恶性肿瘤之一，好发于更年期和绝经期，多见于未婚、小产、肥胖伴高血压病、糖尿病的妇女。一般认为子宫内膜癌发病与雌激素有关。最常见的病理类型是腺癌，其发展一般缓慢，主要表现为不规则阴道流血及排液增多。本病的传播途径是直接蔓延或经淋巴及血行转移等。西医治疗以手术为主，以放射治疗、化学治疗、孕酮抗雌激素等药物为辅。若能早期发现、早期诊断、早期正确治疗，大部分疗效较好。本病多在 3 ～ 5 年内复发，有的远期复发，所以需要长期随访。

二、病因病理

目前，导致子宫内膜癌的病因尚不明确，一般认为可能是多项因素的交叉协同作用引起的，其危险因子有子宫颈糜烂、性行为频繁或性生活紊乱、忽略性行为清洁、忽略经期卫生、性伴侣包皮过长，且可能与疱疹病毒 2 型（HSV-2）及人乳头瘤病毒（HPV）感染有密切关系。

子宫内膜癌的确切病因尚不明确，但与以下因素有关：①肥胖、绝经延迟、心血管疾病、糖尿病、高血压是高危因素。②与雌激素的长期刺激有关。③与子宫内膜过度增生有关。

子宫内膜癌以腺癌为主，占 80% ～ 90%，病变多发生在子宫底部的内膜，以子宫两角附近多见，病灶可呈弥漫型及局限型。

三、临床表现

1. 早期为不规则的阴道出血，部分患者表现为排液排液及绝经后阴道出血。

2. 晚期为下腹部的疼痛，子宫明显增大，合并宫腔积脓时可有明显触痛，宫颈管内偶有癌组织脱出，触之易出血，癌灶浸润周围组织时，子宫固定或在宫旁扪及不规则结节状物。

四、诊断要点

1. 症状 阴道出血早期表现，为接触性出血（双合诊检查等），以后则持续有恶臭。晚期癌肿浸润子宫旁组织，累及盆腔、闭孔神经、骶神经时，可引起严重的持续性腰骶部及坐骨神经痛。盆腔病变广泛，静脉和淋巴血流受阻碍，可导致下肢肿胀和疼痛。

2. 体征 全身检查了解有无远处转移病灶，注意髂窝、腹股沟及锁骨上淋巴结有无肿大，肾脏是否肿大，肾区有无叩痛。妇科检查注意阴道壁有无浸润。

3. 辅助检查 活体组织检查，为进一步了解癌肿扩散、转移的部位和范围，应根据具体情况进行胸部透视或摄片，膀胱镜与直肠镜检查，静脉肾盂造影等。

五、治疗

★脓毒搬家疗法

（1）定点取穴：新大郄穴、膀胱俞、中极。

新大郄穴：大腿后面臀横纹中间与腘横纹中间连线中点向外、向下0.5寸。主治一切肿瘤。

膀胱俞：在骶部，当骶正中嵴旁1.5寸，平第2骶后孔。主治小便不利，遗尿，腰骶痛。

中极：脐下4寸，耻骨联合上1寸。主治月经失调，白带多，会阴痒，阴道疼，阳痿，早泄，遗精，尿频，尿急，遗尿，尿潴留。

（2）治疗面积：一般不超过 $1.5cm^2$（1分硬币大小）。

（3）治疗方法：参见第二章第二节"操作方法"。按照此法反复治疗2～3次。

注：宫颈癌患者可参考本法治疗。

【附】化瘤丸

详见本章本节肝癌一病。

第五章 中医脓毒搬家疗法学员心得

中医脓毒搬家疗法治疗小细胞肺癌体会

一、典型病例

丁某，吉林省榆树市八号镇人。患者2018年2月自感胸痛，胸闷气短，咳嗽又咳痰，高热不退，腹胀，腹痛。市医院肺部多排CT平扫所见：胸廓对称，气管纵隔居中，右肺中叶支气管通畅，局部见团片状影，边界模糊不清，远端肺组织体积缩小，密度增高，双肺纹理增强密度影，右肺上叶见磨玻璃影，纵隔内右肺门见多发肿大淋巴结影，心影不大，胸主动脉管壁及冠状动脉走行区见钙化影。诊断：右肺中叶占位性病变，中央型肺癌，伴远端阻塞性肺不张。面色灰黄，小便短赤，大便黏腻。舌两边青紫色，舌尖红带刺，舌中根部苔黄厚腻。

二、治疗方法

患者于市医院多次放化疗，身体各脏器受损。用蝎毒疗法治疗半年，身体基本状况有所缓解。CT显示瘤体没有扩大，也没有缩小。同时患者也经常出现咳嗽，咳痰，胸闷气短，胸痛，周身乏力，失眠多梦出虚汗等不适症状。

2019年3月12日改为脓毒搬家疗法治疗，第一次贴双侧肺俞穴、双侧新大郄穴，第二次改贴双侧肾俞穴，患者自感症状明显好转。于2019年4月7日去榆树市医院做MRI检查，病变部位未发现明显变化，瘤体没有其他异常改变，身体反应良好。2019年4月28日和2019年5月20日CT检查结果：瘤体较前有明显缩小。

三、心得体会

脓毒搬家疗法治疗范围不仅于此，在治疗疼痛疾病等方面也有明显疗效，对其他疾病的功效也值得慢慢探索与研究。脓毒搬家疗法值得大力推广，为更多的患者带去福音。

吉林省扶余县糖尿病调理中心　祖芳

应用中医脓毒搬家疗法治疗癌症肿痛体会

癌症患者无论是体检发现还是出现症状检查确诊后，均面临着开刀、放疗、化疗（靶向化疗）或免疫疗法的选择，而临床上无论何种选择对患者的身体来说都是重创。然而，人类对癌症的控制还不能像高血压、糖尿病等慢性病那样，终身带病存活到老。

癌症仍然威胁着人类。于是，有人将眼光投向古老的中医医术。而中医脓毒搬家疗法在治疗癌症的临床实践中越来越受到医患的认可。其疗法简单，疗效明显，为癌症康复带来新的希望。近期，笔者在临床以脓毒搬家疗法治疗多例癌症患者，其中2例症状严重，患者放弃西医治疗，效果比较明显，特将案例述之，供参考交流。

一、典型病例

病例1：胃印戒癌

林某，男，46岁，居住地为福建宁德市霞浦（靠海）。2019年3月26日在福建霞浦医院诊断为胃肿瘤，2019年4月4日，福建省某肿瘤医院病理诊断为胃印戒癌。2019年4月9日患者因经济原因及对化疗的恐惧选择中医治疗。

患者诉：背痛夜不能寐，纳呆，大便不通畅。

诊查：舌苔黄厚腻，脉尺弱，余有力。

治疗：选一程三贴。

穴位：肾俞（双，或最痛点），足三里（双）。

操作：予1号药贴敷。（贴前自诉已经好几个晚上痛至在医院走廊来回走到累了才躺下来。贴敷1号药时是下午5点，患者当晚痛减，能够睡好觉，脸色已渐透出红润，胃口好转，舌苔转厚白。）第二天，疱发得较好，手术剪刀从疱的下方破口，流出黄水浓稠。换2号药，包扎。第三天，复敷

2 号药，包扎。第四天、第五天收敛伤口。

病例 2：肺鳞癌

蔡某，男，55 岁，居住福建省漳州市。2019 年 3 月 29 日在漳州某医院诊断为肺鳞癌。锁骨多发淋巴结肿大，最大为 34mm×19mm，左右肺门、纵隔均出现淋巴转移，为晚期肺癌。患者家属遂选择中医治疗。2019 年 4 月 14 日到我处求治。

主诉：胸闷，咳嗽，声音哑，睡不好觉。

诊查：患者脸色红晕，表情恐惧，触及颈淋巴硬结、不痛，舌红苔薄白与无苔相间，脉细涩。

治疗：脓毒搬家疗法。

穴位：大椎、肺俞（双）。

操作：单头泻血笔刺三穴，刺出 2mm×2mm 伤口，贴敷 1 号药。二天后揭开，脓毒出现，清洁，拔罐，消毒，敷贴 2 号药。第四天清洁消毒复敷 2 号药。第五天、第六天收敛伤口。

患者胸闷明显好转，锁骨上方最大的淋巴结变软，脖子上一个淋巴结变小，另一个淋巴结变软。患者面色正常，咳嗽减轻，睡眠良好，但声音嘶哑未改变。

第一次复诊：2019 年 4 月 26 日。

主诉：咳嗽减轻，睡眠改善，饮食正常，大便正常，声音嘶哑时好时坏。

治疗：予一程三贴。

穴位：肠俞（双），新大郄（左）。

操作：选穴敷一程三贴 1 号药。第二天揭开，大肠俞黄水量多，予清洁，敷 2 号药。第三天依旧有水，予清洁，敷 2 号药。第四天，大肠俞伤口未干，复敷 2 号药，新大郄穴敷 3 号药。

4 月 29 日换药后，患者自诉脖子自如转动，最小的淋巴结消失。4 月 30 日，大肠俞敷 3 号药。5 月 1 日，最大的淋巴结软塌，其余二处正常，舌红苔薄，舌根白腻（昨天未大便）。诊脉见尺弱，左关涩，左寸右关正常，右寸数大。睡眠好，可以平躺。患者精神放松，神色正常，体力明显好转，嘱患者连续治疗完成疗程。

第二次复诊：2019年5月3日。

主诉：睡眠、饮食、大小便均正常。声音已不嘶哑，咳嗽明显减轻。

诊查：患者右锁骨上方淋巴结触及花生大小硬结。右尺沉弱，右寸趋缓和（肺气降承接肾水）。

治疗：局部予脓毒搬家膏和一程三贴。

操作：第6颈椎左右各2.5寸贴脓毒搬家膏。新大郄穴（右）贴一程三贴。

5月4日，新大郄穴刺疱敷2号药。5月5日，3穴敷2号药。5月6日，3穴敷3号药。5月7日，最大的淋巴结消失。疗程结束。

病例3：乙状结肠癌

黄某，女，70岁，居住福州市。2017年7月10日在福建中医药大学附属第二人民医院接受"腹腔镜下直肠前切除术"。术后病理报告为"中分化管状腺癌"。随后患者遵医嘱每3个月复查监控癌肿标。2018年7月查CA-199为54 U（标准为<37U），2018年11月查为97U（爬升），2019年1月查为170U（继续爬升）。

患者于2019年4月8日开始进行脓毒搬家疗法。4月8日，因患者大便不是很通畅，选择腰5、骶1位置贴一程三贴。4月16日，大肠俞（双）贴一程三贴。4月25日，配胃药调睡眠与排便障碍。4月27日，择大椎、肺俞（双），用脓毒搬家疗法。5月15日，患者例行复查CA-199<2U。5月16日：新大郄穴（双）予一程三贴法。疗程结束。

该患者在进行脓毒搬家疗法治疗期间仅服用胃药，未服用其他中西药，习练郭林抗癌功。

二、心得体会

中医脓毒搬家疗法以古中医"万病一毒"为临床指导思想，根据人体的经络腧穴相通之机理，以脓毒搬家膏或一程三贴膏的特殊功效"引毒归经"，设定穴位为出口，将体内有害物质外泄，同时激活人体免疫功能，增强抵抗病邪的能力。癌症患者因免疫功能对癌细胞的控制暂时不起作用，造成各种症状，影响机体正常运作，此疗法对提升癌症患者的免疫功能作用明显。

福建省福州市癌症康复协会　杨英

中医脓毒搬家疗法治疗肺癌体会

一、典型病例

黄某，86岁，肺癌，住齐齐哈尔市。2017年9月29日体检发现右肺上叶有一不均匀、明显强回声条索样影，边缘不规则，可见毛刺，大小4.3cm×3.0cm。纵隔可见钙化淋巴结影，双侧胸腔内未见积液，胸膜无明显增厚，心影正常。从确诊肺癌以后，未采取任何治疗，肺部占位病变逐渐扩大到直径5.5cm。患者有时候会出现声音嘶哑，有过三四次咯血症状。2018年11月来我所就诊。

诊查：患者自述口干口苦，心烦，失眠，多梦，声音嘶哑，伴有焦虑、恐惧，小便黄，大便有时干燥。舌红绛，苔黄腻，脉弦滑数。

治疗：采取中医脓毒搬家疗法。取穴：肺俞、大肠俞。

操作：①选准穴位，局部用75%的酒精棉球常规消毒。②用泻血针将治疗部位的皮肤按平方厘米刺7针，均匀扇形刺破。③拔罐减压排血，再用多功能负压拔罐5～10分钟。④起罐后将血迹擦干净，涂上一层脓毒搬家膏，用医用无纺布胶带封严，3天后揭掉治疗部位出现脓点。⑤直接用多功能拔罐在带有脓点的部位上拔罐10～20分钟，将血排出，达到二次加压排毒效果。⑥拔出的血水清理干净后，再贴上已经备好的清热利湿消肿膏加强利湿排毒作用，坚持每天拔罐换药，每次拔罐排毒要慢慢拔，以患者耐受舒适，基本无痛为标准，照此方法反复使用2～3次。辅助配合用起菊地黄丸和养阴清肺丸，按说明服用。

二、治疗效果

治疗4个疗程后，患者症状全部消失，精力十足。为表达谢意，患者特写了感谢信（图5-1）。

第五章 中医脓毒搬家疗法学员心得

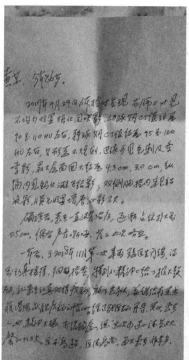
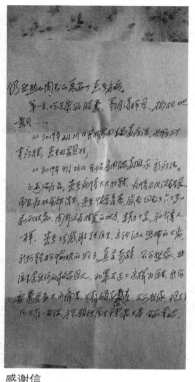

图 5-1　感谢信

三、心得体会

当今社会，人们工作压力过大，精神紧张，长期熬夜，生活起居没有规律，饮食无度，各种癌症的发病率呈逐年上升趋势，威胁着人类的生命和生存质量。中医脓毒搬家疗法在治疗癌症的临床实践中独树一帜，是癌症患者康复的希望。以上是笔者在临床中应用中医脓毒搬家疗法治疗的肺癌和肝癌患者，有症状严重放弃治疗的患者，也有转诊去接受西医治疗的。其中有 2 例治疗效果明显，特将案例呈上分享参考。

黑龙江齐齐哈尔市龙沙区中西医结合诊所　张高峻

中医脓毒搬家疗法治疗胃癌疼痛的疗效观察

胃癌是起源于胃黏膜上皮的恶性肿瘤，在我国各种恶性肿瘤中发病率位居榜首，发病年龄集中在 50 ～ 70 岁，近年来由于国人饮食结构的改变、生活节奏的加快以及幽门螺杆菌感染等因素，胃癌患者呈现上升趋势，并倾向于年轻化。

胃癌早期患者没有明显症状，因此常常被忽视。若出现食欲不振、不明原因的消瘦、恶心呕吐以及消化道出血等一系列症状，往往提示病情已经进入晚期。所以，早期发现、早期诊断、早期治疗对于挽救患者的生命和提高患者的生存质量显得尤为重要。

据不完全统计，在胃癌整个病程周期中，各期临床症状分布有所不同，其中腹胀占22.0%、腹部疼痛占19.0%、进食哽噎（或梗阻）占3.0%、黑便占3.0%。在这组数据中不难看出腹部疼痛是胃癌的主要症状，也恰恰是患者就诊的主要临床表现，因此胃癌在根治的同时，缓解疼痛至关重要。

癌症疼痛的治疗方法很多，目的就是解除患者痛苦，消除疼痛，提高生存质量。笔者近日在应用中医脓毒搬家疗法治疗胃癌疼痛患者案例中偶有心得，现将治疗过程简述如下。

一、典型病例

李某，男，67岁，内蒙古乌兰浩特市人。患者于半年前自觉胃部不适伴反酸嗳气，未经检查在家自服胃药（法莫替丁、奥美拉唑等），效果不太明显。3个月前腹胀、腹痛加重，进食有哽噎感，遂到乌兰浩特市某医院就诊，CT、MRI检查确诊为胃癌，行胃癌根治术。术后患者情况良好，1个月前患者出现腹部疼痛，经积极治疗病情稍有好转，但胃部还是时有隐痛，一直口服镇痛药物维持。一次偶然机会（2018年2月15日），来我门诊买药，向我讲述病情，问有没有更好的办法，遂推荐了中医脓毒搬家疗法，患者欣然接受。

二、治疗方法

1. 中医脓毒搬家疗法 按照中医脓毒搬家疗法操作规范，首先定点取穴，选择新大郄穴（双）、中脘穴、承满穴，局部严格消毒，用泻血笔在上述穴位上均匀刺破皮肤，用真空拔罐器拔罐10分钟，拔罐后将皮肤血迹用无菌纱布块擦净，再次消毒皮肤，将准备好的提脓拔毒膏覆盖上，外用PU膜封严，嘱患者隔日来诊，忌食辛辣食物等。第三日患者来诊，自述与以往一样，胃疼痛没有减轻。常规换药一程三贴2号膏，嘱患者次日来诊。经过

2次换药，1个疗程后患者自感疼痛明显减轻。第二个疗程，定点取穴，选择胃俞穴、足三里穴（双），不同的是足三里穴用一程三贴1号膏治疗。经过2个疗程治疗，患者胃部疼痛症状消失，说："我从来没有像今天这样轻松过。"短短的一句话道出了中医脓毒搬家疗法的奇特疗效。

2. 口服胶原蛋白肽　每日3次，每次1包。

三、心得体会

胃癌属于中医学"噎膈""反胃""胃反""积聚"等病症范畴，治宜软坚散结。中医脓毒搬家疗法就是利用循经排毒、局部排毒、脏器排毒的特殊方法将病理产物和致病因子排出体外，使经络、穴位和内脏器官的血液循环得到净化，提高了机体的免疫力和抗病能力，从而使胃癌的疼痛症状缓解。胶原蛋白肽富含蛋白质，有助于组织的形成和生长，可修复人体组织；其富含的B族维生素，能够促进胃黏膜的康复，达到治疗目的，值得临床推广。

内蒙古兴安盟乌兰浩特市五丰村卫生室　姜殿武

脓毒搬家疗法治疗急性化脓性扁桃体炎的观察

笔者应用脓毒搬家疗法治疗急性化脓性扁桃体炎取得较为满意的疗效。现将2010年3月至2010年6月所治疗的25例病例报告如下。

一、临床资料

1. 一般资料　全部58例患者随机分为两组。

（1）治疗组25例，男15例，女10例；年龄3～6岁，病程3天～4个月。发热20例，咽痛24例，扁桃体肿大25例。

（2）对照组33例，男22例，女11例，年龄2～7岁，病程3天～5个月。发热28例，咽痛30例，扁桃体肿大33例。

两组资料比较无统计学意义（$P > 0.05$），具有可比性。

2. 诊断标准　符合《中医病症诊断疗效标准》关于急性乳蛾症及急性扁桃体炎的诊断；不伴有其他上呼吸道感染症状，治疗组患者同意使用脓毒搬家疗法。

二、治疗方法

1. 治疗组 治疗组采用脓毒搬家疗法治疗，患者取坐位，治疗部位取天突穴，将头摆正，平视前方。取 1 元硬币放凹陷处，用圆珠笔沿硬币画圆圈，圆圈常规消毒后用泻血笔轻轻点刺数次，使表面皮肤渗出血液，清理干净出血后涂抹薄薄一层脓毒搬家膏，无纺胶布覆盖，再用风湿止痛膏封严。保留 3 天揭掉，消毒清理天突穴局部，紫药水涂 2 遍，自然干燥即可。

2. 对照组 对中等度和中等度以下发热的患者给予肌内注射青霉素钠治疗，按每千克体重 2.5 万 U，每 12 小时给药 1 次。对于中等以上发热采用静脉注射青霉素钠，每日 2 次，疗程 5～7 天。对青霉素钠过敏者，更换为头孢唑啉或阿奇霉素，高热者可加用退热药物并适当补充液体支持对症治疗。

三、疗效分析

1. 疗效标准及结果 根据《常见疾病的诊断与疗效判定标准》中关于急性扁桃体炎疗效标准判定。

（1）治愈：体温正常，无发热，咽痛消失，扁桃体回缩＞Ⅰ度，脓性分泌物消失；

（2）有效：体温正常，咽痛及咽充血减轻，扁桃体分泌物减少，扁桃体回缩＜Ⅰ度；

（3）无效：发热、咽痛及扁桃体分泌物无改善，扁桃体无回缩。治疗 72 小时后对照组总有效例数 10 例，治疗组总有效例数 21 例。

2. 复发率标准 一年后门诊及电话随访扁桃体炎患者的复发次数，总结疗效。扁桃体炎复发参考《常见疾病的诊断与疗效判定标准》中关于急性扁桃体炎的诊断标准判定是否复发。主要症状：发热，咽部疼痛，扁桃体肿大。经 χ^2 检验，$\chi^2=15.24$，$P < 0.01$，具有显著性差异，治疗组扁桃体炎的复发明显低于对照组（表 5-1）。

表 5-1　治疗组和对照组 1 年后扁桃体炎复发比

组别	回访例数	复发例数	总复发次数（复发百分比）
治疗组	23	8	14（60.87%）
对照组	30	26	56（186.67%）
合计	53	34	70（132.08%）

注：χ^2=15.24，P<0.01。

四、典型病例

吕某，男，6 岁，于 2010 年 4 月 12 日以反复高热、咽痛、扁桃体 Ⅱ 度肿大。

症状反复 5 个月，加重 1 个月就诊。患者于半年前因患脓胸行脓胸切开引流术，术后遗留反复发作的扁桃体炎，因患者长期应用高效广谱抗生素亚胺培南，产生耐药性给治疗带来很大困难。患者治疗一次往往耗费近千元。经多方医治缠绵不愈。医院要求患者摘除扁桃体，患者恐惧手术治疗，特来我所求治。查体：体温 40.5℃，扁桃体 Ⅱ 度肿大，表面有大量脓点覆盖，咽部充血明显。诊断为急性扁桃体炎。经与患者及家属沟通后使用脓毒搬家疗法治疗 1 次。次日复查体温正常，咽部充血明显减轻，扁桃体残留少量脓点。一周后复查扁桃体 Ⅰ 度肿大，余无不适。再给予脓毒搬家疗法巩固治疗 1 次，完全恢复正常。一年后电话随访，扁桃体炎再无复发。

五、心得体会

急性扁桃体炎为急性非特异性炎症，是最常见的咽部疾病。多发生于儿童及青年，在季节更替、气温变化时容易发病。经常反复发作者往往合并局部并发症。扁桃体是人体免疫系统的一个重要组成部分，其具体作用有：保护呼吸道和消化道，防止细菌入侵；产生抵抗病菌传染的免疫力；产生淋巴细胞，并将其送到血液中。所以不要轻易将其摘除。脓毒搬家疗法是非物质文化遗产传承项目，类似化脓灸疗法。脓毒搬家疗法治疗有效的机制可能为：

1.药物强烈刺激穴位，起到调节人体阴阳气血，从而达到活血、通络、消肿散结，改善咽部血液循环的目的。

2. 促使水湿等病邪的排出，使经络通畅，以利气血运行。

3. 脓毒搬家疗法造成的局部创伤可使机体调动正气修复创面，提高机体的抗病能力。机体通过脓毒搬家膏的作用，将病灶局部皮下、筋膜、肌肉，乃至深层组织的气滞血瘀，堵经滞络的风、湿、寒之邪病毒呈现于体表。经脓毒搬家膏治疗后的皮肤表面可见到米粒大小的脓点或局部皮肤红肿，均为正常现象。这说明达到了预期的治疗效果，使病毒外泄，呈现于体表，排出体外，使病变组织得到净化，血液循环得以改善，增加了病变组织细胞的营养供应，使细胞活化，从而使病变组织恢复健康，自然经络通，症状减轻或痊愈。

河南省安阳市新区高庄将台卫生所　徐素军

脓毒搬家疗法治疗咽炎 120 例

病例均为门诊患者，均为成年人（老人、小孩、体虚畏针、易出意外者不予治疗，避免纠纷）共 120 例。

一、治疗方法

取天突穴无菌消毒后，用一次性泻血笔速刺天突穴 10 次左右，面积约 1 元硬币大小；用拔罐器（气罐、火罐均可）拔 5～10 分钟拔出血（血量多少不定，越多越好）；起罐后清理净瘀血，涂抹薄薄一层脓毒搬家膏，外用胶布或麝香虎骨膏覆盖；3 天后揭开胶布或麝香虎骨膏，消毒清理天突穴部，自然干燥（图 5-2）。

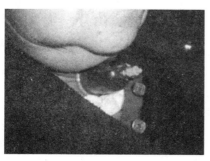

图 5-2　咽炎治疗部位图

二、疗效标准

1. 痊愈 咽部症状（咽痛、痒干、异物感）完全消失。

2. 好转 咽部症状明显减轻。

3. 有效 咽部症状变化不明显。

4. 无效 咽部症状无改变。

三、治疗结果

门诊咽炎患者 120 例，均为成年人（老人、小孩、体虚畏针、易出意外者不予治疗，避免纠纷）。治愈 72 例，占 60%；好转 40 例，占 33.3%；有效 4 例，占 3.33%；无效 4 例，占 3.33%；总有效率为 96.7%。

四、心得体会

1. 关于慢性咽炎的治疗。笔者曾采访、关注过多种外治疗法，有烙治法、咽部刺血、天突刺血、天突瘢痕灸等方法，都有疗效，但使用脓毒搬家疗法后，疗效大增。其疗效机理有待研究，但有一点是可以肯定的，就是咽部的慢性炎症，通过脓毒搬家疗法由咽喉部转移到天突穴施术部位而成急性炎症状态。

2. 部分未能痊愈的患者多伴有慢性胃炎，属逆气上攻。所以辨证施治原发病，找出病根亦是关键。

3. 脓毒搬家疗法为中医外治疗法，方法简单，安全稳定，痛苦较少，见效迅速。

随志化

脓毒搬家疗法治疗咽炎 62 例

一、临床资料

咽炎患者 62 例均为门诊病例，年龄 26 ～ 60 岁。

二、治疗方法

1. 取穴 取天突穴，消毒后，用泻血笔刺天突穴 10 ～ 12 次，面积不宜过大，约 1 元硬币大小，用拔罐拔出 2 ～ 5mL 血水，拔罐时间 5 分钟左右，起罐后清理出血，涂脓毒搬家膏，用关节止痛膏覆盖，保留两天后揭掉，局部清理，自然晾干。

2. 药物穴位注射 用调节免疫药物（转移因子 2 毫升 / 支）注射双侧肺俞穴（第 3 胸椎棘突下旁开 1.5 寸处）。每周 1 次，可用 1 ～ 2 次。

3. 清嗓饮配方 青果 10 个，菊花 30g，麦冬 30g，板蓝根 30g，木蝴蝶 15g，生甘草 15g，七叶一枝花 15g，共粉细末备用。用时取清嗓饮 33g，开水浸泡代茶饮，每日 1 次，连用 15 天。

三、治疗标准及疗效

1. 治疗标准 痊愈：症状消失。好转：症状减轻。无效：症状无变化。

2. 疗效 痊愈 40 例，占 64.5%；好转 18 例，占 29%；无效 4 例，占 0.64%。

四、心得体会

咽炎是咽部黏膜及淋巴组织的急性和慢性炎症，属中医的"喉痹"范畴。采用脓毒搬家疗法加清嗓饮及穴位注射治疗，效果良好。

山东省宁阳县葛石富洼村中西医结合特色治疗中心　马超

脓毒搬家疗法治疗鼻炎一得

一、典型病例

郝某，男，36 岁，山东金乡县鸡黍镇土楼村人。该患者患肥大性鼻炎 4 年，鼻塞、流涕，于 2010 年 8 月 10 日来诊，使用鼻炎膏治疗 1 次，未见明显好转，遂采用了脓毒搬家疗法治疗，顿感鼻塞症状明显好转。5 天后重复治疗 1 次而后痊愈。1 年后随访未复发。

二、治疗方法

选大椎穴，常规消毒，刺血拔罐后涂脓毒搬家膏，再用伤湿止痛膏密封，治疗结束。

三、心得体会

脓毒搬家疗法治疗鼻炎，方法简单、无痛苦、见效快，尤其对鼻塞症状能迅速解除，因此值得推广使用。

山东省金乡县鸡黍镇周楼村万佛卫生所　周新全

脓毒搬家疗法是治疗咽炎、鼻炎及风湿骨痛的有效方法

基层医生主要根据患者的症状和体征来诊断，并且接触的患者各种各样，各种内、外、妇、儿科疾病都得诊疗，不像大医院科目分得那么清晰。这就需要基层医生不仅要有熟练的基本功和娴熟的技巧，还要有专科特色疗法。

在没有引进脓毒搬家疗法之前，笔者主要以中药汤剂、针灸、推拿等疗法应用于临床，这些治疗方法疗效慢、复发率高。自从将脓毒搬家疗法应用于临床后，效果快、时间短、易除根，现将这一年多的临床治疗情况总结如下。

一、慢性咽炎

本病多见于妇女，男性也有，并多伴有胃病，临床极为常见。患者一般咽部常有红、肿、痛、痒、干、声音嘶哑、异物感等症状，治疗比较棘手。笔者采用脓毒搬家疗法配合中药汤剂，共治疗 62 例慢性咽炎患者，疗效满意。

1. 一般资料 62 例均为门诊患者，其中女 48 例，男 14 例；年龄 16～65 岁；病程最短 1 个月，最长 10 年。

2. 治疗方法 取天突穴无菌消毒后，用一次性泻血笔速刺天突穴 10 次左右，面积为 1 元硬币大小，用拔罐器拔出血（血量多少不定），起罐后清理创面，涂上薄薄一层脓毒搬家膏，外用胶布覆盖，3 天后揭掉，清理局部，待自然干燥后即可。

3. 典型病例

病例 1：陈某，女，30 岁，中学教师。两年来一直感觉咽部不舒服，有异物感，发痒，声音嘶哑，吃各种消炎药、清咽含片，疗效平平，很是苦恼。2018 年 2 月 3 日经脓毒搬家疗法和中药（石斛 10g、木蝴蝶 3 片、枸杞 5 粒泡茶饮用）治疗，3 天后电话随访，一切症状消失。

病例 2：钟某，女，42 岁，妇幼保健院会计。患慢性咽炎 5 年，嗓子经常干痒、疼痛，声音嘶哑，每次都要抗生素静脉滴 3 注，5 天才能好转。

2018 年 3 月 16 日通过脓毒搬家疗法和中药汤剂（石斛、木蝴蝶、玄参、麦冬、桔梗、甘草）治疗，4 天后电话随访，上述症状全部消失。

二、过敏性鼻炎

过敏性鼻炎是耳鼻喉科的常见病、多发病，其发病率有逐年上升趋势。它是一种由易感个体接触致敏变应原后导致的包含 IgE 介导的炎症介质（组胺）的释放和多种免疫活性细胞、细胞因子参与的鼻黏膜慢性炎症疾病。临床上治疗药物很多，但疗效难以持久，常是愈而复发。笔者临床采用内外结合治疗之法，即外用脓毒搬家疗法和内服中药汤剂治疗 36 例，取得较好的疗效。

1. 一般资料　本组 36 例患者中，男 30 例，女 6 例；年龄 16～35 岁；病程最短 6 个月，最长 8 年多。临床均有不同程度的发作性打喷嚏、鼻痒、流清涕、鼻塞等症状。

2. 治疗方法　采用脓毒搬家疗法外敷大椎穴。中药汤剂常用方剂为小柴胡汤加荆芥、防风、生石膏、连翘（往来寒热）；小青龙汤（水样清涕）；防己黄芪汤合玉屏风散（易感冒，虚胖体质）；麻黄附子细辛汤和葛根汤（壮实体质）。

3. 典型病例

病例 1：林某，男，20 岁，学生。患慢性鼻炎 2 年，曾服中西药，疗效均不佳，常反复发作，5 天前因感冒复发就诊。症见：鼻塞不通，流清涕，前额胀痛，眉棱骨有压痛，体温 38℃，双侧下鼻甲轻度肿大，黏膜微红。舌淡红，苔黄，脉浮略数。2019 年 4 月 1 日采用脓毒搬家疗法配合内服中药汤剂治疗后上述症状消失，病痊愈，随访未复发。

病例 2：李某，女，33 岁。患者常头痛、鼻痒，流清涕如水样，严重时需输液治疗方减轻，暂好转又复发，经人介绍来诊。2018 年 3 月 2 日采用脓毒搬家疗法和中药汤剂治疗后症状消除，随访未复发。

三、颈肩腰腿痛

颈肩腰腿痛是临床常见病和多发病，往往累及骨质、滑膜、关节囊和关节周围软组织，形成慢性无菌性炎症。目前临床传统的治疗方法主要有保守治疗和手术治疗，保守治疗以牵引、按摩、理疗、针灸等为主，不能从根本上解决肌肉粘连的问题。而手术治疗创伤大，破坏了人体正常的生理结构，可造成组织、血管、神经损伤等严重的并发症。笔者临床采用闫恪玉医师独创的一程三贴、脓毒搬家膏和内服中药汤剂，取得了很好的疗效。现将120例治愈情况总结如下：

1. 一般资料　本组120例患者中，肩周炎15例，颈椎病35例，腰椎间盘突出症45例，膝关节骨性关节炎25例；其中男50例，女70例；年龄最小26岁，最大69岁；病程最短半年，最长12年。

2. 治疗方法　以上120例患者均采取病灶点用一程三贴、阿是穴用脓毒搬家膏配合中药汤剂给予治疗。

3. 典型病例

病例1：张某，女，34岁，左肩疼痛伴活动受限2个月来诊。查体：一般情况尚好，肩部冈上肌腱、三角肌有压痛点，肌肉无明显萎缩，肩关节外展、外旋、后伸活动受限明显。2018年6月1日予一程三贴和脓毒搬家膏，按时换药，配合中药内服，治疗2个疗程痊愈。

病例2：刘某，男，35岁，公务员，2018年6月3日就诊。颈强、双侧肩背部不适2周，近日加重就诊。有反复落枕、颈椎病史2年。查体：颈5～颈6疼痛拒按，头颈左右活动受限，肩胛内上角处可触及条索状硬结，压痛明显。治疗：在颈肩部明显痛点处行脓毒搬家疗法外敷和中药汤剂（黄芪桂枝五物汤加减：生黄芪30g，葛根30g，桂枝10g，生麻黄5g，白芍30g，赤芍30g，炙甘草10g，威灵仙15g，木瓜30g，鸡血藤30g，丹参30g，蜈蚣2条，生杜仲15g，续断15g，山萸肉10g，骨碎补30g，生牡蛎30g。脾虚加炒白术、怀山药）治疗后症状缓解，随访3个月未复发。

病例3：杜某，女，36岁，工人，2019年6月7日。患者腰背部酸胀、沉重，时有疼痛不适2年多，每逢劳累及气候变化时加剧。曾服舒筋活血止痛胶囊、小活络丸、芬必得等，均无明显效果。风湿三项均正常，腰椎CT见腰4、腰5椎体轻度骨质增生。现症为腰背部酸胀疼痛、僵硬，晨起较重，活动后减轻，腰背部有压痛点，可触及条索状硬块。治疗：在患者腰部最明显压痛点行脓毒搬家疗法，按疗程治疗，另配合中药汤剂（炒白术30g，生薏仁30g，芡实30g，续断20g，桑寄生15g，黑附子10g）治疗2

个疗程，患者痊愈，随访至今未复发。

病例4：刘某，女，55岁，医院职工。患者双膝关节疼痛、肿胀4个月，加重2周。曾多次采用理疗、服用止痛药物，均疗效不佳，2018年10月8日经熟人介绍来诊。查体：见双膝关节肿胀，双膝眼突出饱满，左膝关节浮髌试验阳性，双膝关节有骨擦音，左膝关节屈伸活动受限，左膝关节内侧可触及条索状物和压痛点。X线片显示：双侧髁间棘变尖，髌骨关节间隙略变窄。红细泡沉降率、抗链球菌溶血素"O"（抗"O"）和类风湿因子均正常。诊断为双膝关节骨性关节炎。治疗：在膝关节周围压痛点两膝眼、鹤顶穴用脓毒搬家疗法按疗程治疗，配合中药汤剂（防己黄芪汤合四味健步汤加减），共治疗2个疗程完全康复。随访至今未复发。

安徽省淮南市颈肩腰腿痛康复中心　黄家国

应用脓毒搬家疗法治疗带状疱疹后遗神经痛及改良

带状疱疹后遗神经痛是指患过带状疱疹后皮疹已消退，皮下仍遗留有疼痛，长期不消退，影响患者日常生活及睡眠，短则数月，长则可达数年之久，给患者造成很大痛苦及不便。

笔者在医疗工作中，诊治172例带状疱疹，只遇到60岁以上的中老年人群17例患有带状疱疹后遗神经痛，发病率约占10%。治疗上主要应用脓毒搬家疗法，配合口服速效神经营养恢复剂或闫氏自制胃药，1～3个疗程，可使临床症状在短期内消失。

一、诊断标准

参照《现代疼痛学》和1994年国际疼痛学会确定的标准：带状疱疹消失，局部皮疹结痂后仍有持续皮下长期疼痛，即可诊断为带状疱疹后遗神经痛。

二、治疗方法

1. 在皮损区内找出最痛点，做标记，在痛点处呈扇形注入2%利多卡因3～5mL+曲安奈德1～2mL+维生素B_{12} 0.5mg。年老体弱者不超过3点。如找不出最痛点，可在皮损头尾处治疗。常规消毒后，刺血拔罐器拔出脓血

10mL 左右，揩净血迹后外涂一层脓毒搬家膏，再用含麝香的常用膏药，如麝香壮骨膏或麝香止痛膏固定好，3 天后去除，酒精消毒，晾干即可。7～10 天后再做 1 次，方法同上，如痛点改变再仔细寻找。

2. 配合闫氏速效神经营养恢复剂，每天 2 次，每次 1 包，连服 10 天为 1 个疗程，以加快受损神经的功能恢复。

3. 龙眼穴应用。此穴位于小指第 2 关节外侧，即握拳时小指第 2 关节横纹尽头尺侧赤白肉际处。在患侧龙眼穴处用三棱针点刺几下，挤出鲜血 5～6 滴，用脓毒搬家膏如大米粒大小敷之，外用麝香止痛膏 1/4～1/3 片，剪成 H 形固定在小指关节处，以利关节活动。

4. 年老体弱者可加服补益气血、增加抵抗力的中成药，如玉屏风散、乌鸡白凤丸、人参养荣丸等。

5. 带状疱疹的急性期治疗不属本文论述，故略去。本病的病程长短以及是否遗留神经痛，与急性期是否及早治疗和合理用药密切相关。应引起医患的高度关注。

三、典型病例

张某，女，83 岁，于 2012 年 7 月 20 日就诊。

现病史：于 1 个月半前右胸及腰部发痒，疼痛可忍受，继而出现红斑及水疱，疼痛加重，疱疹沿肋间神经斜行分布，当地卫生所诊断为带状疱疹，给予对症治疗一个多月，疱疹逐渐结痂，痂皮脱落。但皮肤疼痛没有完全消退，且由表皮深入到皮下，如针刺样或烧灼样疼痛，呈阵发性发作，严重影响日常生活，夜间加重，影响睡眠，非常痛苦。局部查体：左侧胸腹部皮肤无明显皮疹，有色素沉着，表皮无压痛，在左腋下 5 肋、10 肋前端，7 肋脊柱左外两横指处有明显压痛点。舌质暗红，舌边有瘀斑，脉沉细，苔稍黄白。诊断为带状疱疹后遗神经痛。证属气滞血瘀型，治则清热解毒，活血化瘀，理气止痛。

立即应用上述疗法，配合补气养血、增加抵抗力的中成药乌鸡白凤丸、龙胆泻肝丸等 2 个疗程即痊愈。

四、心得体会

1. 西医学研究认为带状疱疹是由水痘 – 带状疱疹病毒感染神经节及神经

根后引起的急性水疱性皮肤病。水疱－带状疱疹病毒属 DNA 病毒，为嗜神经病毒，该病毒感染后长期存在于脊神经后根神经节细胞中，当机体免疫功能低下或神经系统功能障碍时，机体内病毒复活而诱发本病。

中医学认为缠腰龙有环绕腰部之说，也有称之为缠腰火丹、蛇串疮、蜘蛛疮。肝经火旺、脾湿久郁、湿热交接、气血郁滞，则见灼热疼痛；热毒入营动血，则见红斑；湿热疏泄无门，则见成簇集性水疱，沿身体一侧周围神经呈带状分布。《外科正宗》认为病因病机为"心火妄动，三焦风热乘之发于肌肤，治宜泻火解毒、清利湿热而通则不痛。"年龄在 60 岁以上的患者，正气虚为本病之源，老年人群各系统功能及免疫力低下，情志不遂，湿热内蕴，外泄肌表，遂成疱疹，治则补益气血使"正气存而邪不可干"，早期正确治疗是不留后遗神经痛的关键。

2. 闫恪玉的传承项目脓毒搬家疗法，是将病灶局部皮下、筋膜、肌肉，乃至深层组织的气滞血瘀、阻经滞络的风、湿、寒邪呈现于体表，使脓毒外泄，排出体外，使病变组织达到净化，血流循环得以改善，增强了病变组织细胞的营养供应，使细胞净化，从而使病变组织恢复正常，人体抵抗力增强而健康。自然经络通，通则不痛，使症状减轻、消失而愈。笔者应用本法也是基于上述理念，后遗神经痛中年老体弱者，因气血不足而驱毒不力，应配合补益气血之品加快病体痊愈。

笔者是 20 世纪 60 年代毕业于医学院校的医武工作者，年轻时从事外科工作，深知西药、手术对人体的损害，故退休后一直在寻找内病外治的方法，偶在期刊中看到了中医脓毒搬家疗法，立即前去拜师学习并广泛应用于临床，治愈了不少疼痛性疾病。在应用脓毒搬家疗法过程中，按要求脓毒搬家 1 号粉 10g 必须加入麝香 1g 调成 2 号膏应用。目前天然麝香几乎绝产，人工合成麝香价格昂贵，市面上包装每瓶 1g，价位在 200 元左右，这样配下来，每料成品脓毒搬家膏成本非常高。为了降低成本，又不降低药效，笔者在临床应用了含有人工麝香的马应龙麝香痔疮膏，经过一年多外用固定，效果非常理想。而且马应龙麝香痔疮膏中除含有人工麝香外，还含有人工牛黄、珍珠、煅炉甘石粉、硼砂、冰片、琥珀。辅料为凡士林、羊毛脂、二甲基亚砜，为透皮吸收剂，保证了脓毒搬家膏的渗透排毒作用。本品气香，有清凉感，具有清热燥湿、活血消肿、祛腐生肌、透皮活血的功效，这种功能与一程三贴的 3 号药功能相似，两药合用，功效互补，相得益彰，临床应用时皮损修复快、无瘢痕遗留。

3. 龙眼穴属经外奇穴，此穴位于手太阳小肠经循行线上，根据心与小肠表里的关系，心经属火，主司血脉，故针刺龙眼穴具有清泻心血之热毒、通脉化瘀的作用。该穴是通过调节小肠经和心经的气血运行而提高组织的免疫功能，以此达到治疗的目的。

河南省新乡县大召营镇文营村退休主治医师　张思齐

脓毒搬家疗法临床治疗观察

脓毒搬家疗法是一款用途广泛、速效、特效、远期疗效好，治愈率高，几乎没有任何毒副作用的外用药膏。临床治疗 216 例患者观察记录如下。

一、临床资料

颈椎病 51 例（男 31 例，女 20 例，年龄 27～80 岁），腰椎增生 38 例（男 20 例，女 18 例，年龄 47～82 岁），腰椎间盘突出 37 例（男 26 例，女 11 例，年龄 35～63 岁），肱骨外髁炎 12 例（男 6 例，女 6 例，年龄 32～63 岁），肩周炎 9 例（男 6 例，女 3 例，年龄 42～64 岁），膝关节骨性关节炎 30 例（男 11 例，女 19 例，年龄 30～62 岁），过敏性鼻炎 15 例（男 7 例，女 8 例，年龄 8～60 岁），咽炎 20 例（男 13 例，女 7 例，年龄 11～50 岁），气管炎 3 例（女 3 例，年龄 11～63 岁），肋间病 1 例（男，年龄 36 岁）。

二、治疗方法

用一根棉棒蘸紫药水，在疼痛部位或穴位上画上 1 元硬币大小记号，用 75% 酒精棉球消毒，消毒后用泻血笔在记号里面均匀分散刺破皮肤，然后用多功能拔罐在刺破的皮肤上拔 5～10 分钟，拔出血水 10～30mL，用 75% 酒精棉球清理干净，再用调药刀抹上一层脓毒搬家膏，上面盖上医用无纺布胶带，医用无纺布胶带上面再贴上一贴麝香壮骨膏。

隔日后揭下，可见上面针眼大小的脓点，用 75% 酒精棉球清理干净，

中医脓毒搬家疗法临床医学

再拔罐 5～10 分钟，拔出脓毒血水，局部清理干净，盖上已备好的清热利湿消肿膏。24 小时后揭掉，清理后涂上紫药水，为 1 个疗程。

三、结论

1 次治愈 52 例，2 次治愈 58 例，3 次治愈 73 例，4 次治愈 15 例，5 次治愈 6 例；显效 10 例，效果差 2 例，有效率在 99% 以上，治愈率 90% 以上。一般轻者 1 次治愈，重者治疗不超过 5 次。

四、心得体会

1. 糖尿病、外伤不易恢复及血小板减少者慎用。

2. 拔出血水多少根据患者体质而定。

3. 治疗后个别患者伤口愈合慢，出现炎症状态说明病重脓毒多，要多次提脓拔毒，然后敷上清热利湿膏，以伤口愈合，效果更好。

4. 治疗部位皮肤愈合后，多数患者间隔一星期左右再进行下一疗程。一般贴脓毒搬家膏后疼痛几小时，个别患者疼痛难忍，提前揭掉亦有效果，但隔日揭下，效果更佳。

5. 治疗部位一般最多不超 4 个，疼痛部位分多次治疗，有的 A 点治愈了，B 点又出现了疼痛，这是主要矛盾解决，次要矛盾暴露，各个治疗即可迎刃而解。

6. 用脓毒搬家疗法治疗后，尽量休息少动，夏天避免出汗、洗澡，以防膏药脱下。忌食鱼虾腥辣、刺激过敏食物，避免伤口刺激感染。

五、典型病例

病例 1：过敏性鼻炎

王某，女，62 岁，患过敏性鼻炎 23 年，去过多家医院治疗，效果不佳，于 2012 年 3 月 31 日来我诊所就诊。患者流泪、流鼻涕，鼻子发痒，鼻塞及全身不适。采用脓毒搬家疗法，取大椎穴治疗 1 次即愈，电话回访从未复发。

病例 2：颈椎病

颜某，女，40 岁，患颈椎病 3 年，去过很多地方医院治疗，效果不好，于 2012 年 6 月 3 日来诊所治疗。第 7 颈椎疼痛难忍，头晕头疼，活动受限。取患者的大椎穴及双侧肩中俞，采用脓毒搬家疗法治疗 3 次痊愈，电话回访一直未复发。

病例 3：气管炎

刑某，女，62 岁，5 月 25 日上午就诊。患者气短、咳嗽、喘，黏痰不爽，咽喉干痒充血。捏按大椎穴及双侧肩中俞，患者症状缓解，自述舒服。取大椎穴、双侧肩中俞，加天突穴，用脓毒搬家疗法治疗 1 次，患者症状缓解，重复治疗 2 次，病告痊愈。

病案 4：腰椎间盘突出症

冯某，男，62 岁，2012 年 6 月 18 日，患者因拾重物不慎，腰突然疼痛难忍，急送诊所。自诉腰 3 ~ 腰 4 部位疼痛难忍，小腿外侧不舒服，检查诊断为腰椎间盘突出症，用脓毒搬家膏治疗 1 次后痊愈，电话随访未复发。

病例 5：咽炎

孙某，女，38 岁，2012 年 6 月 20 日就诊。自述咽部不适，去过很多医院门诊、诊所治疗，效果不佳，近日症状加重，咽部干痒，有异物感，吐之不出，咽之不下，生气着急时症状加重。检查见咽部充血，有脓疱。取天突、大椎穴，采用脓毒搬家膏治疗 1 次，患者感觉很好，治疗 2 次，症状全无。电话随访一直很好。

病例 6：胁痛

杜某，乡镇干部，男，36 岁，2012 年 4 月 12 日晚就诊。患者自述左侧胸部 4 ~ 5 肋间有胀感不适 3 年余，夏天轻冬天重，严重时心烦意乱，去多家医院均未查明原因。检查患处有压痛、反跳痛，心电图正常，体温 36℃，心肺听诊未见异常。患者每天骑电动车 30km 路上下班，疼痛冬重夏轻。此为外受风寒湿邪，入里所致。取阿是穴，采用了脓毒搬家疗法治疗 1 次，效果显著。治疗 3 次，患者电话反馈未见复发。

六、心得体会

脓毒搬家疗法是传承技术，又是发明专利，对一些疑难杂症、慢性病疗效极好，无毒副作用。脓毒搬家膏是一种外用药膏，对胃肠、肝肾功能无损害，是安全绿色疗法。其远期效果好、治愈率高，值得推广应用，发扬光大。

山东省禹城市禹石街禹城金建中医诊所　高金建

脓毒搬家疗法六大优势

一、典型病例

病例 1：张某，女，53 岁，职员，2012 年 10 月 23 日就诊。

主诉：眩晕、头痛加重，伴颈部酸痛 2 个月。

现病史：近两个月来，受寒冷或劳累后则颈项背部酸痛，以左侧为主，晨起头晕、目眩、恶心，有时伴头痛、目胀畏光、视物不清，近一年来血压偏高，一般为 140/100mmHg，未经治疗。

体检：颈部旋转活动受限，颈部左侧肌张力偏高，颈 2～颈 3 椎体左侧、双侧肩胛骨内上角、冈上肌及冈下肌部位压痛，旋颈试验阳性。舌黯，苔白，脉沉细涩。辅助检查：即日摄颈椎 X 线平片显示，齿状突左偏，寰枢关节间隙不对称，颈椎生理弧度变直，颈 2～颈 4 椎关节变尖。

治疗方法：在颈 2～颈 4 椎体、双肩井、双天宗定点脓毒搬家疗法治疗；第 2 天脓点粗大，患者自诉症状减缓，常规消毒后用 4 号真空罐拔罐 15 分钟，吸出较多脓血，患者自诉症状明显减轻，高兴而去；第 3 天患者自诉症状大减，继续常规消毒后再用 4 号真空罐拔罐 15 分钟，吸出少许黄色液体，涂紫药水处理后，嘱患者伤口愈合后再来诊治；7 天后患者继续以上方法治疗 3 天，症状消失。

病例 2：李某，男，40 岁，农民。

主诉：手指麻木、不能抬起，头痛眩晕，晚上必须把手压住才能入睡。

治疗方法：在肩井等痛点用脓毒搬家疗法治疗，患者第 2 天感觉症状明显减轻，晚上不需要把手压住即能入睡，但感觉手指仍感觉发麻，然后常规消毒后用 4 号真空罐拔罐 15 分钟，患者自诉手指麻木明显减轻，连续 2 次脓毒搬家疗法治疗后痊愈。

病例 3：张某，重症肌无力。

患者来信诉：本人患有重症肌无力，腿肌萎缩，走路不稳，经常摔倒，身上伤痕累累。在多家医院治疗，未见改善。看到自己老伴严重的腰椎间盘突症治疗效果很好（用脓毒搬家疗法 4 次症状消除），也想用这个方法治疗重症肌无力。

在笔者说明没有治疗此病经验的情况下，张某还是坚持试治。2019年5月6日采用脓毒搬家疗法治疗3次后，患者症状缓解；治疗10次后，患者能自己走路不摔倒。

二、心得体会

1. 治疼痛麻木功效非凡 所谓功效非凡，一是治疼痛病近乎"百发百中"，治得彻底；二是对多种疼痛都适用；三是愈后不易复发。从目前诊治的病例看，除痛风的疗效不尽如人意外，其余疼痛性疾病基本上都能使用，可以说治疗麻木症状与治疗疼痛一样，用脓毒搬家疗法施治，疗效显著。

笔者临床上治疗的疼痛病主要包括：颈椎病、肩周炎、坐骨神经痛、腰椎间盘突出、腰椎滑脱、椎管狭窄、骨质增生、乳腺增生及疼痛、关节痛、风湿性关节炎、类风湿关节炎、强直性关节炎、神经末梢炎、四肢麻木、无名痛、急慢性咽炎等。

2. 活血排毒功能强大 脓毒搬家疗法提脓拔毒、活血排毒功能强大。"气血瘀阻则百病生"，由此总结出一则治法，叫"活血化瘀治百病"。脓毒搬家疗法所以能一药多治，正是源于脓毒搬家膏具有强大的活血化瘀和排出异物的功能。只要判定患者的病是"瘀"或"结"证，就可以用脓毒搬家疗法施治。

3. 一药多治，无与伦比 脓毒搬家疗法到底能治多少病，这个问题不好做出确切的回答，临床中涉及的病种很多。从近期的情况看，几种疾病同时治愈或减轻的案例举不胜举。例如，皮肤病、颈椎病、神经性皮炎、股骨头坏死、腰椎间盘突出，甚至乳腺增生、胃病等都能达到意想不到的疗效。

4. 疑难重症，大显神奇 对于疑难重症，不是一切都可以治。有不少病例是意料之外而治愈，或患者自己坚持治疗取得效果，或患者在治某病时，不经意中把另外的病也治愈了。

5. 技术改良，功效倍增 采用拔罐辅助疗法，可大大提高疗效，拔罐能加强排出瘀毒、血块、浊色块、黄色水、浊色水、胶冻状黏液、浊白色臭味脓液等物，和风湿患者病理解剖取得的黏液样变性、纤维样变性、淀粉样变性和玻璃样变性、各种阻塞坏死的炎性细胞浸润、组织肉芽肿相同。可将体内淤积的风、湿、寒之邪毒及代谢产物直接排出体外，再通过药物的作用将体内的无菌炎症彻底消除。

6. 疗效稳定，不易复发 多指肢体病痛，如骨质增生引发的疼痛、腰椎间盘突出症引发的坐骨神经痛，一般愈后不易复发。实践表明，很多患者用脓毒搬家疗法治愈后都不易复发。

重庆忠县皇城港湾康华理疗　许航程

脓毒搬家疗法——治疗风湿骨病有奇效

脓毒搬家疗法是治疗风湿骨病的一种新颖独特、安全无毒副作用、纯绿色的内病外治特色特效疗法。该疗法使治疗风湿骨病的复杂方法简单化，并收到立竿见影的效果，且治愈后不易复发。笔者于 2012 年 5 月 26 日到山东汶上跟闫恪玉学习此疗法，至今用一程三贴和脓毒搬家膏共治疗颈、腰椎病患者 60 例，大部分患者一次性治愈，其中病情严重患者,3 ～ 4 个疗程治愈。

一、典型病例

病例 1：陈某，男，38 岁，海南东方市老欧村人。

2006 年 6 月 10 日腰扭伤疼痛，到海南省某医院检查，CT 片示：腰 3 ～骶 1 突出，双侧隐窝变窄，腰 4 ～骶 1 骨性椎管变窄，前后径约 0.9cm。左侧大腿冰凉、肌肉出现萎缩，活动受限，治疗未见好转。后又到广东省某中医院住院治疗，病症仍未减轻，医生建议手术治疗，家人担心手术风险而拒绝手术。后经人介绍，抱着试试看的想法，于 2012 年 6 月 8 日到笔者卫生站求诊。第 1 次用脓毒搬家膏腰痛点治疗，第 3 天撕掉，效果甚微；第 2 次在腰部的压痛点继续用脓毒搬家膏治疗，一点效果都没有，患者不敢再治疗了，笔者只好请他另求别处医治。谁知患者回去 10 天后，腰和踝关节疼痛到难以忍受，复找笔者求治。给其静脉滴注抗生素＋脓毒搬家膏再治疗 1 个疗程，第 2 天换药时其感觉症状明显减轻。在患者的配合下，继续用脓毒搬家疗法共治疗 4 个疗程，痊愈出院，至今未复发。

病例 2：张某，女，75 岁，海南东方市新村人。

患者颈椎、腰椎疼痛 30 多年，多方治疗，时好时坏，于 2012 年 7 月

10 日到笔者卫生站求治。 CT 示：颈 4～颈 7 突出，腰 4～腰 5 膨出并椎管狭窄。头晕，胸闷，心慌气短，左眼球胀痛，双手指麻木并胀痛。用脓毒搬家疗法在大椎穴的两侧治疗 1 个疗程后，手指麻木、胀痛基本消失，其他症状明显减轻。腰椎用脓毒搬家膏治疗 2 个疗程，颈椎治疗 4 个疗程，各项症状全部消失，至今未见复发。

病例 3：符某，女，65 岁，海口市长流镇人。

双膝关节肿痛，曾到海南省某医院住院治疗，疗效甚微，于 2012 年 8 月 5 日到笔者卫生站求治。患者不能下蹲，走路困难，需家人搀扶并拄拐杖才能活动。X 线片示：双膝关节增生，关节间隙变窄，关节肿大。诊断：老年膝关节退行性变，大骨节病。用脓毒搬家疗法治疗 1 个疗程后，患者症状明显减轻，活动已不需家人搀扶和拄拐杖了。共治疗 3 个疗程就已痊愈，至今未复发。

二、心得体会

以上这些患者能够痊愈，要感谢脓毒搬家疗法。在使用脓毒搬家疗法治疗的过程中，笔者体会到：要想使疗效最大化，诊断准确、选准病位是关键。因为久病至虚，五脏六腑的功能失调，造成身体的自身修复功能差，这是影响患者在治疗过程中疾病痊愈快慢和治疗时间长短的主要原因。因此，在治疗的过程中，都会给患者服用一些如螺旋藻或六味地黄丸，让身体得到充分的调整，以提高免疫力和自身的修复功能，使治疗效果更好。

海南省东方市八所镇皇宁村卫生站　陈戈强

脓毒搬家疗法治疗腰椎间盘突出症 88 例临床观察

一、临床资料

1. 一般资料　自 2011 年 10 月至 2012 年 7 月收治腰椎间盘突出症患者 88 例，其中男 37 例，女 51 例，年龄最小 21 岁，最大 69 岁；21～40 岁，48 例；41～60 岁，32 例；61～69 岁，8 例。

2. 病因　88 例中有明显外伤史者 59 例，29 例无明显诱因。

3. 病程　发病 1 个月之内者 7 例，1 个月至 1 年者 38 例，1 年以上者

43 例。

4. 临床体征 棘突偏歪 80 例，压痛 88 例，放射痛 30 例，肌力下降者 52 例，直腿抬高试验阳性 43 例。

5. 检查 X 线检查显示：椎间隙变窄 29 例，腰椎曲度变直或后突 46 例；88 例中 52 例有 CT 片，显示有椎间盘突出者 42 例，有椎间盘膨出者 12 例。

6. 结果 88 例中痊愈 78 例，好转 8 例，无效 2 例。

二、典型病例

肖某，女，43 岁，九江市人。腰痛伴右下肢麻木 5 年，经九江市某医院 CT 检查确诊为腰椎间盘突出，椎间隙变窄，治疗 4 年无效。2012 年 4 月 11 日来本所初诊，确诊为腰 3～腰 5 椎间盘突出。采用脓毒搬家疗法治疗 1 个疗程后，疼痛明显减轻，腰部活动自如，2012 年 8 月随访未见复发。

三、心得体会

腰椎间盘突出症多发于青壮年，多数病例有明显外伤史，是严重危害人民健康的常见病、多发病，其中女性多于男性，多数由于外伤或腰部受凉、受湿，引起脊柱内外平衡失调，导致腰椎间盘损伤。

脓毒搬家疗法治疗腰椎间盘突出症是一种简便、有效的方法，可排水、散结、止痛，消除神经水肿，祛风除湿，舒筋活络，迅速达到治愈目的。临床只要找准压痛反应点，治疗就会得心应手。

江西省南昌市新建县厚田乡西门卫生所　谭兆法

摸骨诊病结合脓毒搬家疗法疗效显著

本人综合运用摸骨诊病与脓毒搬家疗法，解决了好多中西医解决不了的疑难杂症，现将临床治疗情况和经验介绍如下。

一、临床资料

从 2010 年 9 月份开始，收治各类患者近 300 人，治疗效果显著，尤其对各类颈肩腰腿痛、类风湿病、风湿性心脏病、哮喘患者，效果更加突出。

二、治疗方法

先以手法沿椎骨遍寻痛点，确定病症，辨证施治，重点以闫恪玉传承的脓毒搬家膏外敷局部痛点为主，或沿经络取穴施以针灸及艾灸作为辅助治疗，加以营养食疗。

三、典型病例

1. 类风湿关节炎　此类患者共收治 3 例，治疗效果显著。

方某，女，67 岁，钦州市钦南区傍钦人。患类风湿关节炎十多年，经钦州市数家中西医院多次治疗，不见好转，曾到省级多家大医院治疗均未见效。后经人介绍，于 2012 年 6 月 1 日到笔者诊所就诊治疗。随即对患者进行详细检查，确定治疗方案，先在患处针刺，拔罐排出瘀血，再以脓毒搬家疗法治了 3 个疗程，当天晚上患者疼痛消失，起坐自如，如此继续外敷脓毒搬家膏 3 次达到临床治愈，至今未见复发。

2. 风湿性心脏病　2011 年 10 月至今，共收治此类患者 15 例，全部治愈。其中年龄最大 75 岁，最小 40 岁；病程最长的 57 年，最短的也有 18 年。笔者用脓毒搬家疗法治疗此类患者，4 ～ 5 个疗程全部康复。

杨某，男，75 岁，钦州市灵山县陆屋镇莲塘村人。18 岁患风湿性心脏病、哮喘，几十年来四处寻医问药，耗费了大量时间、医药费，毫无效果。后经人介绍，于 2012 年 6 月 7 日到笔者诊所就诊治疗。在对患者详细检查之后，确定以脓毒搬家膏和一程三贴治疗。治了 5 个疗程，患者病痛消失，心脏跳动与呼吸正常，之前气喘无力的现象全部消失，现在行动自如。

3. 各类颈肩腰腿痛　2011 年 10 月至今，共收治此类患者 50 余例，全部治愈。

黄某，男，45 岁，钦州市钦南区大番坡镇人。有 8 年腰腿痛病史，不太影响生活。最近急性发作，压迫神经致右腿胀痛麻木，痛苦不堪，只能靠止痛药度日，发病 4 天，严重影响生活和工作，于 2012 年 3 月 10 日来笔者诊所就诊。以脓毒搬家疗法治疗 6 个疗程，辅以针刺艾灸。现在患者腰腿痛症全部消失，身体日渐结实，气色红润。

以上只是笔者运用脓毒搬家疗法治疗的几个典型病例。一年多以来，笔者在运用此疗法的基础上，结合摸骨诊病及其他医疗方法，并不断摸索新的办法，极大提高了个人的医疗技术，为广大患者解决了病痛。在此，要衷心感谢闫恪玉的脓毒搬家疗法。

广西钦州市双德堂中医绿色疗法诊所　陈家兴

脓毒搬家疗法治疗颈肩腰腿痛100例疗效观察

笔者运用脓毒搬家疗法外敷治疗100例颈肩腰腿痛患者，见效快，治愈率高，费用低，远期疗效好，很少复发，值得研究推广。

一、临床资料

患者均来自门诊，年龄25～65岁，男65例，女35例，其中颈椎病28例，腰椎病35例，肩周病20例，膝关节病17例。

二、治疗方法

按脓毒搬家疗法操作规程，先找准压痛点，用圆珠笔做好标记，约为1元硬币大，按常规消毒，用一次性泻血笔速刺十余次（每平方厘米7针），然后用真空拔罐或火罐拔出10～30mL血水，留罐10～15分钟，起罐后擦干净血迹，再涂上一层脓毒搬家膏，贴上胶纸或虎骨关节膏固定即可。3天后揭去脓毒搬家膏（皮肤上出现米粒或高粱粒、豆粒大小的脓点，均属正常现象），再用多功能拔罐直接在治疗部位将脓血拔5～10分钟，起罐后贴清热利湿消肿膏，用此法反复治疗2～3次。第2次治疗从开始治疗算起6～7天为宜，治疗时查清原治疗部位是否疼痛，如疼痛，在原部位再治1次，如果又有新的痛点出现，应同时治疗。根据皮损恢复情况再进行下一疗程。

三、结果

经1～3个疗程治疗，100例患者，治愈95例，好转5例，总有效率100%。

四、心得体会

脓毒搬家疗法确实是中医学的宝贵遗产，其疗效好，治愈率高，应进一步开发研究，面向全国、全世界推广，造福全人类。

山东省苍山县徐氏颈肩腰腿痛全科诊所　徐玉贵

脓毒搬家疗法杂谈

笔者主要介绍在近几年中使用脓毒搬家疗法的心得体会，以方便初学此疗法的学员少走弯路，使其在临床治疗中有的放矢、立竿见影，以发扬光大脓毒搬家疗法。

一、脓毒搬家疗法个人体会

1. 按中医经络理论取穴　以腰椎间盘突出压迫神经引起的下肢痛、麻、胀等一系列症状为例：

（1）疼痛线在大、小腿后面的属足太阳膀胱经，取穴腰突、秩边、殷门、承山、昆仑。

（2）疼痛线在大、小腿外侧的属足少阳胆经，取穴腰突点、环跳、阳陵泉、悬钟等。

2. 根据阿是穴肌肉起止点方法取穴　以下肢髂胫束综合征为例。

（1）髂胫束起点，髂前上棘外侧髂嵴的阳性点。

（2）股骨大粗隆的阳性点。

（3）髂胫束止点，胫骨外踝的阳性点。

3. 根据宣氏软组织理论取穴　以膝关节痛为例：

（1）髂翼外三肌。

（2）股内收肌。

（3）膝关节本身髌骨脂肪垫炎引起的疼痛直接取膝关节周围痛点。

二、减轻脓毒搬家疗法药痛的方法

1. 取穴少、准、精（按以上介绍的方法取穴）。

2. 敷药脓毒膏不要涂太多、太大、太厚。

3. 膏贴布改用无纺布不干胶，双层都用无纺布不干胶。

4. 附上脓毒搬家膏使用后出现的一系列症状说明，让患者带回去详细参阅，使患者有心理准备就不会大惊小怪（这一点很重要）。

三、优势组合方法（脓毒搬家膏配一针疗法、火针、神经恢复剂等）

1. 脓毒搬家膏配一针疗法　以颈椎病为例，按以上介绍的取穴方法贴敷脓毒搬家膏，48小时后揭掉脓毒搬家膏。这时有一部分患者疼痛消失或症状减轻，对一次痊愈的患者，可结束治疗。对还有部分症状的患者在做第2个疗程之前，笔者根据颈椎病病痛的经络路线分别取后溪、中渚、三间、跟腱中点、束骨等穴，每次只取1个穴，每天治疗1次。

2. 脓毒搬家疗法配火针疗法　以腰椎间盘突出症为例，腰椎间盘突出引起下肢麻、胀、痛等症状临床常见，如患者下肢后面痛、麻、胀，根据中医经络理论，属足太阳膀胱经，应取腰突、秩边、承扶、殷门、委中、承山、昆仑等穴，但脓毒搬家膏只能敷贴2～3个部位，剩余的穴位用火针点刺同样可达到治疗的目的，并且火针对腿麻胀的治疗效果特别好，也可在疗程与疗程之间采取火针疗法。

3. 脓毒搬家疗法配闫氏神经恢复剂　可快速治愈疾病。

重庆市垫江县人民东路东方大厦功夫推拿中心　王国平

脓毒搬家疗法治疗三叉神经痛与肋间神经痛各1例

病例1：三叉神经痛

潘某，女，34岁，菏泽市牡丹区人，2010年10月20日来我处就诊。

患者20天前出现不明原因的左侧耳垂下方刀刺样闪电般疼痛，发作时一次几秒钟，一日不定时出现多次疼痛。

根据患者的疼痛表现，像闪电般短短几秒钟，没有外伤史，无口腔疾病，当地医院诊断为三叉神经痛，服用药物卡马西平每日3次，每次1片；氯唑沙宗每次2片，每日3次，无效。

治疗：定点耳垂下10cm处，无压痛，突然出现跳痛，用一枚1元硬币画出痛点，放血后外贴脓毒搬家膏。

药物：卡马西平，每日3次，每次1片；谷维素，每日3次，每次3片；维生素 B_1，每日3次，每次3片。治疗3天复诊痊愈。

病例2：肋间神经痛

潘某，女，59岁，菏泽市人，2010年5月16日来我处就诊。

患者1个月前突然右侧肋骨处刺痛，经当地门诊多次治疗无效。临床表现，右胁隐隐作痛，时轻时重，阵发性剧痛出现突然，经辅助检查无明显器质性病变，诊断为肋间神经痛。长期服用止痛药，外贴膏药无效。

治疗：在右侧肋骨最痛处定点，用一枚 1 元硬币画出病灶处，用泻血笔直刺定点处十余针，放血后，用脓毒搬家膏外贴患处，2 天后取下，疼痛消失，3 日后复诊已痊愈。

山东菏泽牡丹区皇镇乡潘庙李村王胡同精神病腰腿痛专科　李朝卿

脓毒搬家疗法治疗膝关节骨性关节炎 409 例

膝关节骨性关节炎多见于中老年人，主要表现为膝部疼痛、肿胀、畸形、功能障碍等，属中医"痹证"范畴。《黄帝内经》曰："风寒湿三气杂至，合而为痹也。"又曰："经脉流行不止，环周不休，寒气入经而稽迟，泣而不行，客于脉外则血少，客于脉中则气不通，故卒然而痛。"说明本病与外邪因素有关，邪之所凑，其气必虚。正气不足是本病发生的前提，体虚外邪侵袭，留于膝关节，气滞血瘀，不通则痛而发本病。过去常以内服温经散寒、除湿通络的中药，外治以针灸或理疗，往往疗效欠佳。我所自 2006 年至今采用脓毒搬家疗法，治疗效果颇佳。

一、临床资料

409 例中，男 176 例、女 233 例，年龄 43～72 岁，病程 1 个月至 10 年。双膝关节疼 96 例，单膝关节疼 313 例，均为经多种治疗效果不明显者。

患者主要症状是膝关节疼痛及不同程度活动受限，膝髌周围或关节间隙有压痛，有时可见到膝关节肿胀、积液，浮髌试验阳性，关节活动时有摩擦感，若伴有游离体或半月板损伤，膝关节活动则可出现交锁症状。

二、治疗方法

患者仰卧或半卧位，膝关节微屈曲，在膝关节处找压痛点（一般 3～5 个点），然后摸委中穴，看是否有肿块或压痛，如有，在委中穴针刺拔罐放血。膝关节压痛点根据疼痛部位大小，画圆圈做标记，用泻血笔针刺拔罐，涂上脓毒搬家膏，用药布盖严手术部位。嘱患者隔日复诊，揭掉药布后拔罐，再贴敷已备好的清热利湿消肿膏。治疗 2 次为 1 个疗程。

三、疗效标准

1. 治愈 患侧膝关节疼痛消失，功能恢复，活动正常，可参加工作和劳动。

2. 好转 膝关节疼痛减轻，关节活动基本正常，功能基本恢复。

3. 无效 膝关节疼痛减轻不明显，关节活动同前，功能无改善。

四、治疗效果

409 例中，治愈 346 例，占 84.5%；好转 54 例，占 13.2%；无效 9 例，占 2.2%。总有效率达 97.8%，本组病例中疗程最长 20 天，最短 3 天。

五、典型病例

张某，女，58 岁，家庭妇女。

2008 年 5 月 14 日来诊。双膝关节疼痛 4 年，活动受限，不能下蹲，上厕所、上下楼梯困难。

检查：双膝关节间部轻度肿胀，局部压痛。X 线拍片显示，双膝关节间隙变窄，关节边缘骨质增生，胫骨髁间隆突变尖。

诊断：双侧膝关节骨性关节炎。

治疗：委中穴采用多头泻血笔拔罐放血。分别在内、外膝眼之间和胫骨内髁间画出疼痛面积，用多头泻血笔刺皮拔罐。擦除血迹，脓毒搬家膏均匀涂抹患处，外敷药布盖严，隔日换药。第 3 日复诊，患者感觉疼痛大减，肿胀消失，上下楼梯轻松。揭下药布见有大量脓液，继续拔罐，拔出约 4mL 脓毒血水（拔罐后无须局部消毒处理），擦净脓水，贴上备好的清热利湿消肿膏（以增强清热利湿，通络消肿排毒的功效）。第 4 日患者感觉症状完全消失，揭下药布可见皮肤恢复良好，无不良反应，停止用药，休息观察，1 周后复诊。

5 月 28 日复诊，患者感觉胫骨内髁微有疼痛，其他一切正常，继续按上次方法治疗，巩固 1 次。

2009 年 3 月电话回访一切正常。2011 年 6 月电话回访一切正常。

六、心得体会

膝关节为下肢最容易发生骨关节炎的关节。中医学认为，人过中年，肝肾虚衰，筋骨失养，加上长期劳损，风寒杂至，凝滞血脉，血不荣筋，筋脉挛急，屈伸不利，二膝络道不通，则引起膝关节疼痛，日久不愈，则发生粘连，关节活动障碍。

采用脓毒搬家疗法具有损伤小、痛苦小、见效快、操作简单等优点。一方面，可以发挥中医经络学说的特点，用其刺激局部穴位实现对整体的宏观调节来治疗疾病；另一方面，使局部血管扩张，促进血液循环，增强代谢，提高免疫力，从而使疼痛缓解，促进炎症和瘀血的吸收，起到舒筋活络、固本祛邪、消肿止痛的作用。

山东省泰安市宁阳风湿骨病诊所　马桂苓

脓毒搬家疗法治疗风湿骨痛 100 例

笔者于 2010 年 10 月，慕名参加汶上县闫氏疗法培训班学习，并将学到的脓毒搬家疗用于临床，大大提高了疾病的治愈率，慕名求治者大增。

本诊所主要治疗疼痛性疾病，现将使用脓毒搬家疗法治疗的案例和体会与读者分享。

一、典型病例

病例 1：刘某，女，64 岁。

患者膝关节肿胀，行走受限，下蹲困难，已有 5 年以上病史。膝关节 X 线拍片显示髁间隆起变长变尖，关节间变窄。亲友介绍，来到我所求治。2018 年 4 月 1 日用脓毒搬家疗法治疗 1 次，疼痛减轻，连续治疗 5 次，每次治疗间隔 5 天，最后一次治疗时已基本痊愈。

病例 2：刘某，男，42 岁。

患者腰椎间盘突出，椎管腔狭窄，压迫左下肢麻木至足跟，诉疼痛难忍，不能久站、行走。2018 年 3 月 7 日采用脓毒搬家疗法治疗，腰 3、腰 4、腰 5、环跳各用药 1 次，1 周后重复治疗 1 次，2 次用药后疼痛、麻木症状解除。此例是我所治疗见效最快的一例。

病例 3：高某，男，38 岁。

2019 年 3 月 21 日就诊。患者右侧股骨头坏死，已有一年半病史，右腿疼痛、行走困难。治疗：采用一程三贴处理疼痛，1 周后症状减轻，即改为

中医脓毒搬家疗法临床医学

脓毒搬家疗法进行局部治疗，加内服补肾补骨中药，6 个月后，症状全无。

二、心得体会

上述患者是在我所治疗中比较典型的病案，一程三贴、脓毒搬家膏治疗各种疼痛的确有很好的疗效，药物外治，提脓拔毒，穴位排毒，快捷效优，独树一帜，已成为治疗疼痛的重要手段，应大力推广应用。

一年来笔者最大的收获是，治疗疼痛患者 100 余人，为他们解除了病痛，同时也使本诊所获得了良好的社会效益和经济效益。祝中医脓毒搬家疗法的同仁们在闫恪玉的带领和指导下，真正成为良医，拯救更多的受疼痛折磨的兄弟姐妹。

临沂市兰山区泰鼎花园刘氏诊所　　王洪鑫　刘振

脓毒搬家疗法与阿是穴探秘

笔者学习脓毒搬家疗法一年。在病灶区用闫氏疗法一程三贴、痛点（阿是穴）用脓毒搬家疗法的基础上，加用自制的中药专方，形成了治疗风湿骨病的固定模式。但就阿是穴来说，以往没有什么好方法，无论用针灸、封闭、膏药外敷，皆见效甚微，但自从接触到脓毒搬家疗法，上述问题迎刃而解。具体到颈肩腰腿痛方面，随机整理出 200 个阿是穴，其中颈椎病（神经根型）主要部位大致是肩井穴附近 98 处，腰椎病涉及环跳穴附近 40 处，桡骨颈突腱鞘炎 32 处，肱骨外上髁炎 30 处。具体操作是按照闫氏脓毒搬家疗法规范操作，有时配合无针注射就能一次而愈。

一、典型病例

病例 1：孟某，男，56 岁。

患者腰椎间盘突出（腰 5、骶 1），腰部症状以外最主要痛点是膝关节下阳陵泉处，2018 年 2 月 22 日采用脓毒搬家疗法治疗 1 次而愈。患者十分感叹，说 3 年前痛过，曾用针灸、理疗、中药热敷、膏药效果甚微，断续治疗几个月后才慢慢恢复，现在却治疗 1 次而愈。

病例 2：刘某之妻，女，60 岁。

患者右手桡骨颈突腱鞘炎 2 个月有余，开始症状稍轻，后来帮忙照看孙子，病症越来越重，不能做家务，就连吃饭都不方便了，曾不断贴膏药疗效不显，2018年6月5日在我所采用脓毒搬家疗法配合无针注射治疗1次而愈。

病例3：孔某，男，55岁。

患者在青岛某水产品加工厂上班，因患肱骨外上髁炎一年余，在当地打封闭、服中西药、外贴膏药治疗，效果不显。2018年春节回家后慕名而来，应用脓毒搬家疗法治疗1次而愈。

病例4：袁某，女，60岁，泗水人。

患者现在安徽某地给大女儿照看孩子，右脚外踝肿痛半年余，走路困难，曾在多地大小医院频繁治疗，名医没少看，好药没少吃，外贴各种膏药也从未间断过，但始终没有好转，后经女婿介绍2018年4月3日来诊。现右外踝肿胀，无发热、发红现象，X线片示轻度骨质增生。由于患者比较信任，迫切要求治疗，笔者用脓毒搬家疗法配合无针注射疗法及本所中药专方治疗。7日后复诊，患处无肿胀，走路已不疼痛。患者自己说法已基本恢复，但我心里很清楚，用中药短短几天，疗效不会这么快，这都是脓毒搬家疗法起了决定性作用，为了巩固效果，患者又拿了23剂中药回家，临走时感激不尽。

二、心得体会

脓毒搬家疗法功效绝不仅限于此，对胃肠病、妇科病、皮肤病等都有疗效。相信在一些未知领域，此疗法还有开发的潜力，希望大家共同努力，把脓毒搬家疗法发扬光大。

山东省邹城市大束镇西山卫生所　孟宪伟

脓毒搬家疗法是治疗颈肩腰腿痛的神奇"法宝"

一、一般资料

2年多来，笔者用脓毒搬家疗法诊治397例颈肩腰腿痛患者，其中男245例，女152例；年龄最大63岁，最小19岁；病程最长20余年，最短10天。治愈率在95%以上，有效率达100%。

二、疗效标准

参照《中医症状诊断疗效标准》，治愈：原有疼痛症状消失、肌力正常，颈肩腰腿痛、肢体等功能活动恢复正常，能参加正常的劳动和工作；显效：原有症状明显减轻，颈肩腰腿痛、肢体痛明显减轻，各自功能显著改善，能参加一般的日常活动；有效：原有症状有所减轻，颈肩腰腿疼痛有所减轻，各自功能有所改善，能参加日常活动，但较正常人差；无效：治疗前后症状没有任何改善。

三、治疗方法

1. 确定治疗部位（压痛点） 按患者指出最疼痛的部位，找到压痛最敏感点，用装有碘伏的记号笔标记疼痛点。临床要熟练掌握手法（若手法不熟，疼痛点难以找准），检查时要力度均匀、用力得当，避免压力过大造成误诊，影响疗效。

（1）浅压痛：稍加按压患者即感疼痛，其病变部位在浅表层或筋膜，注意有无硬结、粘连、条索状物。

（2）中压痛：手指在病变部位向皮下肌肉深层组织施压，患者有痛感时，再向四周逐一按压，凡疼痛点做好标记，最后将疼痛点一一连线，以确定治疗面积大小。

（3）深压痛：体型胖的腰椎病患者，单手拇指按压，力明显不足，需左右两手重叠合力按压，患者有明显疼痛或麻木向下肢放射时，再确定治疗部位。找准压痛点，就找到了治疗部位，一般治疗面积要大于疼痛点。

2. 治疗方法 皮肤常规消毒，用一次性泻血笔将治疗部位均匀刺破至渗出血液为度，再用康复拔罐器拔吸，拔出瘀血数毫升后，用消毒棉球擦干血迹，均匀地涂上脓毒搬家膏，最后用抗过敏的医用无纺布胶带固定；2～3天后揭掉脓毒搬家膏，用多功能拔罐直接将皮肤表面的脓点和污垢拔吸20分钟，起罐后将脓毒血水清理干净，再贴上清热利湿消肿膏，隔1～2天后揭掉，再同前法罐拔1次。这样反复治疗3～5次，直至痊愈。

四、典型病例

病例1：王某，女，48岁，家住咸阳市渭城区，2012年3月10日就诊。

主诉：腰痛伴右下肢放射性疼痛3年有余，加重1个月。

病史：患者 3 年前无明显诱因出现腰部疼痛，右下肢呈放射性疼痛，以小腿后外侧疼痛明显，活动时疼痛加重。曾到某医院检查，CT 显示腰 4～骶 1 腰椎间盘突出伴有增生，诊断为腰椎间盘突出症。给予输液、理疗、按摩等，疗效均不明显，后经他人介绍前来我处治疗。

检查：腰 4～骶 1 棘突旁压痛明显，右侧为重，直腿抬高试验阳性，结合 CT 检查诊断为腰椎间盘突出伴增生。

治疗：找到压痛点（腰 4～骶 1 棘突旁），皮肤常规消毒，用一次性泻血笔将治疗部位的皮肤均匀刺破直到渗出血液为度，再用拔罐拔出瘀血，消毒棉球擦干血迹，剪一块与治疗部位面积大小相同的伤湿止痛膏或橡胶膏，均匀地涂上脓毒搬家膏贴在治疗部位，外用抗过敏的医用无纺布胶带固定。2 天后将治疗部位的盖布揭掉，用多功能拔罐将皮肤表面的脓点拔吸 20 分钟，起罐后再贴上清热利湿消肿膏。隔 2 天揭掉，同上法反复治疗 3 次，疼痛感消，临床治愈。

病例 2：周某，女，40 岁，本地湫坡头镇人，2012 年 7 月 18 日就诊。

主诉：头痛、头晕、心悸、耳鸣，伴颈部疼痛，活动受限。

病史：患者 6 个月前，初感颈部疼痛、活动受限，头痛、头晕、耳鸣、肩背痛，常伴有上肢麻木，经多方治疗缠绵难愈。

检查：X 线片显示，颈椎生理曲度变直，颈 3～颈 7 椎体边缘增生，椎间孔狭窄。MRI 显示，颈 3～颈 7 椎体增生，颈 4～颈 7 椎间盘突出，颈韧带钙化。

治疗：用脓毒搬家膏外敷，3 天后患者自述："敷药当天晚上疼痛加重，难以忍受，3 天后感到头疼、头晕、心悸、耳鸣、肩背痛明显减轻。"加服通痹活血胶囊，每日 2～3 次。按上述方法治疗 4 个疗程后，所有症状消失，临床治愈。

病例 3：师某，男，63 岁，住本地湫坡头镇。

患者因膝关节损伤，致膝部慢性疼痛 20 余年，近日疼痛加重，行走困难，X 线片显示：创伤性关节炎、骨质增生、双膝关节肿大，并发骨膜炎。曾在多家医院治疗无明显效果，后经他人介绍，2018 年 8 月 2 日来我处治疗。经检查诊断为创伤性关节炎、膝关节退行性病变，随即用脓毒搬家疗法治疗。在疼痛部位常规消毒，标记疼痛点，泻血笔均匀刺破标记点至渗出血液，康复拔罐拔出瘀血，消毒棉球擦干血迹，消毒后涂上脓毒搬家膏，3 天后揭掉药贴。同上法反复治疗 3 次后，疼痛彻底消失，现已恢复正常活动。

五、心得体会

颈肩腰腿痛发病率较高，并呈上升趋势，对健康危害较大，有些病致残率较高，如类风湿关节炎、强直性脊椎炎，自从掌握了闫氏脓毒搬家疗法后，这些病已不再是难题，脓毒搬家疗法这种不吃药、不打针、不用火、不用电、不手术、无污染的绿色疗法，值得学习、应用、推广、探讨。

陕西省旬邑县湫坡头镇疑难病专科门诊　罗双文

脓毒搬家疗法有效止痛

一、典型病例

病例 1：秦某，男，56 岁，个体商店售货员。

2012 年 7 月 3 日，患者在工作中突发腰痛，放射至两腿疼痛，急到县医院做 CT 检查，为腰 4～骶 1 椎间盘突出，压迫坐骨神经所致。医院要求住院手术，因惧怕手术留下后遗症，遂来我所求治。予以脓毒搬家疗法治疗，患者回家后，患处整整痛了 12 小时，其间腰腿疼明显减轻，第 3 天换药时腰腿已恢复正常，共治 2 个疗程（每个疗程 7 天），至今未复发。

病例 2：张某，女，48 岁，个体户。

患者右侧网球肘两年余，先后在县、镇卫生院及其他个体诊所进行诊治，疗效不佳。2010 年 10 月经人介绍来我所就诊，患者右手稍微活动或提轻物，右小臂和肱骨外上髁就疼痛难忍。笔者即用脓毒搬家疗法施治，10 小时后症状减轻。3 天后来换药时，仅觉微痛，继续治疗 1 个疗程后痊愈。

病例 3：魏某，男，73 岁，县药材公司退休职工。

患者右侧三叉神经痛两年余，经常吃卡马西平等药物镇痛。2011 年 5 月来我所求治，即用脓毒搬家疗法治疗，在其患处抹一层脓毒搬家膏，胶布固定，当天疼痛减轻，治疗 4 个疗程痊愈。

病例 4：左某，女，52 岁，城关豆制品经营者。

患者左手拇指腱鞘炎，曾打封闭又复发。现左手拇指活动障碍，夜间痛甚，2011 年 8 月来我诊所求治，用脓毒搬家疗法治疗 2 次痊愈。

二、心得体会

闫氏中医脓毒搬家疗法止痛效果明显，可快速有效地解除患者痛苦，有的甚至半小时内即可减轻症状。该法体表用药，靶点给药，治疗时间短，远期效果好，不易复发，绿色安全，避免了长期口服药物对身体产生的毒副作用，值得推广。

湖北省南漳县城中心街易家巷 29 号（平衡针灸·保健康复） 黄和平

脓毒搬家疗法——风湿骨病的真正"克星"

闫恪玉的脓毒搬家疗法能有效地治疗风湿骨病，特别是颈椎病和腰椎间盘突出症，治疗 2～3 次获得痊愈者居多。之前看到闫氏疗法，怎么也不会相信其效果，但苦于没有特效疗法，便接通了闫恪玉的电话，并向重庆学员求证，学习了闫氏疗法。

好药还需要好方法，记得第一次用脓毒搬家疗法，治疗的是一个女性颈椎病患者，笔者按照闫氏疗法治疗，担心没效果，就多抹了点儿药，结果不到 1 个小时，患者就因疼痛难忍急匆匆跑来，要求把药弄掉，当时心情十分低落。但没想到的是第二天一早，患者就打电话来要求治疗，一听又是昨天那位患者，以为找"麻烦"来了，没想到患者开口就说："我的颈椎好多了，我还是在你这里治疗吧。"所以，请大家记住脓毒搬家疗法这个药，效力强劲，使用务必谨慎。

一、典型病例

病例 1：刘某，男。

患者 20 年前患腰椎间盘突出和骨质增生，行走百米腰就直不起来，需蹲下休息。6 年前手术治疗，术后病情改善，能从事一般工作。2018 年 9 月 6 日搬石块后病情加重，右下肢下垂无力，不能行走。腰部 MRI 提示：腰椎生理曲度变直，腰 4 椎体向前轻度滑脱，腰 1～骶 1 椎间盘向后突出，同水平硬膜囊前缘受压。神经肌电图示：右胫神经（运动）轻度损害；右腓总神经（运动）重度损害。CT检查排除脑血管病。

医院诊断：①腰1～骶1椎间盘突出，椎管狭窄。②椎体序列不稳，骨质增生。

治疗：2018年9月9日行脓毒搬家疗法治疗，腰3～腰5各用药治疗1次，疼痛大减，腰5～骶1用药治疗2次，疼痛基本消除，腰4～腰5再治疗1次，症状消除痊愈。

病例2：周某，男，46岁。

患者腰及髂关节部位疼痛一年多，活动障碍近2个月，近日自觉症状加重，行走弯腰怕跌倒，曾到当地某医院治疗，服泼尼松、吲哚美辛、布洛芬等，用药后以上症状减轻，停药后症状加剧。X线片提示：腰4～腰5腰椎上缘骨质增生（刺在椎间孔），椎管狭窄，生理曲线消失。

医院诊断：腰椎骨质增生。

治疗：2019年3月12日患者是由他人搀扶就诊，腰4～腰5行脓毒搬家疗法治疗1次，3天后患者自己能步行到笔者门诊。由于皮肤未完全恢复，建议过两天再来换药，但患者病愈心切，非要换药，所以在皮肤还没完全恢复的情况下补药治疗1次。十多天患者一直没来，电话回访说症状完全消失，已恢复工作，随访至今未复发。

病例3：李某，男，48岁，2019年6月10日就诊。

患者腰痛多年，腰椎间盘突出（腰4～腰5）、椎管狭窄，因右下肢疼痛、右足麻木数月，行走10多米即下肢麻木、腰痛如犬咬，无力也无法再行走，休息、下蹲或弯腰后症状减轻。曾牵引按摩、外贴膏药治疗无效，口服中西药物也不见好转，症状加重且疼痛不减。

检查腰4～腰5椎棘突旁，右侧压痛明显并向右下肢放射。直腿抬高30度，腰4～腰5椎活动受限，右足肌力减弱，肌腱已比对侧缩短，膝腱反射正常。

治疗：采用脓毒搬家疗法治疗，腰4～腰5和环跳各用药1次，1周后腰腿疼痛顿减；继续用药，16天后疼痛轻微；再用药1次后，腰腿动作灵活；2个月后要退未出现疼痛麻木，以前症状消失。

病例 4：罗某，男，56 岁，梁平县人，2019 年 8 月 5 日就诊。

患者腰椎间盘（腰 4～腰 5 和腰 5～骶 1）突出，左侧臀部、大腿后侧、小腿后外侧和脚的外侧面疼痛，走路困难，曾在当地吃药输液、牵引、按摩、小针刀治疗效果不理想，症状反而越来越重。

患者自述有 4 年腰椎间盘突出修复手术史，今年因劳累引起腰腿疼痛，痛苦万分，如瘫痪卧床一样，服止痛片或打针都不能缓解疼痛。腰骶部左侧压痛明显并向左下肢呈闪电样放射痛，站立时腰背侧弯，下腹部因胀痛而收腹，走路驼背，大腿后侧及小腿外侧疼痛，小腿后侧胀麻痛感，左足外侧麻木，大小便需要家人背扶。CT 确诊为腰椎间盘突出、椎管狭窄。

治疗：予以脓毒搬家疗法治疗腰 4～腰 5 和腰 5～骶 12 次，痛除八成，十多天后可自由活动干家务，月余已可工作，至今未见复发。

病例 5：孙某，女，61 岁，2018 年 7 月 3 日就诊。

患者行走受限，下蹲困难，腰腿胀痛，行走不便已 3 年。多次投医无功，因畏惧手术，经亲友介绍，来我门诊求治。X 线片示：有如猫牙状骨刺，髌骨部肿胀，膝盖关节间隙变窄，腰 4～腰 5 椎体钝样骨刺。

治疗：一程三贴外敷膝眼治疗 1 次和腰 4～腰 5 用脓毒搬家疗法治疗 1 次后，患者腰腿疼痛减轻，脚可伸屈摆动，连续用药 5 次痊愈。

病例 6：何某，男，53 岁，广东深圳人，2018 年 9 月 12 日就诊。

主诉：两侧股骨头部位剧痛 2 年，加重 1 年，拄拐瘸行 1 年，行动严重受限。

病史：5 年前一次车祸，用大量激素治疗好转。2 年前左侧股骨头部位疼痛，左腿发僵，开始按照腿痛进行治疗，效果不佳，后到医院检查，确诊为骨关节炎，虽经中西医治疗，病情却逐渐加重，以致瘸行，不得不拄拐；后经检查，确诊为股骨头坏死（左侧股骨头已塌陷致残），建议手术。

瘸行拄拐就诊，行动特别困难，左侧股骨头部位疼痛在半年前已明显减轻，但左腿无力麻木，周围肌肉轻稍萎缩。近 3 个月来右侧股骨头部位疼痛加剧，昼夜不宁，痛不欲生，伴上肢疼痛僵硬不适、头晕、出汗、心悸失眠、大便干结、情绪低落。

治疗：采用脓毒搬家疗法治疗 3 次效果明显，患者目前可以不拄拐行走，但仍有痛感。

二、心得体会

中医脓毒搬家疗法成本低、见效快、患者痛苦轻，目前主要运用在疼痛性疾病上。

重庆市忠县皇城港湾康华理疗　许正忠　徐航程

对闫氏脓毒搬家疗法运用浅析

外治之理即内治之理，内病外治古已有之。医圣张仲景所著《伤寒杂病论》被后世称为"医书之经""方书之祖"，一直是人们研习的经典之一，并有许多外治之法著于书中；提及的外治之法有蓄、纳、洗、熏、摩、浸、熨、坐、烙、导、针灸、导引、吐纳等方法；并主张运用导引、吐纳、针灸、膏摩等方法调整人与自然的平衡关系，以使阴平阳秘，精神乃治。闫氏疗法直接排毒，快捷效优，独树一帜，是很值得研究和临床应用的。

药物外治是药物经过皮肤、黏膜吸收以及感官导入机体的一种治疗疾病的方法。药王孙思邈提出"内治之不及，外治以求其本"，说明外治之理即内治之理，外治可与内治平行，以补内治之不及。人体与自然界存在着不可分割的统一关系。人禀五常，因风气而生长，风气虽能生万物，亦能害万物。人体如受到风、寒、湿、毒的侵袭，久而久之，即出现各种各样的疾病，特别是颈、肩、腰、腿痛。或当人们脾胃虚弱，肝肾亏损时，上述疾病也很容易发生。中医脓毒搬家疗法采用局部用药，直接排出入侵人体的风、寒、湿、毒，能使大多数患者病痛解除并康复。腰椎间盘突出、膨出、损伤、颈椎病、肩周炎及膝关节、肘关节等疼痛，多因风、寒、湿乘虚而入，阻滞经络，导致气血运行不畅，经脉失养，而功能障碍，活动不利。久而久之，患者失去劳动能力，甚至不能自理，属中医学的"痹证"范畴。中医脓毒搬家疗法在患者病灶部位找出压痛点或敏感点直接用药，使毒邪出则正气入，能迅速解除疼痛，适用于各种疼痛及肝病、咽炎、鼻炎等多种疾病的治疗。

一、典型病例

笔者使用中医脓毒搬家疗法，按照治疗操作规程，对36例患者进行治疗。其中膝关节炎22例（双膝9例）、肩周炎4例、颈椎病6例、腰膝病4例。根据病情给予2～3次治疗，除2例外（1例膝关节患者治疗1次，因外出放弃治疗；1例双膝关节炎患者，左膝已愈，右膝关节痛减，但3次治疗未愈），其余34例患者均痊愈，符合临床治愈标准，最长3个半月，最短2个星期，均未出现反复症状。

病例1：姚某，女，56岁，家住孟州市城伯乡赵庄村。

患者双膝关节痛数年，并有骨质增生，左腿重，双腿屈伸不利，活动不便，腰4～腰5椎间盘突出，因痛麻，行走200米就得坐下休息。2018年3月1日给予双膝关节脓毒搬家疗法治疗，左腿治疗3次，右腿2次，腰4～腰5双侧部位各治2次，告愈，腰及腿活动方便，能做体力劳动。

病例2：张某，男，58岁，家住洛阳市吉利区吉利村。

患者右膝痛，当地医院和洛阳某正骨医院诊断为骨膜炎，需输液并服药治疗，后经人介绍2018年2月17日来我处治疗。按照闫氏脓毒搬家疗法治疗1次，第3次换药时右膝已不疼痛，已有2个月未见反复。

二、心得体会

脓毒搬家疗法治疗颈肩腿痛，已成为治疗疼痛的重要组成部分，与药物镇痛相比较，该疗法简便、无不良反应，药物通过皮肤渗透和神经反射作用，为病灶内的致痛物的排泄疏通了正常通路，免除长期疼痛引起筋膜的粘连，使凝滞的经络、气血畅通，身体得到康复，值得推广应用。

河南省孟州市槐树乡钱沟村　张汉文

应用脓毒搬家膏治疗乳腺增生

笔者用脓毒搬家膏治疗乳腺增生10余例，效果良好，现介绍如下。

一、治疗方法

1. 先在患者的背部，胸1～胸8脊椎之两侧夹脊穴用走罐（刮痧，酒精棉擦拭也可）的方法走数次，取其黑紫色明显处，针刺拔罐，最后贴脓毒搬家膏，用黏性良好的风湿膏贴好。

2. 取两侧天宗穴，用指探压取其附近最为敏感处为治疗点。

3. 取第 4 腰椎棘突旁开 1.5 寸（3～5cm），用酒精棉球反复擦拭，红色明显处为治疗点，左右各一。

4. 于背部两乳腺对应部位，走罐或用酒精棉球擦拭，取其红色明显处为治疗点。一般在其处看到的红色区域的大小，与乳腺增生的大小程度有一定关系。

5. 以上几组治疗区，每次取治疗点 2～3 个，每 3 天治疗 1 次。

二、疗效观察

共治疗乳腺增生病 13 例，病程最长的 15 年，最短半年余；疗程最短治疗 3 次，最长 7 次。乳房胀痛和包块完全消失 10 例，临床治愈。其余 3 例包块缩小变软，由于其他原因中断治疗。远期疗效有待进一步观察。

三、典型病例

唐某，女，患乳腺增生 11 年余，近期加重，红外线扫描报告：乳房的外上、内上象限可见透亮影团块，深灰色的吸光影。曾服小金丸、乳癖消等无效，继服中药 30 多剂，效果不很明显，2017 年 11 月 3 日特来我处治疗。治疗：第 1 次治疗，取其背部乳房对应部位、胸 1～胸 8 夹脊、乳腺背部对应区域刮痧或走罐，取其黑紫色明显两处散刺拔罐，涂上脓毒搬家膏，用风湿膏贴敷固定。取天宗穴和第 4 腰椎棘突旁开 1.5 寸疼痛明显处点按数分钟。隔天复诊：自述乳房胀痛明显减轻，包块变软。取其天宗穴附近压痛明显处，贴敷脓毒搬家膏；点按第 4 腰椎棘突旁开 1.5 寸压痛明显处和夹脊穴。第 2 次复诊：检查包块明显变软、缩小 1/3，乳房胀痛消失。按上述四组治疗点治疗，共交替治疗 6 次，包块完全消失，后服软坚散结的中药散剂巩固疗效。随访 1 年，未见复发。

四、心得体会

乳腺增生为疑难杂症，极难根治。故中医古籍中称之为"乳癖"，认为其发病机理是"形寒饮冷，加以气郁痰饮，流入胃经，聚集不散所致"，而且"随喜怒为消长"。简言之，乳癖因寒、因痰、因郁而起。脓毒搬家膏是针对其"寒、痰"而设，寒痰之邪去，则经络通畅，其郁何存。脓毒搬家膏法简而效卓，不失为乳腺增生之良法。

陕西省宝鸡市扶风县城关镇万杨村卫生室　李志林

脓毒搬家疗法是治疗骨科病的一朵奇葩

笔者是一名基层医生，3年前学习了闫氏脓毒搬家疗法，并将之用于骨伤病的治疗，取得了很好的效果。现介绍典型病例如下。

病例1：骨质增生

崔某，男，65岁，家住辽宁盖县沙岗子乡上屯村。患膝关节骨质增生多年，X线片显示：髁间凸起变长、变尖。胫骨关节与股骨关节内侧唇样改变。诊断：左膝关节退行性病变，并发滑膜炎。患者走路困难，经当地多种方法治疗无效，经友人介绍，2019年6月22日到本所就诊。经检查左膝内侧有多处压痛点及硬块，关节屈伸不利，并有轻度水肿。采用脓毒搬家疗法治疗。首先在疼痛部位用泻血笔叩打，真空罐拔出瘀血，并用针刀在压痛点条索状物处纵横切割，然后敷上脓毒搬家膏，3天后，掀掉药膏，局部红肿、流水和脓液。消毒后，用清热利湿消肿膏外敷，3天后揭掉，红肿消失，擦紫药水，结束治疗。7天后疼痛消失。笔者用脓毒搬家疗法先后治愈了膝关节病变120多例，解除了患者痛苦。

病例2：颈椎病

孟某，男，28岁，司机。患颈椎病多年，久治不愈，2017年2月27日就诊时头晕呕吐，左侧手指麻木。曾先后用过刮痧疗法、火针疗法、口服药物以及中药外敷、牵引等多种方法治疗，疗效不巩固，好转几天后疼痛又恢复原状，患者十分痛苦。影像检查，确诊为第2、6、7颈椎骨质增生及椎间盘受压，颈部肌肉有硬节及条索状物。采用脓毒搬家疗法治疗了1个疗程，头晕减轻，症状明显好转。治疗2个疗程，彻底治愈，现已3年时间没有复发。本法远期疗效比较理想，笔者用脓毒搬家疗法治愈此类疾病108例，有的患者治疗1个疗程就好了，80%患者经2～3个疗程可彻底治愈。

病例3：腰椎间盘突出症

张某，女，29岁，家住辽宁营口市鲅鱼圈区。患腰椎间盘突出3年多，于2013年4月12日来我门诊治疗，来诊时自带来CT扫描片示：腰3～骶1椎间盘向后突出0.5cm，硬膜囊受压变形。保守治疗3个多月未见好转，

中医脓毒搬家疗法临床医学

-216-

疼痛加重，卧床不起，痛苦难忍。医院建议手术治疗，患者家属未同意，后出院转到我处治疗。检查下肢外侧麻木疼痛，大腿前侧无知觉，不能行走，由亲属背上楼治疗。采用脓毒搬家疗法和口服营养神经药物（甲钴胺、谷维素、维生素 B_1）等治疗，3 个疗程后临床症状完全消失，随访半年无复发。通过几年的临床，体会到脓毒搬家疗法治疗腰椎间盘突出症既安全效果又好。

辽宁省大石桥市建一镇松坨村孟庆余诊所　孟庆余

脓毒搬家疗法应用体会

脓毒搬家膏是一款用途广泛，疗效显著的外用药膏。近年来，笔者用此膏治愈鼻炎 3 例，咽炎 20 多例；轻症用药 1 次，重症最多 3 次。治疗严重的难治型腰椎间盘突出症 40 多例（因笔者从事正脊推拿，所治愈的 40 多例都是用手法治疗效果不好，甚或无效的），治愈股骨头坏死 1 例。举例如下。

一、典型病例

病例 1：徐某，男，45 岁，农民，江西宜春市袁州区辽市乡人。

2015 年 4 月 2 日因腰椎间盘突出疼痛不能走路而被家人用摩托车载来求治。用脓毒搬家膏连续治疗 15 天，每天 1 次，症状日见减轻直至痊愈。

病例 2：魏某，女，42 岁，湖南常德市某医院护师。

患者因腰椎间盘突出四处求医一年多无效，2015 年 3 月 1 日特来求治。就诊时拄着双拐，疼痛难行。当即为其刺血敷药，第 2 天疼痛已减大半，患者喜出望外。继续治疗 3 次，疼痛完全消除。

病例 3：李某，女，35 岁，江西宜春市袁州区人。

患者四肢疼痛，行走更痛，手足均不能摸，一摸就痛，在市某医院就诊未查出病因特于 2015 年 5 月 22 日前来求治。接诊后其四肢逐个找痛点放血，贴脓毒搬家膏，连续治疗 1 个多月即愈。

病例 4：林某某，男，35 岁，宜春市辽市乡农民。

患者双下肢股骨头坏死 6 年，久治无效，无法行走。2015 年 10 月 11 日采用脓毒搬家疗法治疗，①寻找痛点，在其腰骶、环跳、承扶、殷门及股骨头边缘寻找痛点；②刮痧、刺血、贴药，在刮出最黑处刺血后敷贴脓毒搬家膏。每天1次，每次选1～2个痛点，连续治疗2个月临床症状消除。另外治疗3例男童股骨头坏死，年龄是8岁、9岁和12岁，临床症状消除。儿童股骨头坏死，不需用脓毒药膏，只需找痛点刺血就能有效。

二、心得体会

几点体会，脓毒搬家膏的使用要结合以下几方面：

1. 刮痧找痛点，痛点就是治疗点（敷药点），最好用越南产的白虎活络膏做刮痧介质，药止痛效果好。

2. 在刮痧刮出的最黑处或筋结最明显处刺血。刺血后要观察刺出血的颜色，如果拔出的第一罐血很黑，就不要再拔（如果一次拔净恶血，再贴脓毒搬家膏，则贴敷部位会很痛，患者受不了。少数患者贴敷脓毒搬家膏后出现剧痛，就是泄血过多所致）。

3. 刺血消毒敷上脓毒搬家膏后，要按创面大小剪一小块与创面等大的3～5层消毒卫生纸，覆盖在创面上，再粘贴固定用的麝香止痛膏。这样做既可防止脓液渗漏而污染衣物，又可防止膏药直接接触创面，以免在以后去除贴膏时粘破创口。

江西省莲花县大山里182号　李庆平

闫氏脓毒搬家疗法治疗骨性关节炎疗效观察

一、临床资料

全部病例均经 CR 片确诊（包括颈椎、腰椎、膝关节及其他疗法无效的病例），观察患者总计100例，其中男40例，女60例；年龄35～75岁，平均年龄55岁；发病时间最短者2个月，最长者14年，均为发病时就诊。全部病例治愈90例，至今无复发，9例症状明显减轻，可以胜任一般体力活动，1例因过敏终止治疗。

二、治疗方法

压痛点和（或）原发病灶点，75% 酒精常规消毒，用泻血笔以点刺微出血为度，密度均匀，点刺面积为压痛点。点刺后拔罐，拔出瘀血数毫升，再涂抹脓毒搬家膏，用伤湿止痛膏封严。隔天揭去药膏，同时口服止痛药物，防止拔毒过程中出现的治疗部位的疼痛。1周为1个疗程，一般3～5个疗程治愈。

三、心得体会

1.脓毒搬家疗法是治疗骨性关节炎最为有效的绿色方法，安全性高，体现了"排除毒素，疏通经络"之功效。该方法具有创伤小、恢复快、疗效确切的特点，患者易接受，更重要的是整个治疗过程不影响关节的稳定性，不破坏关节的正常结构，从这点看是任何疗法无法比拟的。

2.对骨性关节炎引起的关节畸形，用脓毒搬家疗法配合中药汤剂效果非常满意。

山东省高唐县尹集镇医院　　王兴伦

脓毒搬家疗法治疗腰椎病有特效

笔者是一名普通的乡村医师，从事临床40多年来（以西医为主），常遇上疑难顽症，面对患者的痛苦，总感觉力不从心，束手无策。为让患者尽早解除疼痛之苦，多年来，一直多方打听名医良药。近几年也前往北京、广西、河北、湖北等地参加过治疗风湿骨病等疑难顽症的培训班，学成归来临床应用后发现疗效一般，且部分治疗方法风险性大、不易操作，最后导致不敢在临床上实施。2011年5月，在南昌参加会议时，缘拜读了闫恪玉的文章，得知他正在举办"治疗风湿、咽炎、胃病、肝病等脓毒搬家疗法"的培训班，当时抱着试试看的心态申请了加盟。几天后，闫恪玉就寄来了光盘等资料，经过反复阅读和多次电话咨询，很快就掌握了要领。

一、典型病例

夏某，男，42岁，家住新建县厚田木埠闸下村。20多天前，患者突感腰痛难忍，右腿麻痛，行走不便，在当地诊所输液、针灸、按摩治疗均无效。2011年9月12日在当地医院拍CT片检查，诊断为腰2～骶1椎间盘突出。2011年9月14日早上6点来我处求治，采用脓毒搬家疗法进行治疗，大约4小时后，患者来电说疼痛消失，只是贴药处有灼热感，大腿微有麻痛感。

二、心得体会

笔者在学习后的短短几天的时间内，用脓毒搬家疗法治疗腰椎间盘突出症 3 例，治疗 1 个疗程，患者疼痛症状基本消除；治疗颈椎病 2 例，治疗 1 个疗程，效果欠佳，笔者分析，是因操作不到位造成；治疗胃病 3 例（病史 3 年以上），2 例有效，敷药 3 天病情大大减轻，且在继续治疗观察中，1 例无效。

江西省南昌市新建县厚田乡西门村诊所　谭兆法

脓毒搬家疗法加单方验方治疗疑难杂症

1. 治肺癌咳嗽难忍

方法：脓毒搬家膏加明矾外敷脚心涌泉穴（男左女右），隔日换 1 次药。疗效：轻者治疗 1 次见效，重者治疗 3 ～ 5 次见效。

2. 治湿疹、皮肤瘙痒、过敏性皮肤瘙痒

方法：脓毒搬家膏加醋精少许外敷患处，隔日换药 1 次。疗效：治疗 1 次见效，治疗 3 次痊愈。

3. 治癌性发热

方法：脓毒搬家膏外敷大椎穴，隔日换药 1 次；内服吲哚美辛（消炎痛）。疗效：本法对癌性发热有特效。

4. 脓毒搬家膏与阿米替林合用治疗癌性疼痛

方法：脓毒搬疗家膏外敷阿是穴，隔日换药 1 次；内服阿米替林，每日 2 次，每次 25mg。

疗效：治疗 5 例，全部有效。

5. 治肝癌疼痛

方法：脓毒搬家膏，加雄黄、癞蛤蟆敷在肝区疼痛最明显处，春夏敷 3 小时换药 1 次，冬秋 24 小时换药 1 次。疗效：一般敷 15 ～ 20 分钟后可产生镇痛作用，并可持续 12 ～ 24 小时。

6.脓毒搬家疗法与内服中药治疗肿瘤

方法：脓毒搬家膏贴敷肿瘤部位，隔日换药 1 次；内服五灵脂、黑牵牛、附子、木香等配方。

疗效：经 15 例患者使用验证，原有症状减轻或消失。

山东省梁山邵氏中医特色疗法研究所 邵师怀

运用闫氏脓毒搬家疗法治痛症见解

闫氏脓毒搬家疗法是中华民族医药宝库中一颗璀璨的明珠，临床治疗风湿骨病等疑难杂症疗效独特。

笔者应用脓毒搬家疗法治疗风湿骨病及各种痛症共 197 例，其中腰椎疾病 23 例、颈椎病 8 例、肩周炎 11 例、风湿性关节炎 81 例、坐骨神经痛 9 例、腰肌劳损 26 例、骨质增生 17 例、其他痛症 22 例，均有明显疗效。治疗后各种疼痛症状消除，未见不良反应。有效率达 93% 以上，治愈率达 80% 以上。

一、典型病例

病例 1：袁先生，47 岁，建筑工人，2009 年 7 月 3 日就诊。

患者患腰椎疾病，就诊前半年曾在多家医院中西医诊治微效，基本丧失劳动能力。县市两家 CT 报告示：腰 3～骶 1 腰椎间盘突出、骨质增生、脊椎形状明显改变。多位医生告知保守治疗无效，准备到广州手术治疗，亲朋好友怕手术遗留后遗症，遂转入我所诊治。检查：患者腰 3～骶 1 明显后突，双侧腰大肌僵硬板结，左下肢肌肉萎缩、冰冷。自述起床 30 分钟后才能慢慢行走，腰部疼痛难忍，弯腰行走 100 米内需休息 3～5 次，如再坚持行走，只能爬行。采用脓毒搬家疗法治疗 1 次，疼痛缓解，共治疗 3 次，基本上能直立行走，结合临床门诊内服民间风骨通胶囊、中药汤剂、中成药，共服药 3 个多月告愈，现已恢复正常工作。

病例 2：蒋女士，39 岁，在深圳市某农贸市场经商，2010 年 3 月 23 日就诊。

自诉手痛到伸也不是、屈也不是，更不能想拿什么东西，触摸患部痛到钻心，此手几乎和瘫痪一样。查患者左手曲池穴环周疼痛，诊断为风寒湿痹。按脓毒搬家疗法治疗：①泻血笔梅花形针刺皮肤微见血。②清污后速涂脓毒搬家膏，严格密封，嘱36小时后去掉药膏；内服郑氏风骨通胶囊3天。③3天后揭去膏药，见皮肤表层有溃烂迹象（患者诉皮肤贴风湿膏过敏，后3天患部痒麻明显），按笔者经验外用消炎粉、抗过敏粉，3天后痊愈（经验：敷药后若出现皮肤溃烂，效果更好）。随访1年半，患者疼痛未见复发。

二、心得体会

下面就临床选穴治疗腰椎病作一探讨。取穴：腰突穴（经验穴）、环跳穴。腰突穴在患侧（腰椎间盘突出部位）腰椎棘突旁开1.5寸左右，在此处找出最明显压痛点或阳性反应点，若无压痛和阳性反应点，可参照CT或MRI所示并结合临床症状和体征定位，若椎间盘多节突出则取最明显压痛点和阳性反应点。

腰椎间盘突出症属中医学"腰部伤筋"范畴。足三阴三阳经筋挟脊、著于脊、贯脊或属脊、循脊内，共同约束肌骨，保证肢体的正常运动功能。当经筋受损或失养，则产生经筋循行所过之处的筋肉、关节疼痛或运动障碍，如牵掣、拘挛、疼痛、转筋、强直、弛纵，以关节活动不利，肢体偏废等症状为主。足太阳、足少阳经筋经气不利、血运不畅、气血凝滞则腰腿疼痛，与腰椎间盘突出症特点一样，因此该病属"经筋病"范畴。《黄帝内经太素》云："以筋为阴阳气之所资，中无有空，不得通于阴阳之气上下往来，然邪入腠袭筋为病，不能移输，遂以病居痛处为输。"证明以痛为输是治经筋病首选部位，所以阳性点即阿是穴为腰突穴，可疏通气血，导引经气。临床以压痛点（阿是穴）定位局部软组织急慢性损伤病位，阿是穴不仅能反映病变部位，诊断、治疗疾病，还能判定疗效，因此是治腰椎病重的要穴位。环跳穴为足少阳、足太阳之交会穴，且常为下肢坐骨神经痛首发痛点，又为坐骨神经穿出梨状肌循行的体表对应点，主治下肢痹痛，两穴合用共奏其效。

广东省深圳市观澜镇福民武馆村73号　郑国军

脓毒搬家疗法——风湿骨病的克星

脓毒搬家膏对颈椎、腰椎引起的疑难病症疗效明显，尤其对风湿性疾病的疗效显著。下面是笔者治疗的几个特殊病例，供同道参考。

病例 1：张某，男，72 岁。2009 年 6 月 11 日就诊。

主诉：常年腰痛，从 60 岁开始到处求治，只能靠西医的止痛药、激素类药缓解。就诊时走路跛跛，痛苦不堪，大腿部肌肉萎缩，检查腰 4～骶 1 椎间盘突出，腰部骨质增生。叩击患者腰部患处，腿上有明显的放射感。治疗：手法理筋 15 分钟，患处刺血拔罐，外用脓毒搬家膏，治疗结束。患者回家后，患处整整痛了 10 小时，之后患处每天隐痛，持续了 12 天后痛消失，至今未复发，且大腿的萎缩也慢慢恢复了。

病例 2：唐某，男，44 岁。2009 年 3 月 3 日就诊。

主诉：17 岁时，不慎摔伤腰部一直疼痛至今天。27 年来四处求医，效果甚微，每天睡不好觉，经人介绍来我诊所就治。触诊腰 4 椎棘突旁有一弹珠（2cm×3cm），大硬结，按压时疼痛加重。治疗：第 1 次采用针灸加刺血，外贴膏药，效果甚微；第 2 次采用放血拔罐，外贴脓毒搬家膏。4 天后，患者从下午 6 点到第 2 天早上 7 点醒来时不痛了，2 天后检查局部硬结也没有了，至今从未复发。

病例 3：蔡某，女，50 岁，2010 年元月就诊。

主诉：头痛头晕、两手麻已 5 年，曾多处求医效果不理想。治疗：用整脊理筋手法治疗头痛、头晕；颈 6～颈 7 处刺血拔罐，外贴脓毒搬家膏（治疗点在颈 6～颈 7 棘突旁两侧），患者第 2 天来揭膏药时手麻症状大减，一星期后患者主诉症状消失，至今未见复发。

病例 4：王某，男，12 岁，2010 年 8 月就诊。

家长代诉：发现患儿头顶 5 块铜钱般大小白斑（斑秃）2 年多，曾中西、西医治疗，不但未愈反而面积扩大，经人介绍来我诊所求治。治以脓毒搬家疗法，由于患者年纪小，按一个铜板大小治疗 1 次（头部不刺血），5 个点治疗 5 次。反复治疗 2 次白斑消失，其家长万分感激。

病例 5：王某，女，58 岁，2010 年 8 月就诊。

主诉：左膝关节疼痛、走路无力数年，四处求医，效果一直不明显，感觉症状越来越严重，特来我诊所求治。初步检查后请患者去医院拍 X 线片，诊断为股骨头坏死。笔者采用正骨理筋手法结合脓毒搬家疗法给患者治疗，经过 1 个疗程 10 天的治疗，患者症状明显减轻，行走无大碍；治疗 3 个疗程后，临床告愈，患者行走正常。因为平时要干农活，遂嘱患者以后不要再挑担干重活。

此外，笔者采用脓毒搬家疗法还治疗了膝关节炎、肩周炎、咽炎、鼻炎等患者，均有疗效。总而言之，闫氏脓毒搬家疗法是风湿骨病的克星，应大力推广。

浙江省兰溪市莲花路 36-4 号舒氏正骨推拿　舒文标

脓毒搬家疗法治疗颈肩腰腿痛的临床体会

脓毒搬家疗法是汶上县非物质文化遗产，政府明确指示："抢救第一，合理利用，传承发展"。笔者在传承人闫恪玉的指导下，几年来运用脓毒搬家疗法选择性治疗颈肩腰腿痛患者 30 例，取得了满意效果。

一、临床资料

30 例患者中，女 18 例，男 12 例；年龄最大 73 岁，最小 38 岁。其中颈椎骨质增生 8 例、腰椎骨质增生 6 例、腰椎间盘突出症 10 例、产后风湿病 6 例。

二、治疗方法

脓毒搬家疗法：首先确定疼痛部位，做好标记，常规皮肤消毒，用泻血针刺破表皮，拔出少量血液，擦干血迹再均匀涂抹脓毒搬家膏，后用关节止痛膏覆盖，外加一层胶布固定。3 天后揭掉脓毒搬家膏（局部反应严重、疼痛厉害者可提前揭掉药膏），多数患者局部皮肤刺破处出现脓点或发红、渗液，按西医外科常规换药处理后，等皮肤恢复正常再进行下一次治疗。所有患者治疗 1 次即疼痛减轻，治疗 2～4 次疼痛消失痊愈。

三、典型病例

病例 1：夏某，女，59 岁，农民。

患者曾有外伤史，患腰腿痛 20 余年，近日来日益加重，不能转侧，夜间痛醒，彻夜难眠。自觉腰背如针刺刀绞，痛不欲生，曾服芬必得（1 次 2 片），其痛不止。又服中药 10 余剂不效。经人介绍 2009 年 3 月 2 日来我站就诊，X 线片显示：腰椎和骶椎显示唇样增生，未发现肿物。患者脉象沉紧，尺脉沉细，舌淡苔黑润。此属"骨痹"，为肾虚劳损，寒湿阻络，瘀血内停所致。用脓毒搬家疗法治疗 4 次痊愈。

病例 2：杨某，男，44 岁。

患者自述 2009 年 9 月底开始出现右腿及右臀部疼痛，行走困难，暖水袋热敷四五天未起作用，当地某医院 CT 拍片检查诊断为：腰 3～腰 5 膨出、骶骨退变。按摩治疗 2 个月未见明显改善，后用藏药青盐热敷、针灸、拔罐、牵引等治疗至 2010 年 4 月底，仍无明显效果。2010 年 5 月初 MRI 拍片检查，确诊为腰 3～腰 5 椎间盘突出，春节期间感到脊柱明显弯曲，于 2010 年 5 月 7 日来我处治疗，用脓毒搬家疗法治疗 4 次痊愈。

四、心得体会

颈肩腰腿痛是临床常见病、多发病，成人患者均有不同程度的肌肉筋骨疼痛，目前虽然治疗此类疾病的方法较多，但疗效仍不尽如人意，特别是顽固性疼痛很难治愈。脓毒搬家疗法给患者带来了福音，能在短时间治愈，不足之处是笔者治疗的患者大多在一年后复发，有待改进或者加用口服药物提高远期疗效。

武汉市东湖生态旅游风景区建强社区卫生服务站　毕朝焱

脓毒搬家疗法治疗腰椎间盘突出症 50 例临床观察

腰椎间盘突出症为脊柱骨科临床中的常见病、多发病。研究表明，23% 的腰腿痛患者与腰椎间盘突出有关。中医药治疗腰椎间盘突出症独具特色和优势，因而成为临床主要治疗方法。采用闫氏脓毒搬家疗法治疗腰椎间盘突出症 50 例，经临床观察，疗效令人满意。

一、临床资料

1. 一般资料 病例来自我所门诊部（2012 年 6 月 1 日至 2012 年 7 月 1 日），均经 CT 或者 MRI 确诊腰椎间盘突出症，患者 100 例，其中男 51 例，女 49 例，随机分为治疗组与对照组各 50 例。两组性别、年龄、突出部位及病程无明显差异（表 5-2）。

表 5-2 两组一般资料比较

组别	性别		年龄 / 岁	突出部位	病程
	男	女			
治疗组	27	23	24 ～ 73	L3、L4、L5、S1	6 个月 ～ 31 年
对照组	24	26	21 ～ 70	L3、L4、L5、S1	17 天 ～ 30 年

2. 诊断标准

（1）反复发作的腰痛合并根性下肢痛，腹压增加疼痛加剧。

（2）脊柱侧凸，在腰 4 ～腰 5 或腰 5 ～骶 1。侧椎板间隙有压痛。

（3）脊柱前屈受限，直腿抬高试验阳性，直腿抬高加强试验阳性（腰 3 ～腰 4 椎间盘突出症为股神经牵拉试验阳性）。

（4）下肢肌肉萎缩，肌力减弱，感觉障碍和反射异常。

（5）影像学检查：X 线摄片显示腰椎生理前凸减少或消失，椎间隙变窄，并排除脊柱结核等其他骨性疾病者。CT 对本病的诊断和定位可提供可靠依据。

上述第 1 ～ 4 中有 2 项以上异常者，加第 5 项即可确诊为腰椎间盘突出症。

二、治疗方法

1. 治疗组予闫氏脓毒搬家疗法 患者俯卧位于治疗床，采用拇指诊法找病灶，多数患者在腰 3 ～骶 1 棘突有明显的压痛点，在骶髂关节、殷门、承山、风市、悬钟等压痛点做标志。用泻血笔在压痛点点刺拔罐后，用压舌板抹闫氏脓毒搬家膏敷于治疗点，外用关节止痛膏封闭贴药患处。治疗 3 个疗程。

2. 对照组针灸治疗 肾俞、大肠俞、小肠俞、委中穴，常规针灸补泻手法，10 次为 1 个疗程，治疗 3 个疗程。

三、疗效观察

1.疗效性观测　对两组腰腿疼痛、下肢麻木、行走情况、脊柱侧弯、椎旁压痛、直腿抬高、蹬背伸力、跟腱反射、膝反射、病理反射、体征进行积分评定。

2.疗效标准

（1）临床治愈：临床症状体征消失，恢复日常生活，症状体征积分减少90%。

（2）显效：临床症状体征基本消失，症状体征积分减少70%。

（3）有效：临床症状体征明显好转，症状体征积分减少30%。

（4）无效：临床症状体征无变化，症状体征积分减少＜30%。

3.疗效

两组临床疗效比较结果显示治疗组疗效优于对照组（表5–3）。

表5–3　治疗效果对照

组别	例数	痊愈例数	显效例数	有效例数	无效例数	有效率
观察组	50	20	21	7	2	96%
对照组	50	17	8	4	21	58%

四、典型病例

刘某，女，咸阳人，63岁，机关干部家属。因患腰腿痛21年，反复发作，时好时发，加重月余，2012年6月1日来我处治疗。主诉：反复腰部酸胀疼痛，伴双侧臀部轻度麻木及双下肢大腿后侧麻木（麻木至双侧腘窝部），小腿中部麻木，足跟足底无麻木症状。夜间平卧症状加剧，经常至凌晨时就疼痛难忍，起床走动，活动腰部后症状稍有缓解。检查：长期慢性痛苦面容，神志冷淡。腰部活动时稍受限。双侧腰4～骶1部叩击痛明显，双侧臀部可触及压痛及条索样组织。用脓毒搬家疗法，在腰4～骶1和环跳穴按照程序治疗1个疗程，以上所有症状消失。

五、心得体会

中医古籍无腰椎间盘突出症病名的记载。结合临床表现，本病应归属"腰痛""痹痛""肾亏"等范畴。中医学将本病的发生主要归结于肝肾亏虚、风寒湿外邪侵袭、经脉瘀阻等因素。然清代医家王清任《医林改错》谓："元气既虚，必不能达于血管，血管无气，必留而瘀。"风寒湿痹阻，必然使气血运行失畅。因此，瘀血阻络、经脉不通是腰椎间盘突出症发病的中心环节，"瘀血"贯穿于腰椎间盘突出症发病始终。本病多病程较长，或反复发作，虚实夹杂。根据"久病入络"理论对其治疗，活血通经是治疗本病的基本原则。而脓毒搬家疗法，君药麝香，性味辛温，气极香，走窜之性甚烈，有极强的活血散结、消肿止痛、开通走窜之力，可行血中之瘀滞，开经络之壅遏，以通经散结止痛。对于血瘀气滞、络脉痹阻所致的遍身疼痛疗效显著，止痛消肿作用独好。

据研究表明，腰椎间盘突出症是由机械压迫、炎症刺激、自身免疫等多方面的复杂因素共同作用而形成。非手术治疗是目前主要的治疗方法，炎症控制和抑制髓核自身免疫反应是本病治疗的病理关键。脓毒搬家膏中所含药物成分直接针对炎症刺激和自身免疫性这两个主要的致病因素治疗，有效地缓解了受压神经根局部的炎性水肿，抑制了炎症因子的刺激作用，提高了机体的免疫力，降低了髓核组织自身的免疫反应。从中医学角度分析，脓毒搬家疗法属于传统医学中的化脓灸，通过刺激腧穴、阿是穴局部，形成脓点、脓疱或脓水，使脓毒外泄，达到无毒病自除之目的，人体阴阳平衡，气血畅通则病除。由此可见，脓毒搬家疗法是符合中医学治疗原则，针对腰椎间盘突出症的形成机理而治疗的一种有效的药物，值得临床推广。

咸阳市康定医药研究所门诊部针灸科　王立峰

应用脓毒搬家疗法的体会

脓毒搬家疗法是闫恪玉发掘传承的非物质文化遗产项目。此项技术从病灶经络痛点提脓排毒治痛，方法独特，疗效可靠，安全无不良反应，治愈率高。我科从 2008 年引进闫氏疗法技术，共治愈 1000 多例各种疼痛患者，取得了较好的社会效益和经济效益。脓毒搬家疗法广泛适用于各种慢性颈、肩、腰、腿痛，只要方法得当，疗效非常满意。好的方子一定要有好的法子，才能达到理想的疗效。应用脓毒搬家疗法，本人认为最好在脓毒搬家膏中加入麝香，一定找准疼痛部位，用泻血笔或梅花针针刺点不要太少，涂抹药膏的面积一定要超过压痛部位的 1/3，用药不要过少，时间最好不要超过 48 小时（有的病例达不到理想的效果就是方法掌握不好所致）。揭掉清除脓毒搬家膏之后，本人采用研细的素霉粉涂撒在患处，一次即可，优点是排脓点结痂快又不污染衣物，建议同仁试一试。

山东省邹城市古路口腰腿疼痛专科　秦佑海

脓毒搬家疗法治疗灰指甲和眩晕症

笔者从事基屋医疗工作 7 年，2010 年学习了闫恪玉的脓毒搬家疗法并用于临床，印象最深刻的是 2 个病例，介绍如下：

病例 1：顽固性灰指甲

汤某，男，32 岁，江西人。自诉患灰指甲 10 多年用了很多方法，虽然脚部灰指甲已经治愈，但左右手大拇指灰指甲难以治愈，反反复复。患者一次来到了我所治疗肩周炎，在无意中我看到患者大拇指有灰指甲，因此怀着试试看的心理建议用脓毒搬家疗法治疗。患者 2011 年 3 月 22 日来到了我所接受治疗，直接用脓毒搬家膏外敷大拇指上，用止痛膏盖好，2 天后打开，指甲已软化，用刀片轻轻削薄，5 天后再重复治疗 1 次，20 多天后，患者新指甲开始长出，50 天后新指甲长出一大半，现已经完全治愈（注意：治疗过程中患者大拇指有疼痛感）。

病例 2：晕车

黎某，女，54 岁，江西省人。患者最近感觉不管坐什么车都晕得厉害，特到我处买治晕的药片，以准备坐车时预防晕车，当时我跟他说可能是颈椎病，患者不信，因为无其他症状，后在我的建议下，当即（2011 年 4 月 2 日）接受了脓毒搬家疗法治疗，检查后在患者第 7 颈椎棘突下和两侧内关穴按程序采用脓毒搬家疗法治疗。第 2 天复诊，患者特意求他的儿子用摩托车带来我处，但未出现晕车表现（以前只要坐上摩托车，最多 10 分钟就开始出现晕车反应）。

江西省丰城市颈肩腰腿疼康复中心　周天宝

闫氏脓毒搬家疗法治疗重症 1 例

笔者自少年开始学医习武，擅长骨伤科疾病、疑难杂症的治疗，可无痛接骨（不打麻醉药，采用神经穴位止痛法，患者无痛苦感觉），以及治疗老伤、顽伤。闫恪玉的脓毒搬家疗法效果显著，为临床提供了独特的方法。

一、典型病例

周某，男，68 岁，高级工程师，住吉安市青原区。2012 年 6 月 13 日，由其家人抬进本门诊部，请求治疗。其家人代述：20 年前患胃癌，在上海做了胃全切除术，现只能进流食，同时患有多种疾病，住院吃药、打针都无效。特别是近 3 年来，腰部疼痛难忍，臀部及右侧大小腿像是刀绞和针刺一样难受。

由于胃全切除，不能服中西药（一旦服药就呕吐），去过好多大医院，根本无效，痛苦至极。经人介绍，来我门诊求治。

患者痛苦面容，骨瘦如柴，语音低微，两眼无神，舌暗红，舌体胖润，边有齿痕，苔黄厚，脉沉细，二便尚可。检查可见，腰 1～腰 2 椎体向前滑脱，腰 3～骶 1 椎间盘突出，椎管变窄，骨质增生，右直腿抬高试验阳性，右股直肌、腓肠肌萎缩，无法坐起和站立。

治疗：当即给予开锁点穴法（金锁、银锁、铜锁、铁锁），并用少林气功推拿后，寻找患部最痛点施以针刀、拔罐，再用闫恪玉的一程三贴治疗。第 1 个疗程后，患者在床上可以转身坐起；第 3 个疗程后，患者可以扶拐步行 10 余步；第 6 个疗程后，患者可以扶拐步行 300～500m；第 8 个疗程后，患者丢掉拐棍来到本门诊部，露出了治疗后第一个微笑。此患者前后共经过 10 个疗程的治疗，现在完全康复，行走自如。

二、心得体会

本例患者由于胃全切除，不能内服中西药，经多家大医院采取多种方法治而无功，病情越来越严重，在几近绝望之时，经人介绍求治于笔者，采用闫恪玉的一程三贴疗法治疗而收全功。一程三贴疗法不经过消化、吸收、循环、血液、神经、排泄等系统，直接给药于病灶点，把病灶里的寒邪、湿毒排出体外，达到治愈疾病的目的。此法疗效快，时间短，痛苦小，看得见，摸得着，不打针，不煎药，省时、省事、省麻烦，安全可靠，医者不担惊，患者不害怕。这一疗法是继承下的创新，有无限的生命力和广阔的发展前景，值得传承和发扬。

江西省峡江老县城（巴邱镇）特色门诊　王英

脓毒搬家疗法治疗骨伤病的远期疗效观察

2009年以来，我用脓毒搬家疗法先后治疗骨伤病患者397例，其中腰椎间盘突出症197例，骨质增生178例，胸椎脊柱炎22例。于2012年9月电话回访，没有一例在原病部位复发。

王某，男，26岁，电焊工。于2009年4月19日来我处初诊，自带影像CT片显示：腰4～腰5腰椎间盘突出，硬膜囊受压向内突出0.5cm。自述腰部疼痛，双腿外侧部有麻木感觉，严重时走路困难，翻身得靠家人帮助。先后就诊多家医院和骨病专科，采用推拿、外敷、电疗、口服汤药等疗法，效果不佳。最后放弃治疗，在家休息2年，也没有好转。经人介绍来我处治疗，笔者采用脓毒搬家疗法治疗，第3天后，患者疼痛减轻。经3个疗程治疗后，病痛消失，走路正常。2012年9月21日电话回访，治疗后3年来腰痛病一直没有复发。

经过实践验证，脓毒搬家疗法的远期疗效特别好，受到患者的肯定和称赞。

辽宁省大石桥市建一松坨村孟庆余诊所　孟庆余

脓毒搬家疗法治疗股骨头坏死的体会

脓毒搬家疗法治疗股骨头坏死技术，是从病灶处、经络痛处提毒排毒的治疗方法，自从笔者2011年引进这一疗法，临床疗效独特。

脓毒搬家疗法广泛适用于各种慢性颈肩腰腿痛患者。笔者用脓毒搬家疗法治疗严重股骨头坏死3例，观察发现方法得当，疗效奇好。好处方要有好方法，才能达到理想的疗效。故采用脓毒搬家疗法治疗，一定要找准疼痛部位，泻血笔点刺部位不可太少，涂抹膏药一定要超过压痛部位的 1/3，用药不能过少，用药后时间一般 24 ～ 36 小时内，最好不超过 48 小时揭掉药膏消除脓毒，用研细的氯霉素粉涂在患处。多数患者治疗 3 次，半年后随访没有再出现疼痛，一切正常。

山东省邹平县西董镇和善堂　刘笃俊

中医脓毒搬家疗法在风湿免疫相关疾病应用观察

笔者运用中医脓毒搬家疗法及一程三贴膏外敷，尝试在风湿免疫相关疾病上治疗观察，临床见效快，疼痛缓解率高，远期疗效好，临床控制明显，值得临床进一步研究推广。

一、临床资料

临床共治疗 13 例，均为门诊患者，年龄在 45 ～ 70 岁，女性居多 9 例，男性 4 例；其中类风湿关节炎 8 例，强直性脊柱炎 3 例，干燥综合征 2 例。病史在 1 ～ 20 年不等，9 次为 1 个疗程，治疗 2 ～ 5 个疗程。

二、治疗方法

明确诊断后，按照脓毒搬家疗法操作规程指导操作，以阿是穴（压痛点）及临床相关治疗穴位为主，主要是以提高机体免疫功能为主，基础穴位 13 个，分别是双侧肾俞穴、双侧脾俞穴、身柱穴、双侧次髎穴、双侧足三里穴、双侧太溪穴、双侧曲池穴，在此基础穴位上辨证加减。用记号笔做好标记，直径为 5 角到 1 元硬币大小，按常规消毒，用泻血笔速刺 7 ～ 10 次，然后用真空拔罐器负压拔罐（拔出 10 ～ 30mL 血水），留罐 10 分钟，起罐后擦干血迹，再涂上脓毒搬家膏或一程三贴药（视部位而定），PU 膜固定，1 ～ 2 天揭去。皮肤上出现米粒大小脓疱或水疱，消毒后去除脓点或水疱，如果是脓疱再拔罐 10 分钟，以充分拔出脓毒。贴 2 号清热利湿消肿膏，2 天后换药，贴 3 号膏修复皮肤，如此反复治疗 3 次为 1 个疗程。

三、治疗结果

临床治愈（症状控制不复发）5 例，显效（症状基本缓解，不影响生活）

6例，有效（症状减轻，但仍比较明显）2例，无效（症状无任何改善）0例，有效率100%。

四、典型病例

徐某，女，69岁，住浙江省龙游县东华街道晨东小区。患类风湿关节炎7年余，多年来一直四处寻医问药，西药未停，因药物不良反应大，胃出血2次而停服，改用中医治疗，仍未见疗效，病情愈发严重。临床表现：晨僵，关节疼痛、红肿，以手关节和膝关节为主，呈双侧对称性，红肿痛时患处灼热，摸之烫手，关节梭形肿胀、畸形（鹅颈样），皮下有结节，功能障碍。查类风湿因子阳性，抗链球菌溶血素"O"阴性，红细胞沉降率120mm/h。X线片示：骨质破坏，骨质疏松，关节间隙狭窄。近日梅雨季节，红肿热痛愈加严重，晚上痛得不能睡觉，行走需拄拐，生活不能自理。经人介绍2012年8月9日来我处寻求治疗，相关查体后拟定治疗方案，以中医脓毒搬家疗法为主，配合中药、针灸等综合治疗。治疗1个疗程，疼痛即明显缓解，红肿消退，灼热消失，已能弃拐行走，晚上也不再疼痛难忍。继续按照脓毒搬家疗法配合综合辅助治疗，4个疗程后，患者症状全部消失，基本无疼痛，红肿消失，生活自理，红细胞沉降率下降至30 mm/h，类风湿因子弱阳性，基本临床治愈，随访至今无复发。

五、心得体会

中医脓毒搬家疗法对一些常见病、疑难病的治疗，疗效明显，安全性高，毒副作用小，患者痛苦小，且费用低廉，疗程短，远期疗效稳定，患者容易接受。其在风湿免疫疾病方面的治疗还处于临床初探，但试治的临床效果令人满意，将进一步临床运用，以期在风湿免疫疾病的治疗上取得突破。

浙江省龙游县潘晓军中医诊所 潘晓军

运用中医脓毒搬家疗法治疗疑难杂症效果好

笔者来自基层，采用中医脓毒搬家疗法治疗疑难杂症，收获满满，介绍分享如下病例。

病例 1：丁某，女，54 岁，唐山人。

2011 年 3 月 3 日，患者由战友搀扶拄拐扶墙来诊，自述腰 3 ～腰 5 椎间盘突出，腰 4 ～ 腰 5 空洞，踝关节疼痛，患有膝关节炎。查腰 3 ～腰 5 处压痛。环跳、风市拔罐刺血贴敷脓毒搬家膏，双膝眼、鹤顶、踝关节处做一程三贴贴敷。隔日换药，重新做脓毒搬家治疗（腰部脓毒药贴掉落），其他部位换 2 号清热解毒药。第 4 天换 3 号药。嘱咐患者 3 号药贴 3 天后自行取下，穿宽松衣裤，带一瓶术后修复液，保持联系。随访 3 年的时间，未见复发，腰腿虽有不适，但已不再疼痛，可自行行走。

病例 2：某男，59 岁，北京顺义干部。

患肩周炎一年，右侧手臂麻木，胳膊抬不起来，每天爬墙锻炼不见好转，经人介绍 2012 年 5 月 13 日找笔者治疗。采用脓毒搬家疗法在大椎、肩部、颈部、右臂痛点刺血拔罐，贴敷脓毒搬家膏，48 小时换 2 号清热解毒药，第 3 天换 3 号药，治疗 2 个疗程，现已痊愈，追访 1 年未见复发。

病例 3：李某，女，50 岁。

外伤 10 年，肩部、腰部、后背脊柱疼痛，走路障碍，2011 年 11 月 13 日来诊。针灸肩部、脊柱部阿是穴，肩部、腰部痛点贴敷 1 号药，脊椎（胸椎至长强）蛇状一程三贴贴敷。用药 10 分钟患者即感症状缓解，治疗 5 天除贴药皮肤瘙痒以外，肩、背、腰疼痛明显减轻，活动自如。

北京市西城区白云观南里 10 号　顿艳雪

中医脓毒搬家疗法治疗颈肩腰腿痛 30 例疗效观察

一、典型病例

病例 1：房某，53 岁，2019 年 4 月 2 日就诊。

患者主诉眩晕耳鸣，不能行走，头疼头晕，颈椎僵硬、疼痛、不能活动，手麻。用药物治疗后有所缓解，但隔日眩晕加重，针灸治疗有效果，但仍然会头晕、头疼。西医报告为双侧颈动脉内膜不均匀增厚，左侧颈动脉斑块，双侧椎动脉走行迂曲，右侧颈动脉内径狭窄。检查颈椎退行性病变，采取脓毒搬家疗法予以治疗。

首先严格按照脓毒搬家疗法操作规程，先找准压痛点，用笔做好标记，直径为 1 元硬币大小，按常规消毒，用一次性泻血笔刺数次，每平方厘米大约 7 针；然后用真空拔罐拔出约 10mL 血水，留罐 10～15 分钟；起罐后擦干血迹，再涂上一层脓毒搬家膏，贴上胶纸；两天后揭去，清除皮肤上米粒大小的脓点，继续拔罐 5～10 分钟，起罐后抹清热利湿消肿膏。用此方法重复 2 次治疗，患者症状消失。

病例 2：杨某，女，68 岁。

膝关节疼痛、肿胀，伴有关节积液、半月板损伤，下肢疼痛，行走困难。采用一程三贴方法，取鹤顶、双膝眼穴，常规消毒贴脓毒搬家膏；第 2 天揭开（有黄水，量比较多），清洁皮肤后敷 2 号膏；第 3 天揭开（还有黄水），继续清洁；第 4 天用 3 号膏后结痂痊愈。治疗 2 个疗程，症状消除。其他症状严重的患者做 2～3 个疗程即愈。

二、心得体会

使用脓毒搬家疗法治疗颈肩腰腿痛患者 30 例，所有病例均来自本诊所患者，年龄 30～70 岁，男 10 例，女 20 例；其中腰椎病 9 例，膝关节疾病 10 例，颈椎病肩周炎 11 例，均获得满意的疗效。

黑龙江省齐齐哈尔市龙沙区新府名苑劳动路 135 号中西医结合诊所　张高峻

运用中医脓毒搬家疗法治疗乳腺增生的体会

一、典型病例

李某某，女，52 岁，乌兰浩特市人。2015 年 3 月 22 日就诊。半年前自觉双侧乳腺不适，触及有多个大小不等肿块，疼痛肿胀，寝食难安，夜不能寐，伴有前胸及后背疼痛，当地市医院行乳腺 B 超、CT 及 X 线摄片检查，诊断为双侧乳腺增生。给予口服药物治疗（具体药名及剂量不详），未见明显好转。患者就医心切，东奔西走，曾在多家医院治疗，包括口服中药、输液等，病情时好时坏。近日由于家庭琐事和精神压力导致情绪不稳，出现胸闷烦躁、易激惹、失眠多梦等症状，经朋友介绍来我门诊求治。

查体：双侧乳腺大小形态正常，乳头乳晕未见异常，皮肤无瘢痕、无溃疡、毛孔无粗大，腋下未触及肿大的淋巴结。乳房局部压痛、触痛明显，左侧乳腺在 3 点钟、5 点钟及 12 点钟的位置可触及花生米样大小不等的肿块，移动度良好，与周围组织无粘连。右侧乳腺在 5 点钟及 9 点钟的位置可触及枣样大小不等的肿块，移动度良好，与周围组织无粘连，患者拒按。舌质偏红，少津，舌苔薄黄。中医诊断为乳癖（肝郁气滞型）。彩色超声检查提示：双侧乳腺探查，腺体回声不均，未见明确占位性病变。影像学诊断：双侧乳腺增生。根据以上查体及辅助检查结果初步诊断为乳腺增生。与家属沟通后，运用脓毒搬家疗法结合针灸、口服药物综合治疗。

二、治疗方法

1. 中医脓毒搬家疗法：根据脓毒搬家疗法治疗原则，在患者背部乳腺反射区（双侧）天宗穴附近查找疼痛点及条索样区域定位定点，局部用 75% 酒精消毒 3 次，泻血笔点刺，拔罐放血 10 分钟，用无菌纱布擦净残留血液，脓毒搬家膏贴敷治疗点，PU 膜封闭盖严。嘱患者隔日就诊，并告知贴敷部位可能发生的症状及处理措施。

2. 中成药治疗：口服乳康丸（吉尔吉药业），每次 6g，每日 3 次。桂枝茯苓丸（吉尔吉药业），每次 9g，每日 3 次。胶原蛋白肽，每次 1 包，每日 3 次。

3. 开启乳腺扳机点，双侧同时开启。

第 3 日患者来诊，自述局部症状有所减轻，睡眠较以前有所改善。治疗部位可见数个黍粒大小的脓包，局部消毒，用剪刀依次剪破脓包，用真空拔罐器加压排毒，换一程三贴 2 号膏，嘱患者第 2 日换药。经过上述 2 个疗程治疗，患者双侧乳腺疼痛消失，触诊双侧乳腺正常。

三、心得体会

乳腺增生是成年女性的多发病，其发病原因及发病机理尚不清楚，但大多数学者认为与内分泌功能紊乱和情绪因素有关。本病如果治疗不当或者迁延不愈，50% ～ 80% 有恶变的可能。中医学则认为冲任失调，肝郁气滞是导致本病的重要因素。脓毒搬家疗法是在中医学与家传"移毒法"的基础上演变而来，经过几十年的传承发展，不断完善和创新，以"万病一毒"为临床指导思想，以人体经络穴位设置为排脓排毒窗口，以脓毒搬家膏的特异功能"引毒归经"使脓毒外泄，从而达到排毒祛病的功效。乳腺增生就是多种毒素阻塞经络的结果，治疗乳腺增生就是利用脓毒搬家膏的排毒功能，使增生的组织萎缩消失而达到治疗疾病的目的。临床配合乳康丸和桂枝茯苓丸以疏肝活血、祛痰软坚、化瘀；胶原蛋白肽有助于构成或修复人体组织，提高人体免疫力而发挥作用。辅以中医针灸治疗，开启乳腺扳机点，使肝气得疏，脾气得和，气血得调，经络得通。

内蒙古兴安盟乌兰浩特市卫东五丰村卫生室　姜殿武

中医脓毒搬家疗法治疗空洞型结核引起肩背痛 1 例疗效观察

笔者 2019 年 4 月开始用脓毒搬家疗法治疗颈肩腰腿痛、三叉神经痛、疑难杂症，发现此法见效快，治愈率高，不良反应很少。

一、典型病例

薛某，56 岁，就诊日期 2019 年 4 月 20 日。

主诉：后背酸痛，彻夜难眠。

患者 2017 年 11 月，在黑龙江省某胸科医院确诊为肺结核，右肺中叶，空洞形成。至今抗结核治疗。痰查结核菌阴性，空洞依然存在，没有缩小。

遵医嘱一直服用正规抗结核药物和护肝药。近日后背酸痛加重，在当地医院按摩无明显效果特来求治。

采取中医脓毒搬家疗法予以治疗。首先在后背右侧选取敏感压痛点两处。严格按照脓毒搬家疗法操作规程，背部提脓拔毒，手三里用一程三贴。穴位做好标记（1元硬币大小），常规消毒，用一次性泻血笔刺9次，擦干血迹，涂上一层提脓拔毒膏，贴上胶纸，覆盖PU膜；手三里常规消毒，涂一程三贴膏，覆盖PU膜。背部治疗部位2天后揭去药膏（皮肤现米粒大小或高粱米大小的脓点），清洁创面后拔罐10分钟左右（拔出血性黄色黏稠液体），再次清理治疗部位，贴敷一程三贴膏2号，敷料覆盖。手三里处，揭去一程三贴膏药（见一黄色液性水疱，放去疱液，注意尽量不要弄破包裹液体的上皮组织），贴敷一程三贴膏2号。治疗一次，主诉症状明显减轻，第二天睡眠良好。治疗3次后，自述后背酸痛好转80%，不影响睡眠。随访至今无复发。

二、心得体会

笔者2019年4月开始用脓毒搬家疗法治疗颈肩腰腿痛、三叉神经痛、疑难杂症，深感此法见效快，治愈率高，不良反应很少，值得进一步使用研究。

黑龙江省佳木斯市抚远县福山街北段　王立民内科诊所

中医脓毒搬家疗法治疗阳痿临床观察

笔者采用脓毒搬家疗法治疗13例功能性阳痿（专科检查排除器质性病变）患者，其中28～45岁10例，52岁1例，55岁1例，58岁1例；病程3个月1例，2～8年12例；疗程2～5个疗程治愈，随访1～4个月，效果显著，疗效满意。

一、临床资料

阳痿是指成年男子，由于虚损、惊恐、湿热等原因，致使宗筋失养而弛纵，引起阴茎痿弱不起，临房举而不坚，或坚而不能持久的一种病症。《素问·阴阳应象大论》和《灵枢·邪气脏腑病形》称阳痿为"阴痿"，《灵枢·经筋》称为"阴器不用"，《素问·痿论》中又称为"筋痿"，载："思想无穷，所愿不得，意淫于外，入房太甚，宗筋弛纵，发为筋痿。"《黄帝内经》把阳痿的病因归之于"气大衰而不起不用""热则纵挺不收""思想无穷，所愿不得"和"入房太甚"，故气衰、邪热、情志和房劳均可引起本病。《诸病源候论·虚劳阴痿候》说："劳伤于肾，肾虚不能荣于阴器，故痿弱也。"认为本病由劳伤及肾虚引起。《济生方·虚损论治》提出真阳衰惫可致阳事不举。《明医杂著·男子阴痿》指出除命门火衰外，郁火甚也可致阴痿。至明代《景岳全书》设阳痿篇，始以"阳痿"名本病。该书论述其病因病机和治疗都较全面。

1. 病因病机

（1）命门火衰：房劳太过，或少年误犯手淫，或早婚，以致精气亏虚，命门火衰，发为阳痿，正如《景岳全书·阳痿》所说："凡男子阳痿不起，多由命门火衰，精气虚冷。"

（2）心脾受损：胃为水谷之海，气血之源。若忧愁思虑不解，饮食不调，损伤心脾，病及阳明冲脉，以致气血两虚，宗筋失养，而成阳痿。

（3）恐惧伤肾：大惊卒恐，惊则气乱，恐则伤肾，恐则气下，渐至阳道不振，举而不坚，导致阳痿。《景岳全书·阳痿》说："忽有惊恐，则阳道立痿，亦其验也。"

（4）肝郁不疏：肝主筋，阴器为宗筋之汇。若情志不遂，忧思郁怒，肝失疏泄条达，不能疏通血气而畅达前阴，则宗筋所聚无能，如《杂病源流犀烛·前阴后阴病源流》说："又有失志之人，抑郁伤肝，肝木不能疏达，亦致阴痿不起。"

（5）湿热下注：过食肥甘，伤脾碍胃，生湿蕴热，湿热下注，热则宗筋弛纵，阳事不兴，可导致阳痿，即所谓壮火食气是也。《明医杂著·男子阴痿》按语中谓："阴茎属肝之经络。盖肝者木也，如木得湛露则森立，遇酷热则萎悴。"阳痿的病因比较复杂，但以房劳太过、频犯手淫为多见。病位在肾，并与脾、胃、肝关系密切。病机主要有上述5种，最终导致宗筋失养而弛纵，发为阳痿。其中以命门火衰较为多见，而湿热下注较少，所以《景岳全书·阳痿》："火衰者十居七八，而火盛者仅有之耳。"

2. 临床表现　阳痿的临床表现以阴茎痿弱不起，临房举而不坚，或坚而不能持久为主。阳痿常与遗精、早泄并见。常伴有神疲乏力，腰酸膝软，头晕耳鸣，畏寒肢冷，阴囊阴茎冷缩；或局部冷湿，精液清稀冰冷，精少或精子活动力低下；或会阴部坠胀疼痛，小便不畅、滴沥不尽或小便清白、频多等症。

3. 诊断

（1）成年男子性交时，由于阴茎不能有效勃起，无法进行正常的性生活，即可诊为本病。

（2）多因房事太过，久病体虚，或青少年频犯手淫所致，常伴有神疲乏力，腰酸膝软，畏寒肢冷，或小便不畅，滴沥不尽等症。

（3）排除性器官发育不全或药物引起的阳痿。

4. 鉴别诊断　早泄是指在性交之始，阴茎可以勃起，但随即过早排精，因排精之后阴茎痿软而不能进行正常的性交。早泄虽可引起阳痿，但阳痿是指性交时阴茎根本不能勃起，或勃起无力，或持续时间过短而不能进行正常的性生活。

5. 辨证论治

（1）辨有火无火：阳痿而兼见面色㿠白，畏寒肢冷，阴囊、阴茎冷缩，或局部冷湿，精液清稀冰冷，舌淡，苔薄白，脉沉细者，为无火；阳痿而兼见烦躁易怒，口苦咽干，小便黄赤，舌质红，苔黄腻，脉濡数或弦数者，为有火。其中以脉象和舌苔为辨证的主要依据。

（2）辨脏腑虚实：由于恣情纵欲，思虑忧郁，惊恐所伤者，多为脾肾亏虚，命门火衰，属脏腑虚证；由于肝郁化火，湿热下注，而到宗筋弛纵者，属脏腑实证。

（3）治疗原则：阳痿的治疗主要从病因病机入手，属虚者宜补，属实者宜泻，有火者宜清，无火者宜温。

二、治疗方法

用脓毒搬家疗法或一程三贴按以下辨证治疗：

1. 命门火衰

症状：阳事不举，精薄清冷，阴囊阴茎冰凉冷缩，或局部冷湿，腰酸膝软，头晕耳鸣，畏寒肢冷，精神萎靡，面色㿠白，舌淡，苔薄白，脉沉细，右尺尤甚。

选穴：关元、三阴交（双），肾俞（备用穴）。

操作：依据脓毒搬家疗法原则，膝关节以上穴位用脓毒搬家膏，膝关节以下穴位用一程三贴疗法。

2. 心脾亏虚

症状：阳事不举，精神不振，夜寐不安，健忘，胃纳不佳，面色少华，舌淡，苔薄白，脉细。

选穴：关元、脾俞、足三里，心俞（备用穴）。

操作：依据脓毒搬家疗法原则，膝关节以上穴位用脓毒搬家膏，膝关节以下穴位用一程三贴。

3. 肝郁不疏

症状：阳痿不举，情绪抑郁或烦躁易怒，胸脘不适，胁肋胀闷，食少便溏，苔薄，脉弦。有情志所伤病史。

选穴：中极、太冲、肝俞、阳陵泉。

操作：依据脓毒搬家疗法原则，膝关节以上穴位用脓毒搬家膏，膝关节以下穴位用一程三贴。

4. 湿热下注

症状：阴茎痿软，阴囊湿痒臊臭，下肢酸困，小便黄赤，苔黄腻，脉濡数。

选穴：中极、三阴交、膀胱俞、阴陵泉。

操作：依据脓毒搬家疗法原则，膝关节以上穴位用脓毒搬家膏，膝关节以下穴位用一程三贴。

5. 惊恐伤肾

症状：阳痿不举，或举而不坚，胆怯多疑，心悸易惊，夜寐不安，易醒，苔薄白，脉弦细。

选穴：中极、肾俞、神门、三阴交、气海、心俞。

操作：依据脓毒搬家疗法原则，膝关节以上穴位用脓毒搬家膏，膝关节以下穴位用一程三贴。一次三个穴位，上下结合，在第一组穴位治疗结束，即用第二组穴位治疗，第二组穴位治疗结束，再用第一组穴位治疗，直至痊愈。

三、典型病例

病例 1：李某，男，41 岁，2018 年 11 月 30 日就诊。

主诉：阳痿已 8 年，或举而不坚，或痿而不用，下肢乏力，精神萎靡，畏寒膝冷，头晕耳鸣，舌质淡胖，苔白脉沉细。

证机概要：命门火衰，宗筋失温。

治则：温肾壮阳。

方法：关元、肾俞用脓毒搬家膏常规贴敷，三阴交用一程三贴贴敷，面积如 5 角硬币大小。

疗效：当晚即感腹部温热，晨勃明显，第二天精神转好，肢体乏力感消失大半，三个疗程治愈。

病例 2：王某，男，32 岁，2018 年 12 月 6 日就诊。

主诉：阳痿 9 年，平素家庭不和，生意不顺，与家人生气后自觉临房不举，或举而不坚，心情抑郁烦闷，胸胁胀满，食欲不振，舌质淡，苔薄白，脉弦。

证机概要：所愿不遂，肝郁气滞，血行不畅，宗筋不用。

治则：疏肝解郁。

方法：中极、肝俞用脓毒搬家膏贴敷，阳陵泉、太冲用一程三贴贴敷。

疗效：1 个疗程结束，自觉精神舒畅，食欲良好。2 个疗程后，一切正常，家庭气氛和谐。

病例 3：吕某，男，55 岁，2019 年 1 月 12 日就诊。

主诉：阳痿不举，阴茎痿软，阴囊坠胀，潮湿多汗，瘙痒味怪，倦怠体乏，泛恶口苦，尿黄便干，舌质红，苔黄腻，脉滑数。

证机概要：湿热下注，蕴结肝经，宗筋不利。

治则：清热利湿。

方法：中极、膀胱俞用脓毒搬家膏，阴陵泉、三阴交用一程三贴贴敷。

疗效：1 个疗程后诸症消失，2 个疗程后房事满意，3 个疗程诸症皆除。

此病例阳痿虽为病，不足为急，阴囊潮湿、瘙痒怪味是为苦恼，百般调治，抹药无数，未有效果，甚以为然。今敷贴穴位，迅速治愈，实属罕见。观患者之喜，感恩恩师之情非常。

四、心得体会

阳痿一病关乎家庭幸福，生活质量，社会安宁，同时又是躯体疾病之先兆。芸芸众生，患者不少，多半讳疾忌医，未能很好医治，以致苦苦于心，惶惶终日而不宁。中医脓毒搬家疗法临床以"万病为一毒"和"中医学之毒"为理论基础，以"中医针灸经络学说"为临床指导思想，以脓毒搬家疗法的独特功能"引毒归经"，通过经络的排毒窗口将脓毒排出体外，达到无毒病自除的目的。这一方法同时激活了机体的防御功能，提高了机体和治疗部位的抵抗能力，体现了"正气内存，邪不可干，邪之所凑，其气必虚"的原理。脓毒搬家疗法用于阳痿正是通过移毒法刺激相应的穴位，把瘀滞于人体器官、经络的病邪之毒引至体外，从而康复机体，简单、实用、无不良反应。

河南省通许县城关镇二村卫生所　孟军

第六章　中医脓毒搬家疗法典型病例实录

一、颈椎病病例实录

王某，男，39岁，农民，于2009年5月21日就诊。自诉右肩颈连背部及右手麻木、疼痛，经多家医院治疗效果不显。检查颈4～颈6椎体有明显压痛，X线片显示颈3～颈5椎体增生并伴有追该狭窄。

治疗：定点大椎穴、右侧肩及背部取阿是穴，按脓毒搬家疗法治疗程序实施治疗（图6-1），2个疗程后，诸症消除。

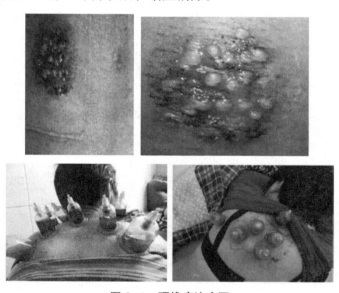

图6-1　颈椎病治疗图

（毕朝焱）

二、顽固性腰椎间盘突出症病例实录

高某，男，住山东济宁市任城区。患腰椎间盘突出症10余年，历经各种方法治疗无效，2018年3月20日来我卫生所求治，采用脓毒搬家疗法施治。定点：腰4～腰5旁开阿是穴2点，右侧臀部1点，下肢承山穴1点，共计4个穴位，按照中医脓毒搬家疗法的程序治疗（图6-2）。6天后症状完

中医脓毒搬家疗法临床医学

全消失，患者非常满意。

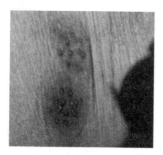

图 6-2　顽固性腰椎间盘突出症治疗图

（王方振）

三、腰椎间盘突出症伴重度糖尿病病例实录

黄某，女，56 岁，住上海市松江区塔汇镇新中村。患腰椎间盘突出症 20 余年，久治不愈。医生曾下医嘱手术治疗，但因患者血糖过高而中断。2015 年 3 月，其女儿、女婿来山东汶上学习中医脓毒搬家疗法，特把母亲带来治疗。检查患者右侧腰臀部剧痛，右下肢麻木、胀痛，腰 4～腰 5 椎旁明显压痛，以右侧为重。闫恪玉决定实施脓毒搬家疗法治疗。定点：腰 4～腰 5 旁 2 个痛点，右侧臀部 2 个点，下肢小腿承山穴，每点治疗面积 2cm² 左右（图 6-3），按脓毒搬家疗法程序操作。治疗后第 2 天揭掉治疗部位盖布，局部出现豆粒大小的脓疱和小面积溃破，患者自诉疼痛、麻木症状完全消失。3 天后换药时，患者下肢水肿，麻木复现，治疗部位微微溃烂。告诉患者不要介意，这是"化脓灸"的正常反应，嘱每日用湿润烧伤膏换药，2 个星期左右即好。2 个星期后患者电话告知，下肢治疗部位皮肤基本恢复，麻木、肿胀、疼痛完全消失。

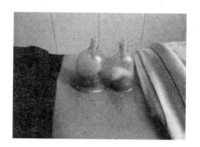

图 6-3　腰椎间盘突出症治疗图

（蔡汝芹）

四、腰椎间盘突出症病例实录 1

王某，男，59 岁。腰椎间盘突出症，2 天前在当地某医院行牵引、手法治疗后症状加剧，腰部及双下肢疼痛难忍，伴左臀部、小腿外侧剧烈痛麻，

下肢发凉。需借助板凳等工具方可勉强行走，但不超过10m，必须立即蹲下休息，不停捶揉小腿外侧，夜不能寐，很是痛苦。2019年9月1日来诊，检查腰部僵硬，肌肉紧张。CT显示中央型腰椎间盘突出。

由于病变处于急性水肿期，与患者沟通后使用脓毒搬家疗法治疗，加天蝎灵芝胶囊每天3次，每次2粒。经10天治疗后，患者症状彻底消除（图6-4）。

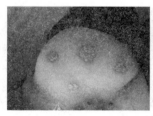 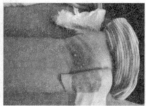 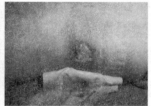

图6-4 腰椎间盘突出症治疗图

（徐素军）

五、腰椎间盘突出症病例实录2

许某，山东省泰安宁阳县乡饮镇人。2012年春患腰椎间盘突出症，久治不愈，生活不能自理。老人拒绝手术治疗，经亲属介绍2018年9月10日来诊，接受中医脓毒搬家疗法治疗。治疗经2个疗程，患者彻底康复（图6-5）。

（王朋）

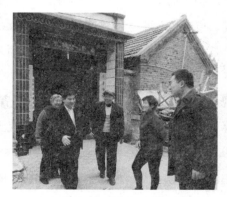

图6-5 老人送闫恪玉出门

六、无菌性股骨头坏死病例实录

李某，女，41岁，住河南省安阳市文峰区高庄乡将台村。患者左侧髋部疼痛不适，位置不定，左下肢活动尤其是内旋活动受限，出现间歇性跛行，休息时症状减轻，活动及负重时加重2年。2014年5月在安阳市某中医院影像中心检查，X线片示：骨盆正位片显示左侧股骨头密度欠均匀，骨表面有明显轻度塌陷，余未见明显异常。骨盆分离试验阳性。确诊为左侧无菌性股骨头坏死（早中期）。2014年6月25日患者经人介绍来我所就诊，采用脓毒搬家疗法治疗。治疗部位定点：环跳穴、阿是穴和腹股沟痛点，按脓毒搬家疗法的程序治疗）6天后，患者疼痛明显减轻，1个月后可以自行活动，症状基本消失（图6-6）。

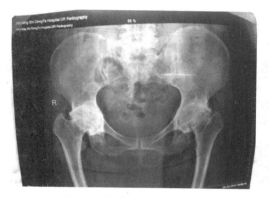

（1）股骨头坏死CT影像

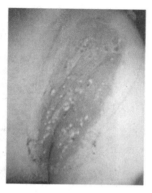

（2）治疗部位图

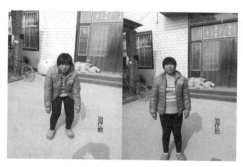

（3）治疗前后对比图

图6-6　无菌性股骨头坏死

（徐素军）

七、三叉神经痛病例实录

廉某，女，58岁，住汶上县西关吉市口南区。患右侧三叉神经痛3年，开始为右侧面部三叉神经区有时在口腔下颌或耳前突发刀割、针刺、烧灼或触电样剧痛，时间持续数秒或几分钟，经多方治疗后缓解。2014年2月再次发作，症状同前，特来求治，采用中医脓毒搬家疗法治疗。治疗方案：第1次治疗采用循经脓毒搬家疗法：取手阳明大肠经的手三里和足少阳胆经环跳穴，按脓毒搬家疗法程序治疗，第2天患者右侧面部疼痛缓解；5天后第2

次治疗：取手三里、翳风穴治疗，按脓毒搬家疗法程序治疗，2天后症状完全消失。患者当年6月3日复诊，一切正常，未再复发。

三叉神经痛病因复杂，在病理上不外乎三叉神经水肿粘连或遭受伤害。手三里属手阳明大肠经，由手走头，主要治疗头面部疾病以及经络循行部位的疾病。脓毒搬家疗法通过手阳明大肠经的这条排毒通道，将三叉神经的脓毒通过手三里穴排泄而出，使症状消失而愈（图6-7）。

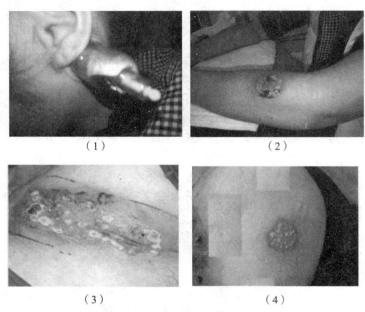

（1）　　　　　　　　　　　　（2）

（3）　　　　　　　　　　　　（4）

图6-7　三叉神经痛治疗图

（李芳）

八、面瘫（面神经麻痹）病例实录

魏某，男，30岁，2018年12月7日就诊。患病2个月，不明诱因的右侧口眼歪斜，上眼皮下垂，吃喝时漏水漏饭，脸部疼痛麻木，触风加重，痛苦面容。

依照《中医脓毒搬家治疗学》程序取穴定位：手三里、翳风及脸部疼痛麻木反应点。用棉棒蘸紫药水在每点穴位做好标记。治疗面积：手三里2cm²，翳风穴1cm²。治疗方法：酒精棉球消毒，泻血笔在记号里面均匀刺破皮肤；在刺破的皮肤上用罐拔5～10分钟拔出血液，酒精棉球清理创面；涂脓毒搬家膏，上面盖上医用无纺布胶带，再封一层麝香壮骨膏；48小时后揭掉药膏，手术剪剪破脓疱，酒精棉球清洁，用罐拔 5 ~ 10 分钟拔出脓毒血水，局部清理干净，盖清热利湿消肿膏，24 小时后揭掉（图 6-8）。

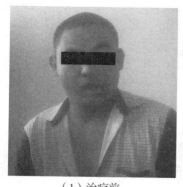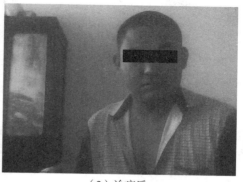

（1）治疗前 　　　　　　　　　　（2）治疗后

图 6-8　面瘫（面神经麻痹）治疗前后对比图

治疗 2 个疗程，患者脸部口眼歪斜已正常，吃喝不漏，上眼皮下垂症状彻底纠正，脸部疼痛、麻木消失，呈现笑容表情。电话回访至今正常。

（高金建）

九、面瘫病例实录

面瘫是一种常见病、多发病，多种原因可造成该病发生，其中肿瘤压迫和外伤造成的神经断裂引起的面瘫需要手术治疗，病毒感染、细菌感染、受风受凉后的神经血管痉挛是引起面瘫的最常见因素。常规西医治疗方案，是运用大剂量激素、抗生素、维生素冲击治疗，总体治愈率偏低，很多患者留下严重后遗症造成终身遗憾。笔者运用脓毒搬家膏和一程三贴循经取穴，贴敷太阳、下关、颊车、手三里、合谷穴，排出神经毒素使得受损神经得以修复，面瘫症状得以消除。3 年共计治疗 136 例，取得极好疗效。附：三位面瘫患者治疗前后对比图（图 6-9）。

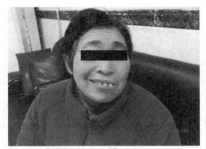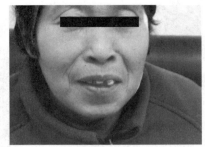

（1）患者1治疗前　　　　　　　　　（1）患者1治疗后

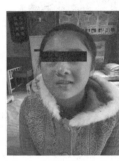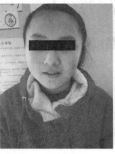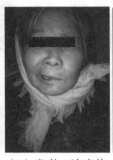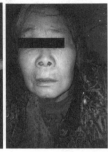

（2）患者2治疗前　（2）患者2治疗后　（3）患者3治疗前　（3）患者3治疗后

图6-9　三位面瘫患者治疗前后对比图

张某，女，21岁。2017年7月23日起床后发现嘴角偏左偏，说话漏风、不清楚，吃饭咀嚼困难。随后入济宁某医院神经内科就诊，以面神经炎收住院，其间输液加针灸治疗，共计2个月，恢复不理想。患者情绪低落，不愿出门工作，后经人介绍2017年10月13日来诊，运用脓毒搬家膏和一程三贴治疗1个疗程，面瘫症状完全消除。

（山东省济宁市任城区南张街道卫生院　王方振）

十、带状疱疹病例实录

张某，女，83岁，于2012年7月20日就诊。

病史：2天前右胸及腰部发痒、灼痛，继而出现红斑、水疱，疼痛加重，疱疹沿肋间神经分布，当地卫生所诊为带状疱疹，给予对症治疗1周，效果不明显。现疼痛呈阵发性发作，如针刺烧灼样，夜间加重，影响睡眠，痛苦非常，严重影响日常生活。局部查体：左侧胸腹部皮肤呈水疱型皮疹，在左腋下5肋、10肋前端、7肋脊柱左外两横指处最明显。舌质暗红，舌边有瘀斑，脉沉细，苔稍黄白。诊为带状疱疹。证属气滞血瘀型，治则清热解毒，活血化瘀，理气止痛。

治疗：皮肤水疱处涂抹脓毒搬家膏（病变处薄薄地抹上一层即可），每日1次。治疗3次后水疱消失，皮肤基本恢复90%。配合补气养血，增加抵抗力的中成药乌鸡白凤丸、龙胆泻肝丸等口服，治疗1个疗程痊愈（图6-10）。

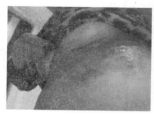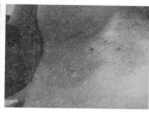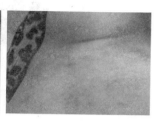

图6-10　带状疱疹治疗部位图

（孟莉）

十一、卵巢囊肿病例实录

孟某，女，40岁，2015年7月2日在育龄妇女查体时被告知卵巢囊肿，鸡蛋般大小（图6-11），上一级医院（彩超）检查确诊为卵巢囊肿（右侧），示5.2cm×4.9cm×5.0cm囊性回声[图6-12（1）]，建议手术。患者恐惧手术，拒绝大夫的建议，于2015年7月29日特来求治。用脓毒搬家疗法按穴位贴敷。

中医脓毒搬家疗法：取三阴交、阴陵泉、行间、足三里、子宫、太冲、太溪穴，贴敷面积为1元硬币大小。

常规消毒，刺破皮肤，拔罐，贴脓毒搬家膏2天，揭掉脓毒搬家膏后，拔罐引毒外流，再贴清热利湿消肿膏，反复换3次，为第1疗程。5天（2015年8月3日）皮肤恢复后前往医院复查，囊肿缩小为2.4cm×2.4cm[图6-12（2）]。2015年9月5日开始第2个疗程治疗，穴位：三阴交、足三里、子宫穴，按中医脓毒搬家疗法常规程序治疗10天休息，未再治疗。患者2015年10月12日再次复查，囊肿完全消失，仅见盆腔少量积液。

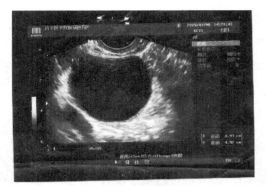

图 6-11　CT 影像图

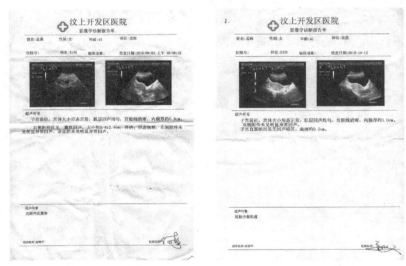

（1）治疗前　　　　　　　　　　（2）治疗后

图 6-12　影像学诊断报告单

（山东省汶上大爱堂中医诊所　孟莉）

十二、盆腔炎病例实录

陈某，女，46 岁，理发师。2014 年 11 月 17 日来我处治疗。主诉：下腹部阵痛、窜痛 2 年多，曾在盐城某医院就医，诊断为盆腔炎、盆腔积液、附件囊肿。经中西药治疗未见好转，现下腹部疼痛，疼痛弥漫至腰 4 ～腰 5 脊椎两旁，有时前后（下腹、腰骶部）交替疼痛。采用中医脓毒搬家疗法治疗，定点取穴：①气海、子宫、阿是穴；②腰部最痛点，相当于大肠俞穴部位；③做脓毒搬家疗法治疗（图 6-13）。常规治疗换药 1 个疗程后，患者反馈效果很好，但有时还有点痛，告诉患者停几天再观察疗效，10 天以后患者电话反馈，完全不痛了，彻底好了。

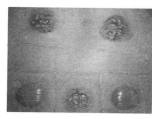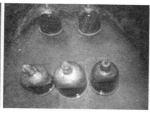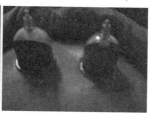

图 6-13　盆腔炎治疗部位图

（蔡汝芹）

十三、多囊卵巢综合征病例实录

邹某，女，23 岁，浙江省金华市武义县人。结婚一年多未孕，2018 年 8 月开始闭经，2018 年 10 月 25 日杭州某妇幼保健院检查，B 超显示双侧卵巢多囊性改变。激素检查显示雄性激素偏高（配黄体酮等药物服用，但效果不佳），B 超显示症状没有改善，双侧卵巢仍呈多囊性改变。

患者经人介绍于 2018 年 12 月 23 日来我处治疗，结合病历及检查单，西医诊断为多囊卵巢综合征；中医四诊，诊断为肾虚宫寒，痰漫型不孕。经与患者沟通，使用脓毒搬家疗法配合中药进行治疗。①中医脓毒搬家疗法：根据治疗原则，结合患者具体情况，选定穴位，关元、子宫、丰隆、三阴交做一程三贴，次髎穴用脓毒搬家膏。②中医药治疗：结合四诊所见，选用苍附导痰汤和桂附地黄汤加减。

经脓毒搬家疗法结合中药治疗 10 天后，患者复查 B 超显示双侧卵巢正常大小。结合四诊，患者月经将至，调整方药，苍附导痰汤和桃红四物汤加减。患者 2019 年 1 月 5 日月经来潮，排出大量紫暗血块，感觉非常舒适轻松。2019 年 1 月 11 日复诊，结合四诊，调整方药：苍附导痰汤和五子衍宗汤加减，配药 10 剂，嘱服药后等下次月经来潮复诊。2019 年 2 月 13 日第 2 次复诊，查其脉象滑数如珠，有喜之象，不再配药，嘱其 10 天后去医院检查。2019 年 2 月 23 日患者去医院检查，确定怀孕，患者与亲属都十分高兴。

多囊卵巢综合征（PCOS），是以持续性无排卵、高雄性激素、高胰岛素血症及胰岛素抵抗为特征的内分泌异常综合征，呈高度特异性，是导致生育期女性月经失调和不孕的最常见疾病，以月经失调和不孕，多毛与痤疮，肥胖和黑棘皮病为主要临床表现。西医治疗以减肥、降低雄性激素水平、促排卵、胰岛素抵抗及高胰岛素血症的治疗，以及手术治疗、辅助生殖技术为主，但治疗过程长，见效慢，尤其是长期激素治疗，会引起患者一系列的生理和心理反应，患者和家属都非常痛苦。

本人从事临床工作 30 余年，以往治疗多囊卵巢综合征时间长，见效慢，患者经济负担大，以中药配合艾灸、针灸，也未达到脓毒搬家疗法结合中药治疗如此快的治疗效果，值得研究推广。

（浙江省金华市武义县　金立刚）

十四、高血压病例实录

夏某，女，61 岁，家住江苏省建湖县沿河镇富强村一组 45 号，农民。高血压病史 15 年，为继发性高血压，因老公患了癌症导致焦虑、压抑、忧郁、头痛、头晕、视物模糊所致，劳累成疾，病情反复。2013 年 2 月 21 日在某眼科诊治效果不好。2013 年下半年病情加重，到当地某医院诊治，高压 160 ～ 180mmHg，低压 95 ～ 1100mmHg。主治医生开降压药（珍菊降压片、非洛地平缓释剂、硝苯地平、卡托普利等），效果不好。2014 年 12 月 3 日经人介绍来到我处治疗，当时患者正用降压药治疗之中，血压：高压 185mmHg，低压 95mmHg，心率 61 次 / 分钟。采用脓毒搬家疗法加一程三贴外治。内关穴用一程三贴，曲池穴用脓毒搬家疗法，颈椎降压点（颈 6 ～颈 7 脊椎旁开 1.5 寸）用一程三贴（图 6-14），治疗 1 个疗程后，患者高压 139mmHg，低压 65mmHg，心率 69 次 / 分钟，头痛、头晕消失，视物清楚，精神状态良好。2014 年 2 月 26 日电话随访，患者自诉血压正常，而且要求再做第 2 个疗程，以巩固效果。

说明：患者治疗开始未再吃降压药。

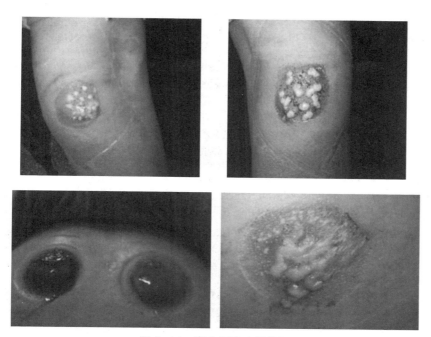

图 6-14　高血压治疗部位图

（蔡汝芹）

十五、肝癌巨大肿块病例实录

张某，女，51 岁，住武汉市东湖开发区。2014 年 3 月 22 日初诊。

主诉：右上腹及腰背胀痛 4 个月，加重 1 个月，伴低热乏力，呻吟不止，由其丈夫扶进诊室。

患者丈夫代诉：2014 年 3 月 14 日，湖北省某肿瘤医院 MRI 诊断为：①肝右叶肿块，考虑恶性肿瘤性病变，肝内胆管细胞癌（注：大小 10.6cm×10.3cm）可能，其他来源肿瘤待排；②右肾小囊肿。医院建议住院，立即手术切除。曾先后去中国人民解放军广州军区某医院、华中科技大学某医院就诊，诊断结果均为肝癌，医生建议做肝移植，且告知"肝移植风险也很大"。见表 6-1。患者夫妇反复思考商量后，来请笔者以中医方法治疗。

表 6-1　检查治疗时间表

时间	治疗措施与检查	结果
2014-03-14	之前：湖北省某肿瘤医院 MRI 诊断 之后：中国人民解放军广州军区某医院诊断 华中科技大学某医院诊断 湖北省某肿瘤医院建议：住院手术切除 华中科技大学某医院建议：肝移植	肝内胆管细胞癌 （10.6cm×10.3 cm） 肝癌 肝癌
2014-05-08	笔者用中药处方、移毒、针刺、三棱针刺血、拔罐放血、饮食起居调理	肝右叶肿块缩小， 4.9cm×4.5cm
2014-07-03	笔者用中药处方、移毒、针刺、三棱针刺血、拔罐放血、饮食起居调理 湖北省肿瘤医院 MRI 平扫＋增强	肝右叶肿块再缩小， 3.8cm×3.4cm，右上腹胀满 难以消除

　　经笔者采用综合治疗和调养，患者于 2014 年 5 月 8 日前往湖北省某肿瘤医院复查，MRI 示肝右叶肿块缩小（4.9cm×4.5cm）。患者信心大增，坚持治疗。2014 年 7 月 3 日，湖北省某肿瘤医院 MRI 平扫＋增强，示肝右叶肿块再缩小至 3.8cm×3.4 cm 大小，但右上腹胀满仍难以消除。相关情况见表 6-1。2014 年 7 月 19 日开始加用脓毒搬家疗法，7 月 20 日也就是治疗第 2 天，患者右上腹胀满感随即消失。2014 年 8 月 28 日经湖北省某中医院、湖北中医药大学某附属医院彩超检查，结果显示：肝内未见明显包块。历经 5 个月余，医患配合，肝癌巨大肿块消失，患者非常高兴地与闫恪玉合影感谢（图 6-15、图 6-16）。

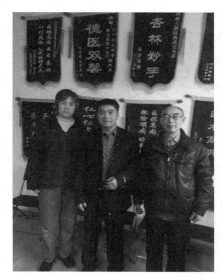

图 6-15　闫恪玉先生（中）与已治愈的肝癌患者（左一）、温进之教授（右一）合影

中医脓毒搬家疗法临床医学

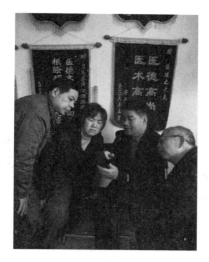

图 6-16　闫恪玉先生、温进之教授同已治愈的肝癌患者夫妇交流

（温进之）

十六、肝癌合并丙肝病例实录

单某，女，68 岁，农民。住安阳市新东区高庄镇将台村。

初诊日期：2014 年 5 月 29 日。身高 1.68m，无家族遗传病史。

主诉：间断皮肤瘙痒，肝区胀痛不适，双肋下憋胀（身体前倾弯曲症状可稍微减轻），面色晦暗，乏力懒倦，食欲减退，纳差恶心，四肢乏力。一年前曾就诊于安阳市某肿瘤医院和安阳市某人民医院，按"原发性肝癌和慢性丙肝"治疗至今，应用药物静脉注射（具体药物不详）后，症状稍有改善。近日上述症状持续存在并呈加重趋势，纳差、乏力症状进行性加重，服用多种抗病毒及护肝药物无效。患者在医院住院治疗期间检查，两对半化验无异常，肝功能化验数值偏高，担心药物毒性反应加重，特来我所要求使用脓毒搬家疗法治疗。

2014 年 5 月 29 日接受脓毒搬家疗法治疗，首选右侧三角肌下缘定点，在肩上臂皮肤选择一个 3cm² 的治疗点做好标记。治疗点用 75% 酒精棉签消毒，用泻血笔将治疗部位的皮肤每平方厘米刺 7 ～ 10 针，均匀刺破皮肤后拔罐减压排血，再用多功能负压罐拔 5 ～ 10 分钟。起罐后将血迹擦干净，涂上一层脓毒搬家膏，用医用无纺布胶带封严，隔 2 天揭掉（胶带揭掉后，治疗部位出现脓点、脓疱或脓水属正常现象），直接用多功能负压罐在带有脓点、脓疱或脓水的治疗部位拔吸 10～30 分钟（将脓毒血水排出，达到二次加压排毒效果），将拔出的脓毒血水清理干净后，再贴敷上清热利湿消肿膏（加强利湿排毒效果）。每天贴敷换药，每次拔罐排毒 10～30 分钟，以患者耐受、舒适、基本无痛为标准。两侧上臂交替上述操作，直到脓水拔尽、皮肤干燥为 1 个疗程。（图 6-17）

1 个疗程结束的时候再加用脐疗方案，每疗程使用一次脐疗和双侧肝俞、肾俞穴治疗。因患者病情反复，且肝癌合并丙肝为难治之症，故在上述治疗方案的基础上增加蝎毒疗法（天蝎灵芝胶囊每天 3 次，每次 2 粒，口服）。

患者间断皮肤瘙痒，给予清热解毒，凉血燥湿中药：板蓝根、蒲公英、石膏、生地、土茯苓各 30g，白鲜皮、白术、丹皮、赤芍、麦冬各 12g，紫草、黄连各 9g，竹叶、甘草各 30g。水煎服，每日 1 剂。

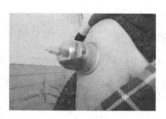
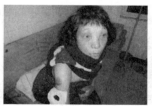
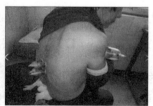

图 6-17　肝癌治疗部位图

经过几个月的综合治疗，患者症状消失，肝功能明显好转。脓毒搬家疗法治疗 3 个疗程后各种症状消失，食欲大增，体重增加，健康如常人。2014 年 9 月 17 日到医院做彩超检查，证实无肝癌和丙肝存在，仅显示左肝囊肿。闫恪玉复查患者病例见图 6-18。

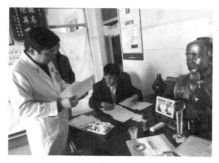

（1）

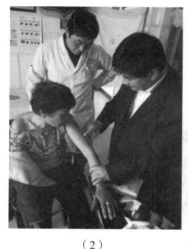

（2）

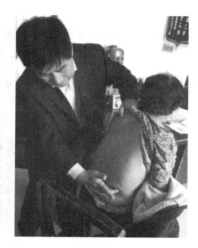

（3）

（1）闫恪玉先生阅读已治愈的原发性肝癌患者病历
（2）闫恪玉先生复查肝癌患者使用脓毒搬家疗法治疗部位情况
（3）闫恪玉先生检验肝癌患者使用脓毒搬家疗法治疗部位情况

图6-18　闫恪玉先生复诊检查肝癌患者

（徐素军）

十七、肝癌后期腹水病例实录

周某，男，48岁。初诊日期2016年6月8日。无家族遗传病，无过敏史，患者自述乏力，食欲不振，腹部疼痛，不思饮食，消瘦。患慢性乙型肝炎10年，高血压半年。以往用药拉米夫定、恩替卡韦分散片、阿德福韦酯胶囊等。常规检查血压110/70mmHg，尿检阴性，脉搏85次/分，肝功异常，血糖8.5mmol/L。3个月前诊断为原发性肝癌、慢性乙肝、慢性胃炎，行原发性肝癌介入治疗后疗效不佳，于6月8日来我处就诊。查体：神志清，精神差，乏力，不思饮食，进食量仅为正常的1/3，消瘦，右上腹部疼痛，肝区明显，腹水严重，肿块巨大，脉络暴露，肤色苍黄，痛苦非常。病历诊断为原发性肝癌并门脉癌栓形成、肝炎后肝硬化（失代偿期）并腹水、酒精性脂肪肝。

1. 脓毒搬家疗法　取期门、上脘、痞根穴，按中医脓毒搬家疗法的治疗程序和方法施治，每疗程7～10天，共治疗2个疗程。

2. 软肝散（自拟方）每次6g，每天3次，口服。

3. 脐疗贴，每3天贴1次。

4. 斑蝥片，每次2片，每天3次，口服。

以上共治疗20天，患者腹水消失，腹部肿块消失（图6-19），临床症状减轻，恢复满意，目前还在观察治疗中，为表达感谢患者赠送一面锦旗（图6-20）。

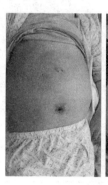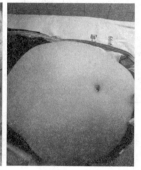

（1）治疗前

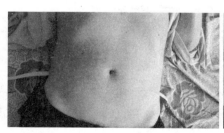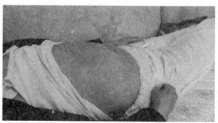

（2）治疗后

图6-19　肝癌后期腹水

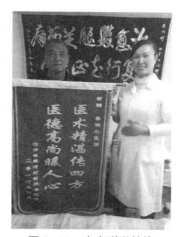

图 6-20　患者赠送锦旗

十八、食管中段病变（Ⅱb病灶）病例实录

谢某，男，65岁，住江苏省建湖县恒济镇建河村八组一号。患者因慢性胃炎和食管感觉不畅，于2015年7月27日后曾6次在建湖县某医院做胃镜病理检查，确认为糜烂性胃炎、食管黏膜病变、食管中段糜烂灶、食管黏膜慢性炎伴鳞状上皮中度不典型增生。2016年1月14日患者前往上海交通大学医学院附属某医院就医，电子内窥镜检查报告：食管中段Ⅱb病灶（图6-21）。医院建议患者手术治疗，预约手术日期2016年2月19日，后因患者高血糖、高血压，未能手术。2016年1月16日患者女儿带患者来我处接受中医脓毒搬家疗法治疗。

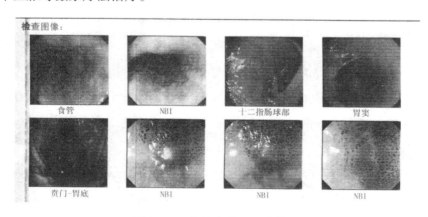

图 6-21　食管中段Ⅱb病灶图

采用脓毒搬家疗法和一程三贴外治膻中穴、食管下俞穴（第8胸椎旁开1寸）脓毒搬家疗法治疗；中脘穴一程三贴治疗。

以上严格按照脓毒搬家疗法和一程三贴治疗程序进行治疗。

2016年1月16日至1月22日，经过常规7天治疗，2016年1月22日增加双侧手三里、胃俞穴脓毒搬家疗法治疗；双侧内关、胃俞穴一程三贴治疗；2016年1月29日全部治疗结束。通过几个疗程治疗，患者睡眠好转，前胸后背不再疼痛，没有食物反流的症状和灼心的感觉。

2016年3月8日进行第2疗程治疗方案：足三里穴、脾俞穴、肩外俞（痛点）脓毒搬家疗法治疗；命门穴一程三贴治疗。

2016年3月12日膻中、胃脘、关乳、大椎、小海、外关一程三贴治疗。

2016年4月18日建湖县某中医院就诊，胃镜检查报告：食管黏膜光滑柔软，血管纹理清晰，扩张良好，齿状线清晰，未发现食管中段Ⅱb病灶，胃部有慢性炎症现象。

2016年5月5日回访，患者诉说一切正常，身体感觉非常好，吃得下，睡得香，有精神。

（江苏省建湖县沿河镇中医门诊　蔡汝芹）

十九、早期肺癌病例实录

魏某，女，53岁，住黑龙江省齐齐哈尔市依安县阳村乡长顺村。

主述：前胸疼痛，干咳无痰月余。

现病史：该患者于1个月前开始前胸疼痛，干咳无痰，就诊于齐齐哈尔医学院附属某医院，胸部CT报告：左肺上叶尖后段结节。医生怀疑肺癌。于2014年4月15日去哈尔滨医科大学某肿瘤医院就医，CT报告：左肺上叶占位，恶性待查。医生考虑肺癌，要求住院治疗做病理诊断。因家庭经济条件所限，回依安县治疗，未做病理诊断。

既往史：患者5年前因车祸右下肢截肢装假肢。

四诊所见：体温36.8℃，血压120/80mmHg，心率80次/分，消瘦，左手拄拐杖，舌质红，苔薄黄，脉弦细。

诊断：根据自带CT报告，考虑肺癌待查。

治疗：脓毒搬家疗法。取肺俞、新大郄穴，严格按照脓毒搬家疗法治疗程序操作，1个疗程后，患者胸痛、咳嗽症状消失；连续治疗3个疗程后，医院经CT检查左肺结节消失，胸痛、咳嗽症状未再复发。

（齐齐哈尔市依安县北新路168号中医馆　信彦才

河南省安阳市安阳县高庄镇将台卫生室　徐素军）

二十、肺癌病例实录

马某，男，48岁，沛县人。2014年7月1日初诊。

主诉：今年春节前，疑似肺部早期肿瘤迹象，建议去徐州三甲医院后做相关检查。2014年3月到徐州某人民医院就诊，检查发现NSE神经元特异性烯醇化酶、CYFRA21-1（肺癌抗原）指标升高。2014年7月1日，再次到徐州医学院某附属医院核医学科检查，NSE神经元特异性烯醇化酶指标为27.68μg/L，超出正常值10μg/L；CYFRA21-1（肺癌抗原）指标为7.06μg/L，超出正常值的50%；两肺胸膜下少许片絮影，并伴有胸闷、气短、干咳的症状。由于病情发展较快，选择用中医治疗。

初诊：患者不断干咳，呼吸急促，面颊呈紫红色瘀血状，舌尖红，脉弦滑。

1. 中医脓毒搬家疗法　按照中医脓毒搬家疗法治疗程序：①定点取穴：肺俞、肾俞穴；②先刺血拔罐，再涂脓毒搬家膏。（图6-22）

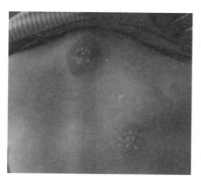

图6-22　患者肺癌局部治疗图

2. 中药治疗　方药：太子参30g，三棱10g，莪术10g，茯苓12g，五味子10g，沙参15g，黄芪30g，地龙10g，夏枯草15g，麦冬10g，芦根15g，丹参15g，郁金15g，延胡索15g，白花蛇舌草15g，天花粉15g，红花10g，桃仁 10g，半枝莲 10g。水煎，1 天 1 剂，每日 3 次饭后（或饮食后）半小时内温服。

2014 年 7 月 21 日去上海复旦大学附属某肿瘤医院检查，各项指标全部恢复正常。

附：刘美菊向闫恪玉先生汇报治疗肺癌患者情况图（图 6-23）。

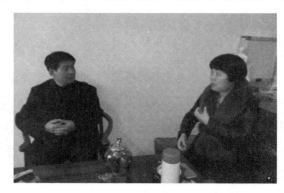

图 6-23　刘美菊（右）向闫恪玉先生（左）汇报治疗肺癌患者情况

（刘美菊）

二十一、肺癌转移纵隔淋巴结肿大病例实录

王某，男，39 岁，住山东临沭县大兴镇。

患者 2014 年 10 月 28 日在当地医院就诊，影像检查报告示：肺右侧中心型肺癌，并纵隔淋巴结转移。2014 年 11 月 3 日前来我卫生所接受治疗，即以脓毒搬家疗法治疗为主，辅以中药和脐疗（壁虎、蟑螂、大将军、九香虫、蜂巢各 10g。共为细末，鸡蛋清调敷肚脐）。治疗第 2 天，患者咳嗽加剧，并咳出少量血块；治疗第 3 天，患者仍咳嗽，咳出血丝，无血块。2014 年 11 月 14 日，患者诉咳嗽减轻，无血丝咳出，面色改善，有舒服感。2014 年 12 月 16 日，患者接受第 2 个疗程治疗，选天突穴、膻中穴部位，继续用脓毒搬家疗法治疗。

2015 年 2 月 5 日，患者前来复诊，状态很好，与前判若两人。自诉从在笔者处治疗后，病情一天比一天好，信心大增，自己从未想到会有这样的效果，随从就诊的全家十分感谢。

附：治疗措施与检查表（表6-2）

表6-2 治疗措施与检查表

时间	治疗措施与检查	结果
2014-10-28	山东临沭县某医院医学影像科检查诊断报告：怀疑右侧中心型肺癌并纵隔淋巴结转移，建议纤支镜检查确诊	右侧中心型肺癌合并纵隔淋巴转移
2014-11-30	中医脓毒搬家疗法、中药、脐疗＋化疗	病灶明显缩小
2014-12-08	治疗点：肺俞＋大肠俞穴部位	肿大淋巴结变小
2014-12-08	中医脓毒搬家疗法治疗，穴位	病灶比前变小，下叶诸细支气管狭窄与前片
2015-02-21	治疗点：天突、膻中穴部位	明显改善，纵隔内转移肿大的淋巴结消失

（郑建会）

二十二、贲门癌合并肝转移病例实录

杨某，男，65岁，住河南省安阳市文峰区。患贲门癌合并肝转移，经安阳市某肿瘤医院检查，肝脏内见数个环形肿物影，最大直径约4.8cm。住院介入治疗后症状无明显好转，CT复查显示：贲门部增厚，管腔狭窄，局部见肿物影（大小约3.1cm×3.1cm），肝脏见数个环形低密度肿物影（最大约9.1cm×7.6cm）。并有咳嗽及腹腔积液。经介入治疗无效，肿物迅速发展到约9.1cm×7.6cm，经病友介绍2019年12月2日来我处就诊。

通过与患者沟通，患者要求采取脓毒搬家疗法治疗，选择肺俞、肝俞、胆俞、大肠俞和阳陵泉穴位，交替使用治疗1个月（图6-24）。同时配合中药蝎毒疗法。

1. 康丽胶囊每天3次，每次3粒，口服。

2. 中药：穿破石50g，茵陈、白花蛇舌草、半枝莲、醋鳖甲各30g，茯苓、丹参各24g，白术、人参、昆布、海藻、郁金各15g，白芍、当归、枳实各12g，土鳖虫、三棱、莪术、蝼蛄、鸡内金各10g，陈皮8g。每日1

剂，水煎服。加减：腹水加猪苓、泽泻各15g。

2015年7月21日复查，结果：肿瘤缩小为1.8cm×0.8cm，临床症状明显改善，现在继续巩固治疗中。

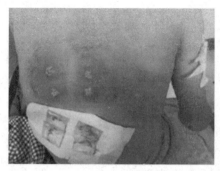

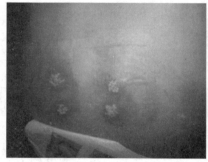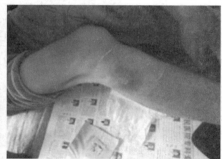

图6-24　贲门癌合并肝转移脓毒搬家疗法治疗部位

（徐素军）

第七章 中医脓毒搬家疗法临床信息反馈截图

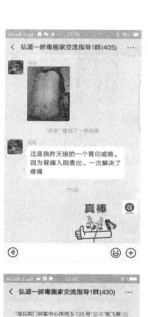

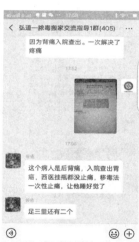

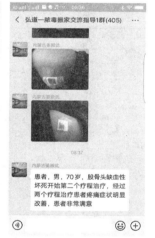

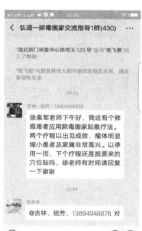

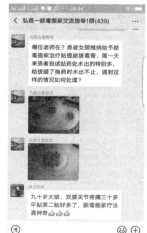

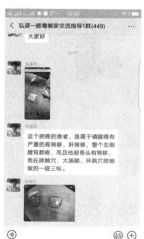

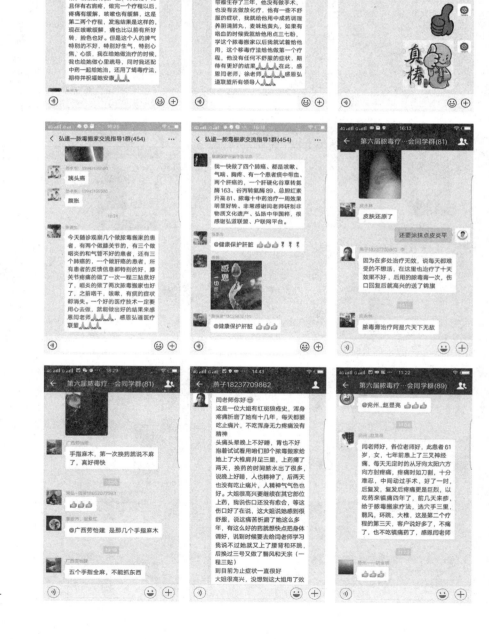

弘道—脓毒搬家交流指导1群(449)

@张医生 现在可有好转

这张图片的患者是一个肺癌转移，53岁，她有淋巴转移，开始来的时候，咳嗽的特别严重，浑身疼，而且伴有右肩疼，做完一个疗程以后，疼痛有缓解，咳嗽也有缓解，这是第二两个疗程，发泡结束是这样的，现在咳嗽缓解，痛也比以前有所好转，脸色也好。但是这个人的脾气特别的不好，特别好生气，特别心焦，我在给她做治疗的时候，我也给她做心里疏导，同时我还配中药一起给她治，还用了蝎毒疗法，期待并祝福她安康

弘道—脓毒搬家交流指导1群(449)

这位86岁的老爷爷是一个心态特别好的人，积极，阳光，热情，特别热爱生活，也特别爱学习，爱锻炼，他总觉得他的时间不够用，天天都会认真的看书看报，而且每天走十公里，有的时候我在患者的身上可以学到一种精神，学到一种美感，这个老爷爷就给我很大的一个鼓舞，也让我很尊敬他，在他的肺子里有一个十厘米大的一个肿瘤，他已经带瘤生存了三年，他没有做手术，也没有去做放化疗，他有一些不舒服的症状，我就给他用中成药调理养阴清肺丸，麦味地黄丸，如果有咯血的时候我就给他用点三七粉，学这个脓毒搬家以后我就试着给他用，这个移毒疗法给他做第一个疗程，他没有任何不舒服的症状，期待有更好的结果，在此，感恩问老师，徐老师们。感恩弘道联盟所有领导人

周口 薛孟鼻炎颈肩腰腿疼崔医生

好的，谢谢问老师，我贴了一个颈椎病三十多岁，已经十多年了，刚贴一个疗程没有在脖子头头上不疼了，原来头疼的很，每天需要服头疼粉八包，病号非常高兴，感谢问老师的栽培，我们的脓毒搬家膏真是太好了！！

真棒

弘道—脓毒搬家交流指导1群(454)

胀头痛

腹胀

今天随诊观察几个做脓毒搬家的患者，有两个做膝关节的，有三个做咽炎的和气管不好的患者，还有三个肺癌的，一个做肝癌的患者，所有患者的反馈信息都特别的好，膝关节疼痛的做了一次一程三贴就好了，咽炎的做了两次脓毒搬家也好了，之前咽干，咳嗽，有痰的症状都消失。一个好的医疗技术一定要用心走心，就能做出好的结果来。感恩问老师们。感恩弘道医疗联盟

弘道—脓毒搬家交流指导1群(454)

我一块做了四个肺癌，都是咳嗽、气喘、胸疼、有一个患者痰中带血，两个肝癌的，一个肝硬化谷草转氨酶163、谷丙转氨酶89、总胆红素升高81、脓毒十中药治疗一周效果明显好转、非常感谢问老师研制非物质文化遗产、弘扬中华国粹，很感谢弘道联盟、户联网平台

@健康保护肝脏

感恩 一切

@健康保护肝脏

第六届脓毒疗…会同学群(81)

皮肤还原了

还要涂抹点皮炎平

因为在多处治疗无效，说每天难受的不想贴，在这里也治疗了十天效果不好，后用的脓毒一次，伤口回复后就高兴的送了锦旗

脓毒膏治疗阿是穴天下无敌

第六届脓毒疗…会同学群(81)

广西劳怡建
手指麻木，第一次换药就说不麻了，真好得快

@广西劳怡建 是那几个手指麻木

广西劳怡建
五个手指全麻，不能抓东西

燕子18237709862

问老师你好😊
这是一位大姐有红斑狼疮史，浑身疼痛折磨了她有十几年，每天都要吃止痛片，不吃浑身无力腰痛没有精神
头痛头晕睡上不好睡，胃也不好
抱着试试看用咱们那个脓毒搬家给她上了大椎肩井足三里，上药痛了两天，换药的时间脓水出了很多，说晚上好睡，人也精神了，后再天也没有吃止痛片，人精神气色也好。大姐痛高兴要继续在其它部位上药，我说伤口还没有愈合，等返伤口好了在说，这大姐说她感到很舒服，说这病痛苦折磨了她这么多年，有这么好的药她想快点把身体调好，说到时候要去给问老师学习，我说我不过她又上了腰背和环跳，后换过三号又做了翳风和天宗(一程三贴)。
到目前为止症状一直很好
大姐很高兴，没想到这大姐用了效

第六届脓毒疗…会同学群(89)

@兖州·赵显亮 👍👍👍

问老师好，各位老师好，此患者61岁，女，七年前患上了三叉神经痛，每天无定时的从牙向太阳穴方向方射疼痛，疼痛时如刀割，十分难忍，中间动过手术，好了一时，后复发，反复发后疼痛更是巨烈，以吃药来镇痛四年了，前几天来参，给于脓毒搬家疗法，选穴手三里，翳风，环跳，大椎，这是第二个疗程的第三，客户说好多了，不痛了，也不吃镇痛药了，感恩问老师

徐州——胡俊娜

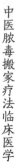

中医脓毒搬家疗法临床医学

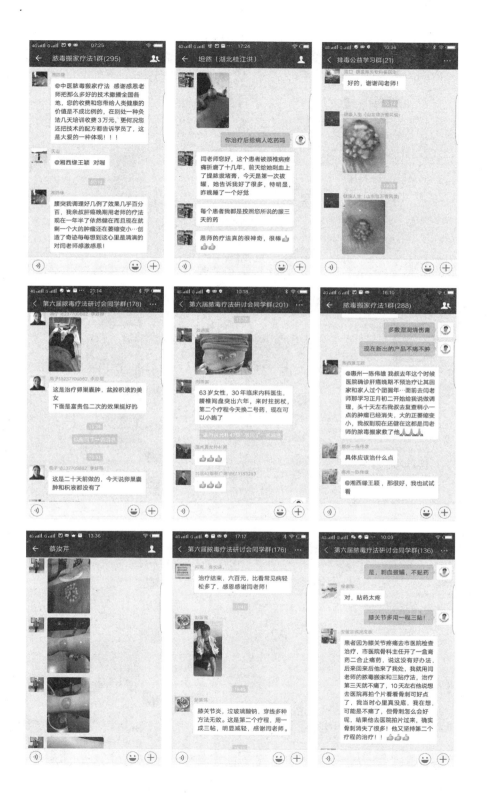

第七章　中医脓毒搬家疗法临床信息反馈截图

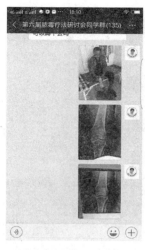

@中医脓毒搬家疗法 报告闫老师，昨天我做了个梨状肌损伤疼痛者，用了很多其他办法都不行，昨天给我做了提脓拔毒，今天过来说不痛了，药都还没有拆！

感恩闫老师

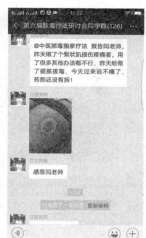

重新编辑

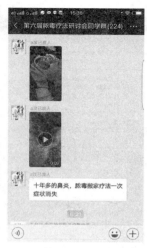

十年多的鼻炎，脓毒搬家疗法一次症状消失

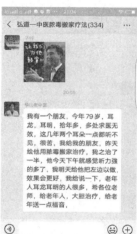

20:55

我有一个朋友，今年79岁，耳无龙，耳明，拾年多，多处求医无效，这几年两个耳朵一点都听不见，很苦，我给我的朋友，昨天给他用脓毒搬家治疗，我之治了一半，他今天下午就感觉听力强的多了，我明天给他把左边也去做，效果会更好，我给说一下，老年人耳龙耳明的人很多，希各位老师，给老年人，大胆治疗，给老年送一点福音，

点👍👍👍

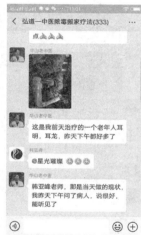

这是我前天治疗的一个老年人耳明，耳龙，昨天下午都好多了

@星光璀璨 👍👍👍

韩亚峰老师，那是当天做的现状，我昨天下午问了病人，说很好，能听见了

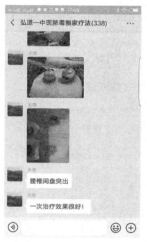

腰椎间盘突出

一次治疗效果很好！

11:30

患女56岁，头昏头晕，颈项强硬疼痛伴左上肢麻木30年，加重三年，磁共振检查显示：c3/456颈间盘左后突出伴重度骨质增生，一月五号经友人介绍来本门诊就治，施已脓毒搬家疗法，六号本人没有门诊，今七号上午复诊，诉头晕头昏减大半，颈项疼痛基本消除，今再施已二次加压排毒，后贴上二号药膏

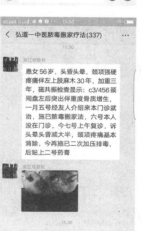

11:38

11:38

病号腰椎突出，腿疼麻，用脓毒搬家治疗，今天来换药，病号说腿疼麻减轻一半了

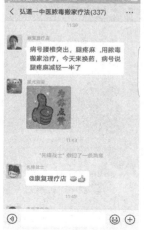

11:43

"先锋战士"撤回了一条消息

@康复理疗店 👍

11:49

09:36

左桡骨茎突狭窄性腱鞘炎，前天来诉大拇指不能上翘疼痛厉害，用一程三贴后，昨天回来已经不痛，活动自如了

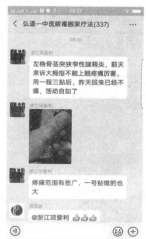

疼痛范围有些广，一号贴做的也大

@浙江项爱利 👍👍👍

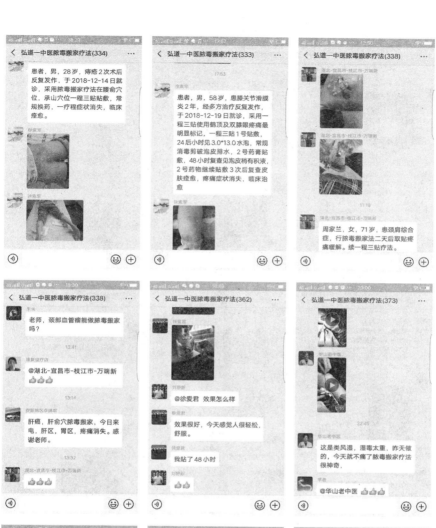

弘道一中医脓毒搬家疗法(334)

患者，男，28岁，痔疮2次术后反复发作，于2018-12-14日就诊，采用脓毒搬家疗法在腰俞穴位，承山穴位一程三贴贴敷，常规换药，一疗程症状消失，临床痊愈。

弘道一中医脓毒搬家疗法(333)

患者，男，58岁，患膝关节滑膜炎2年，经多方治疗反复发作，于2018-12-19日就诊，采用一程三贴使用鹤顶及双膝眼疼痛最明显标记，一程三贴1号贴敷，24后小时见3.0*13.0水泡，常规消毒剪破泡皮排水，2号药膏贴敷，48小时复查见泡皮梢有积液，2号药物继续贴敷3次后复查皮肤痊愈，疼痛症状消失，临床治愈。

弘道一中医脓毒搬家疗法(338)

周家兰，女，71岁，患颈肩综合症，行脓毒搬家法二天后取贴疼痛缓解。续一程三贴疗法。

弘道一中医脓毒搬家疗法(338)

老师，颈部血管瘤能做脓毒搬家吗？

@湖北-宜昌市-枝江市-万端新 👍👍👍

肝癌，肝俞穴脓毒搬家，今日来电，肝区，胃区，疼痛消失。感谢老师。

@湖北-宜昌市-枝江市-万端新 👍👍👍

弘道一中医脓毒搬家疗法(362)

@徐爱君 效果怎么样

效果很好，今天感觉人很轻松，舒服。

我贴了48小时

👍👍

弘道一中医脓毒搬家疗法(373)

这是类风湿，湿毒太重，昨天做的，今天就不痛了脓毒搬家疗法很神奇。

@华山老中医 👍👍👍

弘道一中医脓毒搬家疗法(376)

谢谢老师！

这个老太太膝关节疼痛，我给她一成三贴，就一个点，今天早上过来对我感恩戴德的说很多，感谢闫教授 👏👏👏

@星光璀璨 荣老师 👍👍

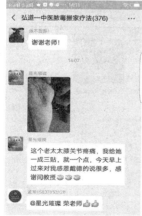

第六届脓毒疗…会同学群(224)

@各位老师晚上好🌙元宵快乐；今天分享一下中医脓毒搬家的神奇效果😄这位病人:中耳炎鸣耳聋有四个多月；一直吃药打针无效；和老公家人说话总是啊啊啊；经人介绍到这里调理；第三天和老公说话；竟听不到啊啊啊了😄

感恩闫老师😊👍伟大技术😄😄

祝闫老师元宵快乐

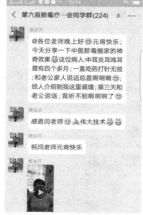

弘道一中医脓毒搬家疗法(362)

👍👍👍👍

@湖北-宜昌市-枝江市-万端新

颈肩综合症，行脓毒搬家法一次疼痛缓解！

加力！！！

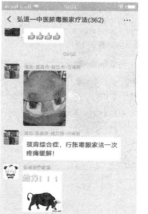

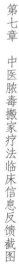

第七章　中医脓毒搬家疗法临床信息反馈截图

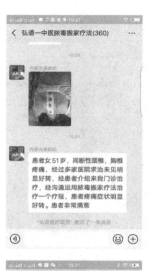

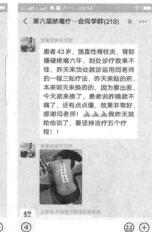

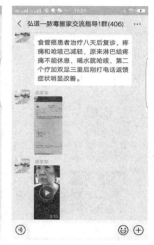

患者女 51 岁,间断性颈椎、胸椎疼痛,经过多家医院求治未见明显好转,经患者介绍来我门诊治疗,经沟通运用脓毒搬家疗法治疗一个疗程,患者疼痛症状明显好转。患者非常满意

患者 43 岁,强直性脊柱炎,背部僵硬疼痛六年,到处诊疗效果不佳,昨天来我处就诊运用同老师的一程三贴疗法,昨天来贴的药,本来明天来换药,因为要出差,今天就来换了,患者说昨晚就不痛了,还有点点僵,效果非常好,感谢同老师! 我昨天就给他说了,要坚持治疗五个疗程!!

食管癌患者治疗八天后复诊,疼痛和呛咳已减轻,原来淋巴结疼痛不能休息,喝水就呛咳,第二个疗加双足三里后刚打电话返馈症状明显改善。

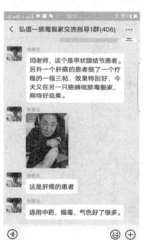

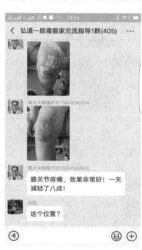

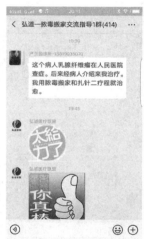

同老师,这个是甲状腺结节患者。另外一个肝癌的患者做了一个疗程的一程三帖,效果特别好,今天又在另一只胳膊做脓毒搬家,期待好结果。

这是肝癌的患者

连用中药、蝎毒,气色好了很多。

膝关节疼痛,效果非常好!一天减轻了八成!

这个位置?

这个病人乳腺纤维瘤在人民医院查症。后来经病人介绍来我治疗。我用脓毒搬家和扎针二疗程就治愈。

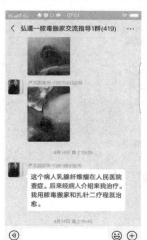

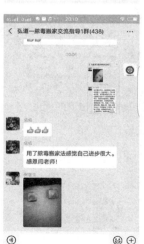

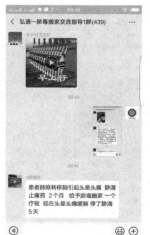

这个病人乳腺纤维瘤在人民医院查症。后来经病人介绍来我治疗。我用脓毒搬家和扎针二疗程就治愈。

用了脓毒搬家法感觉自己进步很大。感恩同老师!

患者肺癌转移脑引起头晕头痛 静滴止痛药 2 个月 给予脓毒搬家 一个疗程 现在头晕头痛缓解 停了静滴 5 天

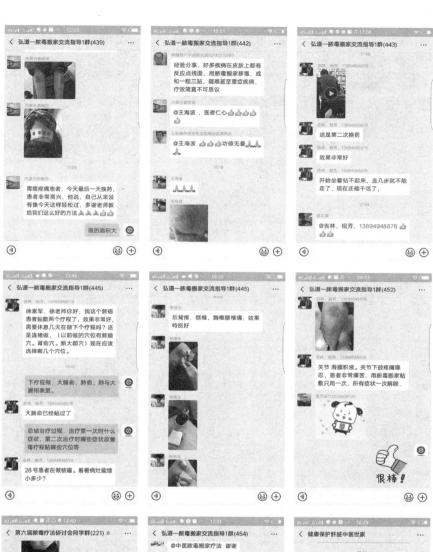

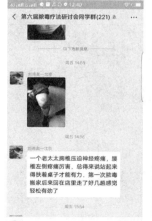

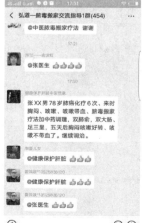

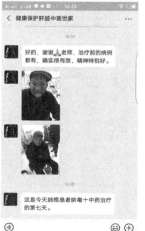

第七章　中医脓毒搬家疗法临床信息反馈截图

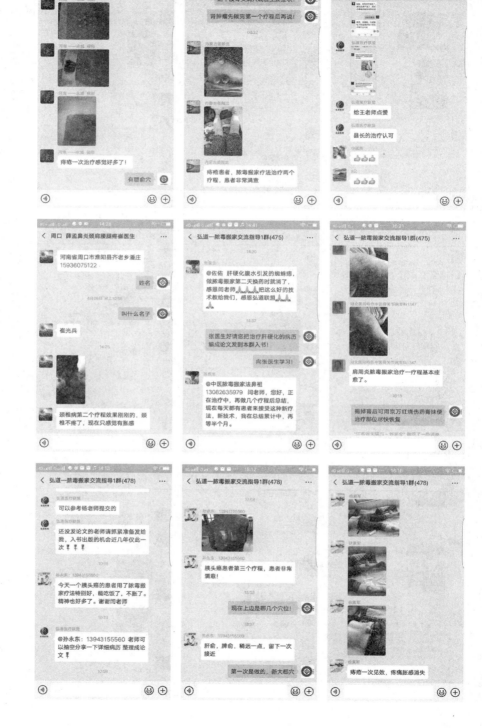

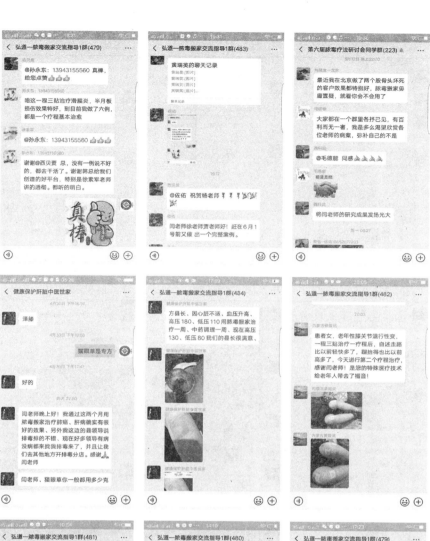

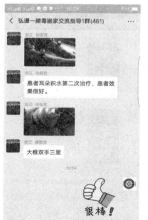

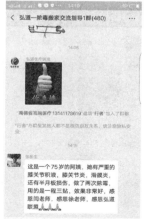

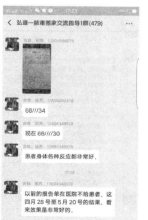

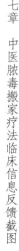

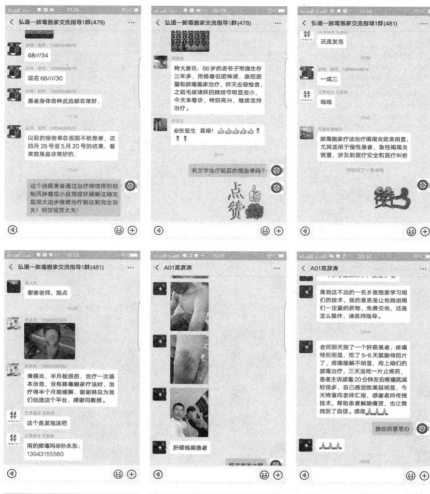

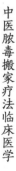

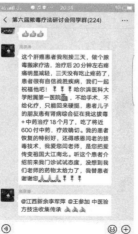

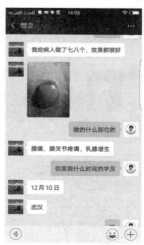

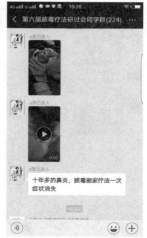

我有一个朋友，今年79岁，耳聋，耳鸣，拾年多，多处求医无效，这几年两个耳朵一点听不见，很苦，我给我的朋友，昨天给他用脓毒搬家治疗，我之治了一半，他今天下午就感觉听力强的多了，我明天给他把左边也做，效果会更好，我给说一下，老年人耳聋耳鸣的人很多，希各位老师，给老年人，大胆治疗，给老年人送一点福音。

20:59

用的哪几个穴位！

21:07

医风穴，上肢三角肌穴，手三里穴。

点 🙏🙏🙏

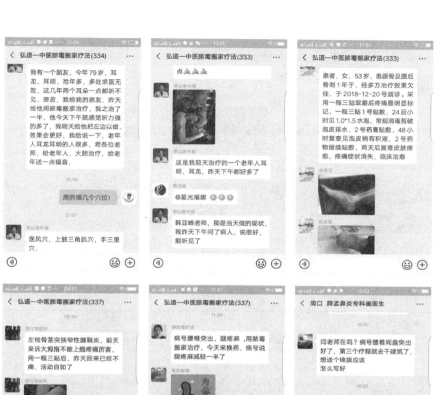

华山老中医

这是我前天治疗的一个老年人耳明，耳聋，昨天下午都好多了

钱亚铮
@星光璀璨 😊😊😊

华山老中医

韩亚峰老师，那是当天做的现状，我昨天下午问了病人，说很好，能听见了

患者，女，53岁，患跟骨及跟后骨刺1年于，经多方治疗效果欠佳，于2018-12-20号就诊。采用一程三贴取跟后疼痛最明显标记，一程三贴1号贴敷，24小时见1.0*1.5水泡，常规消毒剪破泡皮排水，2号药膏贴敷，48小时复查见泡皮稍有积液，2号药物继续贴敷，两天后复查皮肤痊愈，疼痛症状消失，临床治愈

09:30

浙江项爱利

左桡骨茎突狭窄性腱鞘炎，前天来诉大拇指不能上翘疼痛厉害，用一程三贴后，昨天回来已经不痛，活动自如了

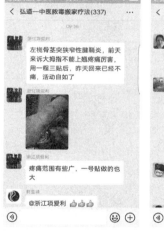

浙江项爱利

疼痛范围有些广，一号贴做的也大

韩亚峰
@浙江项爱利 👍👍👍

11:38

康复理疗法

病号腰椎突出，腿疼麻，用脓毒搬家治疗，今天来换药，病号说腿疼痛减轻一半了

星光璀璨

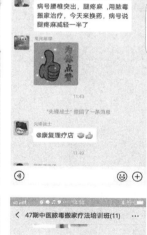

11:43

"先锋战士"撤回了一条消息

元泽批土
@康复理疗店 👍👍

11:49

10:42

问老师在吗？病号腰椎间盘突出好了，第三个疗程就去干筑了，想送个锦旗应该怎么写好

10:52

提脓拔毒，药到病除。可以吗？

传承遗产显神通，脓毒搬家治腰疾！

10:59

好的，问老师

好

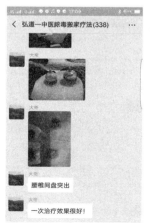

大夫

腰椎间盘突出

大夫

一次治疗效果很好！

2018年10月25日 早上09:39

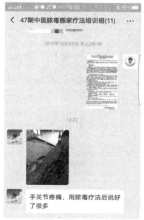

13:22

手关节疼痛，用脓毒疗法后说好了很多

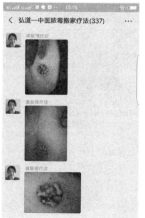

康复电疗法

康复理疗法

康复理疗店

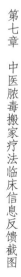

第七章 中医脓毒搬家疗法临床信息反馈截图

患女56岁，头昏头晕，颈项强硬疼痛伴左上肢麻木30年，加重三年，磁共振检查显示：c3/456颈间盘左后突出伴重度骨质增生，一月五号经友人介绍来本门诊就治，施已脓毒搬家，六号本人没在门诊，今七号上午复诊，诉头晕头昏减大半，颈项疼痛基本消除，今再施已二次加压排毒，后贴上二号药膏

8、郑国柱

这是昨天做的肩周炎疼痛，难忍，这是今天的现状，水泡不小，现在上肢不痛，也能举起，前后抡，都不痛，病人全家都很感谢，说脓毒搬家治，就是好，无痛苦，费用少，值得表扬广大

不可以，

京万红烧伤膏也行

好的。谢谢老师！

我的脸上黄褐斑做了一疗程有淡些，想做第二疗程，要不做手三里选其他部位可以吗？谢谢

光明穴也行

用一程

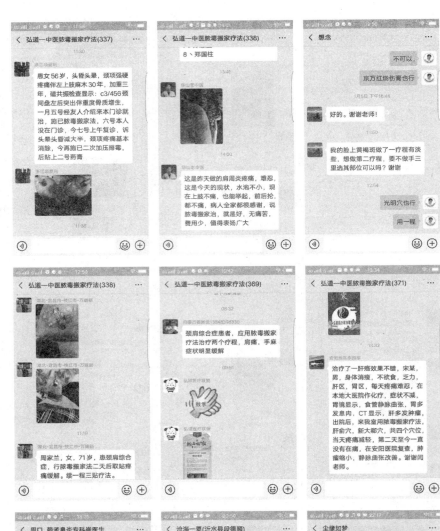

周家兰，女，71岁，患颈肩综合症，行脓毒搬家法二天后取贴疼痛缓解。续一程三贴疗法。

颈肩综合症患者，应用脓毒搬家疗法治疗两个疗程，肩痛，手麻症状明显缓解

治疗了一肝癌效果不错，宋某，男，身体消瘦，不欲食，乏力，肝区，胃区，每天疼痛难忍，在本地大医院作化疗，症状不减，胃镜显示，食管静脉曲张，胃多发息肉，CT显示，肝多发肿瘤，出院后，来我室用脓毒搬家疗法，肝俞穴，新大郁穴，共四个穴位，当天疼痛减轻，第二天至今一直没有在痛，在安阳医院复查，肿瘤缩小，静脉曲张改善。谢谢闫老师。

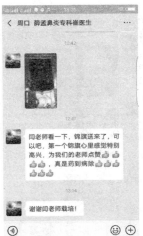

闫老师看一下，锦旗送来了，可吧，第一个锦旗心里感觉特别高兴，为我们的老师点赞，真是药到病除

谢谢闫老师栽培！

尊敬的闫老师新年好！我是沂水段德顺，向你报个喜事，年前我接了个病号，腰疼40年了，高血压，鼻炎，白癜风，双手麻木，腰疼三个疗程好了，开始治高血压开始正常，奇迹开始出现，双手不麻木了，鼻炎也好了，头上的白癜风开始好转。在患者迫切要求下，给他治白癜风，腰上肚子上选了四个点，直接把第一贴贴在最大白癜风上，一次性结束，在背上贴了两次，每次四贴，过了头上全好了，整个全身都好了，患者高兴的不得了。特把这一喜事告诉老师。

还有一事请教老师，年前我在网上购了点罗丁卡特，按照老师教的方法检查真假，结果只发苦，没麻木感，是否是真的？

以上是打招呼的内容

2018年12月3日 晚上22:02

你已添加了尘缘如梦，现在可以开始聊天了。

2018年12月3日 晚上22:26

闫老师您好！我是您的函授学员。我已采用您的贵方法，医了不少病人，效果还可以，真的感谢闫老师的创举

2018年12月3日 晚上22:31

邀请你加入群聊

"中医脓毒搬家疗法"邀请您加入群搬家六期脓毒疗法研讨会同学群，进入可查看详情。

感谢老师，

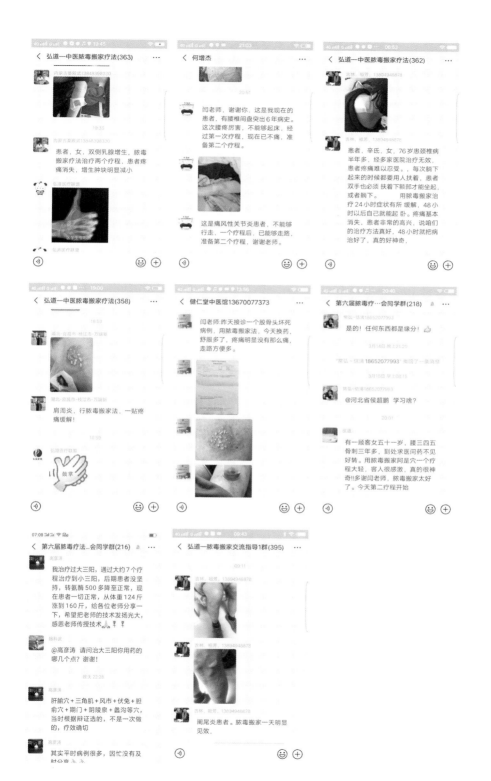

第七章　中医脓毒搬家疗法临床信息反馈截图

-279-

参考文献

［1］姚春鹏译注.黄帝内经［M］.北京：中华书局，2010.

［2］清·马培之.外科传薪集［M］.杭州：浙江科学技术出版社，1994.

［3］张山雷.疡科纲要［M］.上海：上海科学技术出版社，1959.

［4］张宗祥.本草简要方［M］.上海：上海书店，1985.

［5］清·吴尚先.理瀹骈文［M］.北京：人民军医出版社，2006.

［6］清·吴谦.医宗金鉴［M］.北京：中国医药科技出版社，2011.

［7］章晓联.病毒免疫学［M］.北京：科学出版社，2010.

［8］陆清洁.万病验方大全［M］.太原：山西科学技术出版社，2011.

［9］宋·王执中.针灸资生经［M］.北京：中国书店，1987.

［10］于智敏.中医学之"毒"的现代诠释［J］.中国中医基础学杂志，2006，12（1）：3-5.

［11］王联庆.中西医结合临床诊疗学［M］.天津：天津科学技术出版社，2010.

［12］刘维.中西医结合风湿免疫病学［M］.武汉：华中科技大学出版社，2009.

［13］张泽普，冯涤尘.中西医诊疗方法丛书·皮肤科分册［M］.北京：科学技术文献出版社，1995.

［14］夏大中.中医临床常见骨病学［M］.武汉：武汉大学出版社，2007.

［15］马涛.五官科学［M］.西安：第四军医大学出版社，2006.

［16］韩涛.实用中西医内科诊疗［M］.兰州：兰州大学出版社，2009.

中医脓毒搬家疗法临床医学

［17］汤钊猷.现代肿瘤学［M］.上海：复旦大学出版社，2011.

［18］清·赵学敏.串雅内外编［M］.北京：人民卫生出版社，2007.

［19］黄小龙.吉益东洞古方医学全集［M］.北京：中国中医药出版社，2018.

附录1 中医脓毒搬家（移毒）疗法传承人闫恪玉入门弟子简介

一、温进之

温进之，男，华中科技大学中医主任医师，中国农工民主党成员，曾被选为县人大代表。温医师中医学徒6年，进修1年，1977年参加高考，考入湖南中医学院医疗系（5年制）。1982年毕业后他在当地县医院任中医住院医师，后调任于华中科技大学医院中医科，先后任中医住院医师、主治医师、副主任医师、主任医师。温进之医师是中国中医药学会会员，中医脓毒搬家疗法闫恪玉传承弟子，中

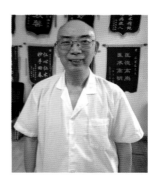

温进之医师照片

国针灸学会会员，中国针刀医学会会员。他于邵阳县人民医院中医科工作期间，治愈不少疑难病症，成绩突出，1983年被评为医院先进工作者；1984年调入华中理工大学医院；1990年先后被华中理工大学和湖北省授予"校先进工作者"和"省先进工作者"荣誉称号。他总结出"一点、两面、三查、四平衡、五反馈"的中医诊疗方法，诊治疑难病症疗效显著，如尤其擅长对慢性肾炎合并肾功能衰竭、哮喘、肿瘤、冠心病、不孕症、阳痿、妇科病等的治疗。温进之医师精于针灸，自创的"松解针法""里应外合针法""康复灸"，是治疗慢性软组织损伤、肿瘤和类风湿关节炎及虚寒重症的有效疗法。他发明的"护脑神法"对用脑疲劳所致的头痛、头昏症有明显的医疗保健作用，曾获世界优秀专利技术。他发明的"小儿一洗安"，对普通感冒和流感疗效显著。

二、徐素军

徐素军，男，河南省安阳市文峰区人，执业医师，毕业于新乡医学院临

床医学专业，获医学学士学位。任北京恪玉传承国际中医医学研究院常务副院长，中医脓毒搬家疗法临床医学学术带头人，中医脓毒搬家疗法传承人，郑州弘道医疗科技有限公司董事，弘道医疗科技联盟副主席，中国医药新闻信息协会中医药临床分会专家委员兼学术秘书，中华汉方疑难病专家委员会河南分会副会长，中华汉方疑难病专家委员会全国特聘专家，为安阳市优秀医生等。

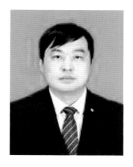

徐素军医师照片

徐素军医师擅长运用脓毒搬家疗法治疗肝癌、肺癌、食管癌、股骨头坏死等诸多疑难杂症，曾获国家发明专利一项、安阳市科技成果奖一项、非物质文化遗产传承项目一项，发表"蝎毒疗法治疗股骨头缺血性坏死的临床应用"（《四川中医》）及"蝎毒疗法直肠给药治疗小儿轮状病毒腹泻的临床观察"（《临床医药文献杂志》）等论文。

三、雷洪波

雷洪波，男，1982年8月2日出生。毕业于河南中医学院中医学专业，本科学士学位，执业医师，非物质文化遗产中医脓毒搬家疗法闫恪玉入门弟子。雷洪波医师就职于河南省安阳市文峰区高庄乡雷市庄村卫生室，多次进修于全国省级中医院，临床经验丰富，擅长运用脓毒搬家疗法和中药、针灸治疗各种疼痛类疾病及中风偏瘫后遗症、半身不遂、冠心病等疑难杂症。

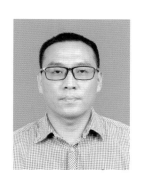

雷洪波医师照片

四、孟军

孟军，男，1968年8月生于中医世家。毕业于河南中医药大学，执业医师，中国民间名医，疑难病专家，中华治瘤名医，中医脓毒搬家疗法传承人。现任弘道医疗科技联盟副主席，为中华汉方疑难病专家委员会河南分会专家、中华汉方疑难病专家委员会特聘临床专家、中国医药教育协会会员、中国民间中医药研究开发协会抗衰老分会组委、《国医大师论蝎毒疗法

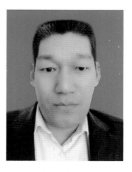

孟军医师照片

与养生》编委、《中国民间名医大全》副主编、通许县康福源中西医诊所所长。擅长运用蝎毒疗法中西医特色治疗心脏病、高血压、精神病、神经系统疾病、胆囊炎、胆结石、颈肩腰腿痛、烧伤、带状疱疹、胃肠炎、肿瘤、脑萎缩、妇科病、男科病、儿科病等，在中西医结合治疗疑难杂症方面善于创新。2000年获"中国民间名医"，2001年获"新世纪优秀特色专科名医""中国医药科技优秀学术论文奖""中国中医药科技成果奖"，2014年由中华汉方疑难病专家委员会授予"疑难病专家"称号，2017年由中华汉方疑难病专家委员会授予"中华治瘤名医"称号，2018年由中华汉方疑难病专家委员会授予"汉方第一人"称号。参与编写《高手在民间》（中医古籍出版社出版）和《中国中医疑难病荟萃》（中医古籍出版社出版）等中医专著，发表"穴位注射治疗鼻炎""蝎毒疗法治疗带状疱疹临床观察""蝎毒疗法治疗精神病临床探索""浅议蝎毒疗法治疗遗尿症""蝎毒疗法治疗皮肤病""脾肽在慢性胃炎的临床应用分析"等多篇论文。

五、高金健

高金健，男，1975年1月出生于山东省禹城，执业医师、执业中药师、中级营养师。高金健医师毕业于山东中西医结合大学，行医20余年，一直从事中医特色治疗和研究工作，对风湿骨病、鼻炎、胃病等颇有研究。现为中医脓毒搬家疗法学习研究者，北京恪玉传承国际中医医学研究院副院长、客座教授。发表医学论文10余篇，参加国内外学术会议40余次。擅长用中医脓毒搬家疗法治疗疑难杂症，认为中医脓毒搬

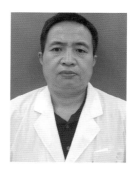

高金健医师照片

家疗法速效特效、远期疗效好，深受患者及社会认可，2013年6月禹城电视台专访报道了高金健医师事迹。

六、项爱利

项爱利，男，1973年出生，执业医师。项爱利医师1993年毕业于浙江台州卫校针推专业，1993年9月至1995年8月在浙江中医学院（现浙江中医药大学）和浙江省中医院进修学习，1995年9月回家乡开办中医门诊至今。现任中华汉方疑难病专家委员会浙江分会宣传部长、弘道医疗科技联盟

有限公司董事，为中医脓毒搬家疗法传承人、中华汉方疑难病专家、中华汉方十大贡献奖获得者，师从国家级名老中医王凤岐、国家级名老中医沈景允。擅长运用蝎毒疗法、脓毒搬家疗法、新针刺八字法等中医特色疗法治疗疑难杂症，对治疗风湿骨病、颈肩腰腿痛、帕金森病、偏头痛、类风湿疾病、妇科杂病、股骨头坏死及各种男性病颇有研究。

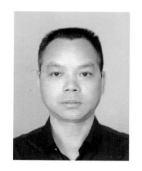

项爱利医师照片

七、金立刚

金立刚，男，执业医师，中医康复理疗师，弘道医疗科技联盟副主席，中华汉方疑难病专家委员会浙江分会会长，中国民间中医医药研究开发协会国医大师唐组宣学术研究分会理事，中医脓毒搬家疗法传承人闫恪玉弟子，获东南亚国际交流名医、中华心脑名医称号。

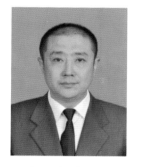

金立刚医师照片

八、潘晓军

潘晓军，男，生于 1975 年 11 月 27 日，副主任医师。毕业于浙江中医学院（现浙江中医药大学）。潘晓军医师出生于中医世家，是张氏中医传人，闫恪玉亲传弟子，中医脓毒搬家疗法传承人，现任弘道医疗科技联盟有限公司董事、联盟副秘书长，北京宫氏医学研究院浙江省联合会主席，北京汉章针刀医学研究院浙江学术部主任委员，针刀龙游分会副会长。曾任浙江省龙游县溪口中心卫生院副院长、庙下卫生院院长、龙游县湖镇

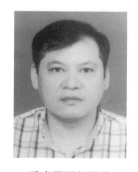

潘晓军医师照片

中心卫生院院长，2017 年开设龙游县潘晓军中医诊所。潘晓军医师擅长治疗肿瘤、风湿免疫性疾病、颈肩腰腿痛、妇科病等疑难病，是当地享有盛誉的疑难病诊疗专家。

九、杨英

杨英，女，执业中药师，是闫恪玉传承弟子，脓毒搬家疗法传承人。杨英医师 1976 年跟随生春药房老师傅学习中药加工炮制配方，1978 年跟随民

间中医学习脉诊，2004 年考取执业中药师资格，2005 年毕业于福建中医学院。杨英医师从事中医药工作 43 年，是国际中医药肿瘤联盟会员、福建省癌症康复协会副会长。她擅长使用艾灸、刮痧、脐疗、脓毒搬家疗法等纯中医外治法治疗癌症，临床疗效明显（促进白细胞增生、止痛、提升体力方面）。

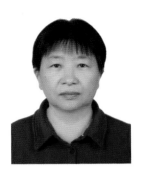

杨英医师照片

十、高彦涛

高彦涛，男，1982 年 10 月 21 日出生，执业医师，毕业于黑龙江省中医药大学，现任黑龙江省晟康中医疑难病医学研究院院长。他于 2019 年 6 月任北京恪玉传承国际中医医学研究院副院长，是非物质文化遗产脓毒搬家疗法传承人，黑龙江省大庆市肇源县晟康医学研究有限公司执行董事，2016 年由中华刃针协会授予"刃针达人"称号。擅长治疗各种风湿骨病以及颈肩腰腿痛的精准评估与治疗、下肢静脉曲张、糖尿病足等近 60 余种疑难杂症，对中医外科疑难伤口处理和治疗颇有研究。

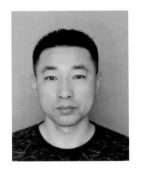

高彦涛医师照片

十一、王方振

王方振，男，执业医师，1995 年毕业于济宁医学院，后于北京中医药大学、济南华侨医院、济宁市第一人民医院、济宁市第二人民医院、济宁市中医院进修。现工作于南张街道卫生院和济宁市新华外科医院。王方振医师师从闫恪玉，是闫恪玉亲传弟子，脓毒搬家疗法传承人，现任北京恪玉传承中医研究院副院长。

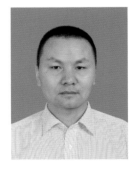

王方振医师照片

附录2　精选照片

成果登记	登记号	
	批准日期	

科学技术成果鉴定证书

济科成鉴字[2015]第009号

成果名称：中医脓毒搬家疗法及临床应用研究

完成单位：山东省汶上风湿病特色治疗培训中心

鉴定形式：会议鉴定

组织鉴定单位：济宁市科技局（盖章）

鉴定日期：2015年4月25日

鉴定批准日期：2015年4月23日

中华人民共和国科学技术部

二〇〇六年制

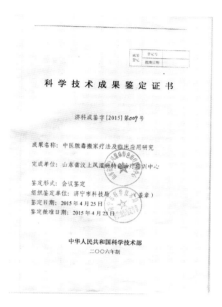

附图1　科学技术成果鉴定证书（1）

鉴　定　委　员　会　名　单

序号	鉴定会职务	姓名	工作单位	所学专业	现从事专业	职称职务	签名
1	主任委员	靳光乾	山东省中医药研究院	中药	中药研究	主任药师	靳光乾
2	副主任委员	张裕华	山东省千佛山医院	医学临床	放射检验	主任医师	张裕华
3	副主任委员	司呈泉	山东省中医院	中医临床	中医临床	主任医师	司呈泉
4	委　员	刘善新	山东省中医药研究院	中药制剂	中药制剂	研究员	刘善新
5	委　员	杜纪鸣	济宁中医院	中医	中医	主任医师	[illegible]
6	委　员	何　华	济宁医学院附属医院	中医	中医	主任医师	何華
7	委　员	闫西鹏	济宁市第一人民医院	中医	中医	主任医师	闫西鹏

附图2　科学技术成果鉴定证书（2）

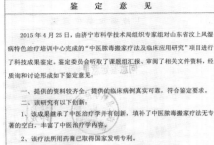

鉴 定 意 见

2015年4月25日，由济宁市科学技术局组织专家组对山东省汶上风湿病特色治疗培训中心完成的"中医脓毒搬家疗法及临床应用研究"项目进行了科技成果鉴定。鉴定委员会听取了课题组汇报、审阅了相关文件资料，经质询和讨论形成如下鉴定意见：

一、提供的资料较齐全，提供的临床病例真实可靠，符合鉴定要求。

二、该研究有以下创新：

1、该成果继承了中医治疗学并有创新，填补了中医脓毒搬家疗法无专著的空白，丰富了中医治疗学内容。

2、该疗法所用药膏已取得国家发明专利。

3、该成果形成了中医独特的治疗方法，有较好的市场开发前景。

4、该成果具有较高的学术研究水平和临床实用价值。

综上所述，该成果选题新颖，资料较齐全，病例真实可靠，方法实用、简便，结合检索查新结论，鉴定委员会讨论认为，该项目达到国内领先水平。

建议：完善评价标准及诊断指标，对使用药膏的处方、工艺、安全性进行深入研究，争取取得医疗机构制剂批准文号或开发成中药新药。

鉴定委员会主任：　　　副主任：

2015 年 4 月 25 日

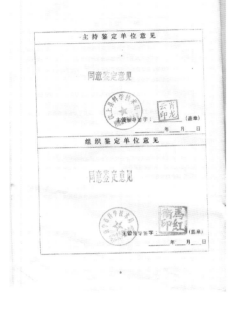

附图 3　科学技术成果鉴定证书（3）　　　　附图 4　科学技术成果鉴定证书（4）

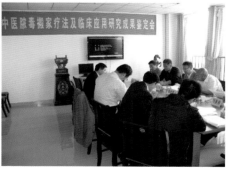

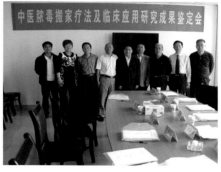

附图 5　研究成果鉴定会现场（1）　　　　附图 6　研究成果鉴定会现场（2）

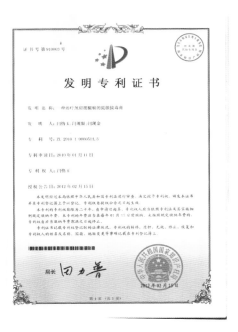

附图 7　发明专利证书

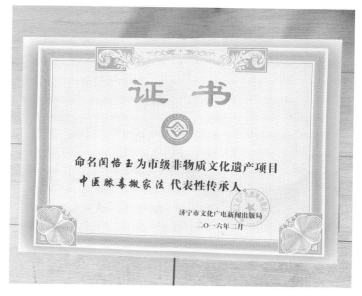

附图 8　市级非物质文化遗产项目代表性传承人证书

济宁市人民政府文件

济政发[2016]10号

济宁市人民政府
关于 2015 年度济宁市科学技术奖励的
决　定

各县（市、区）人民政府，济宁高新区、太白湖新区、济宁经济技术开发区、曲阜文化建设示范区管委会（推进办公室），市政府各部门，各大企业，各高等院校：

为全面贯彻党的十八大和十八届三中、四中、五中全会精神，深入实施科教兴市战略、人才强市战略和创新驱动发展战略，根据《济宁市科学技术奖励办法》规定，经济宁市科学技术奖励委员会严格评审，市政府决定：

希望获奖单位和个人再接再厉，勇攀高峰，再创业绩，全市科学技术工作者要向获奖科技人员学习、科学务实、机敏作为，团结协作，勇于创新，为实现我市综合实力全省第一方阵、鲁南科学发展高地建设走在西部前列，确立淮海经济区中心城市地位、与全省同步提前全面建成小康社会做出更大贡献。

2016年5月17日

状及预警体系的研究

　　完成单位：济宁医学院、济宁市精神病防治院

　　45.胱抑素 C 在两性霉素 B 相关肾损害中的检测及临床意义研究及肺炎支原体抗体被动颗粒凝集检测定量分型的研究

　　完成单位：济宁市第一人民医院、济宁医学院附属医院、泗水县第一人民医院、济宁医学院

　　46.中药穴浴联合穴位按摩辅助治疗小儿外感发热的临床应用效果研究及中医脓毒搬家疗法及临床应用研究

　　完成单位：济宁市第一人民医院、山东省汶上凤湿病特色治疗培训中心

　　47.三种不同椎间融合方式治疗退变性腰椎疾病临床疗效的比较研究及磁共振 CNR、ADC 在推断外伤性胸、腰椎压缩骨折损伤时间中的应用

　　完成单位：济宁市第一人民医院、济宁医学院附属医院

　　48.玻璃纤维桩根管内固定治疗前牙根折及冠根联合折的临床评价及济宁市 3—6 岁幼儿龋病流行病学调查研究

　　完成单位：济宁口腔医院

　　49.胸腔镜肺段、肺叶切除术治疗早期非小细胞肺癌的临床应用及针刺治疗顽固性高血压病临床疗

　　完成单位：济宁市第一人民医院

　　50.中医特色综合疗法治疗小儿肺痈的临床研究及中晚期肝癌的中医治疗方案研究

– 21 –

附图 9　济宁市人民政府批文授予《中医脓毒搬家疗法》科学技术奖批文

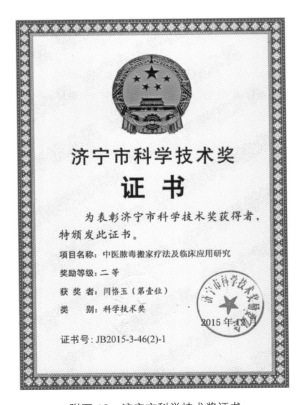

附图 10　济宁市科学技术奖证书

中医脓毒搬家疗法临床医学

-290-

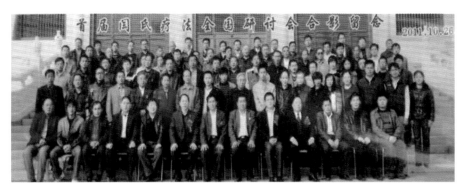

附图 11　首届闫氏疗法全国研讨会合影

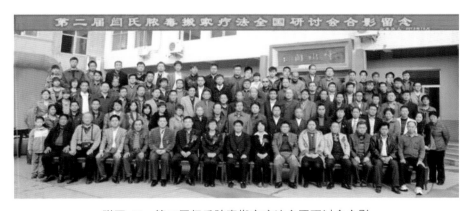

附图 12　第二届闫氏脓毒搬家疗法全国研讨会合影

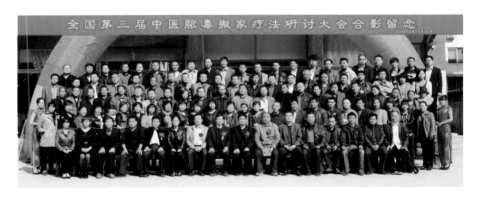

附图 13　第三届中医脓毒搬家疗法全国研讨会合影

附录 2　精选照片

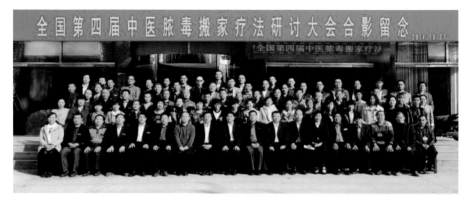

附图 14　第四届中医脓毒搬家疗法研讨会合影

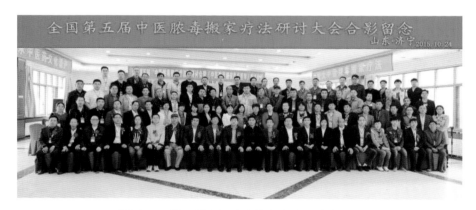

附图 15　第五届中医脓毒搬家疗法研讨会合影

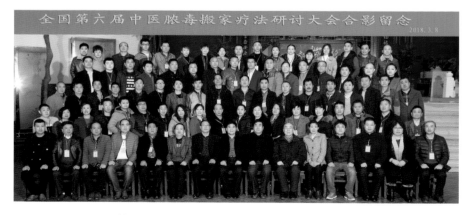

附图 16　第六届中医脓毒搬家疗法研讨会合影

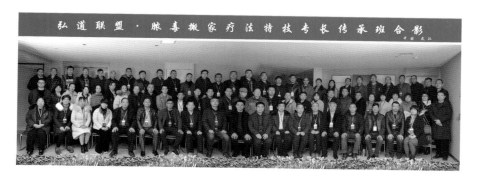

附图 17 弘道联盟·脓毒搬家疗法特技专长传承班合影

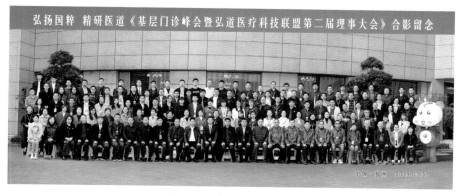

附图 18 弘扬国粹 精研医道
《基层门诊峰会暨弘道医疗科技联盟第二届理事大会》合影

编后语

　　《中医脓毒搬家疗法临床医学》是在 2015 年出版的《中医脓毒搬家临床医学 62 种疾病的诊疗及医案实录》基础上改编修订的，后者在全国 200 余家书店经销，供不应求，现已缺货，因此改编修订出版《中医脓毒搬家疗法临床医学》。在本书编写过程中，华中科技大学温进之教授及众多社会友人、医界同仁均鼎力相助，在此表示衷心感谢！

主编联系方式：北京恪玉传承国际中医医学研究院

工作室：山东省汶上县圣泽大街中段圣泽国际大厦 A 座 802 室

网址：www.ndbjf.com

邮箱：13082635979@163.com

电话：13082635979（微信同号）；0537-7298120

QQ：16406739